Kohlhammer

Die Autorin

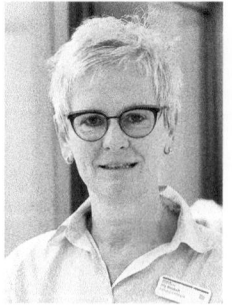

Iris Reckert, Orthoptistin und Erwachsenenbildnerin. Ab 1995 Aufbau des Therapieschwerpunkts Orthoptik in der Neurorehabilitation, Diagnostik und Therapie bei neurovisuellen Störungen, Entwicklung eigener Therapieverfahren an der Rehaklinik Zihlschlacht, Schweiz.

Iris Reckert

Sehen findet im Gehirn statt

Ein orthoptischer Ratgeber für die
Rehabilitation hirnverletzter Erwachsener

Verlag W. Kohlhammer

Dieses Werk einschließlich aller seiner Teile ist urheberrechtlich geschützt. Jede Verwendung außerhalb der engen Grenzen des Urheberrechts ist ohne Zustimmung des Verlags unzulässig und strafbar. Das gilt insbesondere für Vervielfältigungen, Übersetzungen, Mikroverfilmungen und für die Einspeicherung und Verarbeitung in elektronischen Systemen.

Die Wiedergabe von Warenbezeichnungen, Handelsnamen und sonstigen Kennzeichen in diesem Buch berechtigt nicht zu der Annahme, dass diese von jedermann frei benutzt werden dürfen. Vielmehr kann es sich auch dann um eingetragene Warenzeichen oder sonstige geschützte Kennzeichen handeln, wenn sie nicht eigens als solche gekennzeichnet sind.

Es konnten nicht alle Rechtsinhaber von Abbildungen ermittelt werden. Sollte dem Verlag gegenüber der Nachweis der Rechtsinhaberschaft geführt werden, wird das branchenübliche Honorar nachträglich gezahlt.

Dieses Werk enthält Hinweise/Links zu externen Websites Dritter, auf deren Inhalt der Verlag keinen Einfluss hat und die der Haftung der jeweiligen Seitenanbieter oder -betreiber unterliegen. Zum Zeitpunkt der Verlinkung wurden die externen Websites auf mögliche Rechtsverstöße überprüft und dabei keine Rechtsverletzung festgestellt. Ohne konkrete Hinweise auf eine solche Rechtsverletzung ist eine permanente inhaltliche Kontrolle der verlinkten Seiten nicht zumutbar. Sollten jedoch Rechtsverletzungen bekannt werden, werden die betroffenen externen Links soweit möglich unverzüglich entfernt.

Fotos und Bildbearbeitung: Iris Reckert
Zeichnungen: Dr. med. Kathrin Althaus

1. Auflage 2023

Alle Rechte vorbehalten
© W. Kohlhammer GmbH, Stuttgart
Gesamtherstellung: W. Kohlhammer GmbH, Stuttgart

Print:
ISBN 978-3-17-038528-3

E-Book-Formate:
pdf: ISBN 978-3-17-038529-0
epub: ISBN 978-3-17-038530-6

Geleitwort

Daniel Zutter

Stellen Sie sich vor, Sie wären der Catcher bei einem Baseballspiel und der Pitt käme aus einer Entfernung von 18 m mit einer Geschwindigkeit von etwa 150 km/h auf Sie zugeflogen. Damit Sie in der Lage wären, den Ball nach dem Wurf 0.4 Sekunden später in ihrem Fanghandschuh landen zu lassen, bräuchten sie vor allem drei Dinge: ausgezeichnete Augen, ein rasch schaltendes Gehirn und eine hervorragende Augen-Hand-Koordination. Um zu verhindern, dass das Geschoss auf ihrem Kopf aufschlägt, müssten ihre Augen sich präzise simultan bewegen, dabei ihre eigene Kopf- und Körperbewegung miteinbeziehen, zwei unterschiedliche Bilder fusionieren und auf den Kopf stellen, das Gesehene interpretieren und fein abgestimmte motorische Signale an Arm und Hand versenden.

Glücklicherweise wird von unserem visuellen System nicht alltäglich eine solch extreme Höchstleistung verlangt. Die meisten von uns sind damit gesegnet, dass der alltägliche Sehvorgang praktisch »von alleine« abläuft, ohne dass wir uns hierfür groß anstrengen müssten. Deshalb brauchen wir uns in unserem täglichen Leben über unser gut funktionierendes visuelles System keine allzu großen Gedanken zu machen. Ohnehin ist der Vorgang des Sehens und der visuellen Wahrnehmung so komplex, dass es nur unter erheblicher Anstrengung und Denkleistung gelingt, diesen in der Tiefe zu verstehen. Ein Grund vielleicht, weshalb sich die meisten Neurologen und Ophthalmologen nicht die Mühe machen, sich diesem faszinierenden Gebiet zuzuwenden.

Sehstörungen bei neurologischen Erkrankungen sind häufig. Dies erstaunt nicht, da ein großer Teil des zentralen Nervensystems dem Sehen dient. Im Rahmen eines Schlaganfalls kommt es in rund 1/3 der Fälle zu Sehstörungen, z. B. zu einer Herabsetzung des Visus, Aufmerksamkeitsdefizite im Raum, Auftreten von Doppelbildern oder Störung des Gesichtsfelds. Die Fähigkeit diese Störungen des visuellen Systems zu erkennen und korrekt einzuordnen ist sehr hoch anzusiedeln. Die Betroffenen können nämlich ihre Sehstörung häufig nicht differenziert schildern und geben im Allgemeinen lediglich an, »schlecht zu sehen«, was in der Ursachenklärung nicht weiterhilft. Hier die richtigen Nachfragen zu stellen, verlangt einiges an Erfahrung und einen guten Überblick über dieses Gebiet.

In der Neuroophthalmologie werden Sie auch immer wieder auf scheinbar kuriose Phänomene stoßen. Wie würden Sie einem offensichtlich blinden Mitmenschen begegnen, der überzeugt ist, sehend zu sein? Wie schätzen Sie die Situation eines schwer sehbehinderten Menschen ein, der problemlos Tischtennis spielen kann? Falls Sie diese Fragen für sich jetzt noch nicht eindeutig beantworten können, dann liegen Sie mit dem Erwerb dieses Buches richtig.

Geleitwort

Die Autorin Iris Reckert hat ihr berufliches Leben dem Thema der neuroophthalmologischen Störungen und deren Behandlung gewidmet und es auf diesem Gebiet zur Meisterschaft gebracht. Doch wann darf man eine Person als Meister oder in diesem Fall als Meisterin bezeichnen? Was muss ein Mensch geleistet haben, um eine solche Bezeichnung zu verdienen? Im Gegensatz zum Gesellen gründet eine Meisterin ihre eigene Werkstatt mit eigenen Lehrlingen. Die Meisterin verbringt einen Teil ihrer Zeit damit, ihre Fertigkeiten, ihr Können und ihre Erkenntnisse an jene weiterzugeben, die weniger erfahren sind als sie selbst. Iris Reckert hat im Rahmen ihrer beinahe 30-jährigen klinischen Tätigkeit nicht nur eigene, neue Therapieverfahren zur Behandlung neuroophthalmologischer Störungen entwickelt und bei unzähligen Patienten erfolgreich angewendet, sondern auch immer ihr Wissen im persönlichen Austausch, an Vorträgen und Lehrgängen mit Ärzten, Pflegenden und Therapeuten geteilt. Hierfür gebührt ihr großer Dank. Mit dem vorliegenden Buch, in welchem sie ihr breites und von Erfahrung geprägtes Wissen an einen weiteren Kreis interessierter Fachpersonen weitergibt, findet ihre Tätigkeit eine vorläufige Krönung.

Dr. med. Daniel Zutter
Chefarzt/Ärztlicher Direktor der Rehaklinik Zihlschlacht, CH

Vorwort

Iris Reckert

Warum dieses Buch?

Kompetente Bücher über Gesichtsfeldstörungen, Neglect und visuelle Wahrnehmungsstörungen sind zahlreich vorhanden. Ophthalmologische Werke über Schielen und Neuroophthalmologie ebenfalls. Ein neuro-orthoptischer Ratgeber mit der Nähe zur Augenheilkunde und sowohl diagnostischem als auch therapeutischem Fachwissen fehlt bisher.

Der vorliegende Ratgeber beschreibt neurovisuelle Situationen und gibt Hinweise auf Therapieverfahren, die teilweise als Download zur Verfügung gestellt werden. Das Buch soll den visuell nicht ausgebildeten Berufsgruppen Informationen zum Verständnis der Sehvorgänge liefern und vor allem vermitteln, dass es nicht *die* Sehstörung gibt, sondern eine Vielzahl von sehr unterschiedlichen neurovisuellen Symptomen.

Den visuellen Berufsgruppen ohne neurologische Spezialisierung soll der Ratgeber die Vielfalt der neurorehabilitativen Situationen und der neurologischen Begleitsymptomatik nach einer Hirnverletzung näherbringen. Das Buch enthält zahlreiche Patientenbeispiele, um diese Situationen spürbar zu machen. Die Vorbilder für diese Patientenschicksale hat es tatsächlich gegeben. Aus Gründen des Datenschutzes wurden die persönlichen Biografien so verändert, dass sie nicht mehr identifizierbar sind.

Das Buch gibt Hinweise auf diagnostische Testverfahren und Therapiemethoden, die den verschiedenen Berufsgruppen den Umgang mit neurovisuellen Störungen erleichtern und therapeutische Anregungen geben sollen. Grenzen sind dort gesetzt, wo zur Beurteilung einer Situation oder Durchführung eines Tests eine spezialisierte Berufsausbildung erforderlich ist. Dies gilt vor allem für das Kapitel über Okulomotorik und beidäugiges Sehen. Dies ist ein orthoptisches Kerngeschäft, das außer von Augenärzten und einigen Optikern von keiner anderen Berufsgruppe übernommen werden kann. Kompetenz im Umgang mit neurorehabilitativen Patienten bedeutet auch, dass man die eigenen Grenzen realistisch einschätzt, die Spezialisten anderer Berufsgruppen kennt und sie bei Bedarf herbeizieht.

Für wen ist dieses Buch gedacht?

Dieser Ratgeber soll verschiedene Fachleute ansprechen, die im Kontakt mit hirnverletzten Menschen sind. Es wird für keinen Leser »genau richtig« sein, aber hoffentlich für viele Leser hilfreich. Manche Leser werden bereits neurologische

Vorwort

Kenntnisse haben und die visuellen Informationen als Kenntniserwerb nutzen. Visuelle Fachleute hingegen werden diverse Sehfunktionen und deren Untersuchung bestens kennen, nicht aber die neurologischen Rahmenbedingungen.

Den einen wie den anderen wünsche ich, dass dieser Ratgeber ihnen den Umgang mit den hirnverletzten Patienten erleichtert.

Piktogramme im Buch

Info/Merke	♀	Tipp	👍
Selbstversuch	⚘	Patientenbeispiel	👪
Fazit	📖	Download	⤓

Inhalt

Geleitwort **5**
Daniel Zutter

Vorwort **7**
Iris Reckert

1   Normales Sehen – was gehört dazu? **13**
    1.1   Eine banale Alltagshandlung – visuell ist aber viel passiert!.. 13
    1.2   Welche visuelle Fähigkeit brauchen wir wozu? 16
    1.3   Augenbewegungen im Alltag 20
    1.4   Das Augenpaar 23
    1.5   Fazit multiple Aspekte des Sehens 25
    1.6   Ausblick 27

2   Visuelle Komponenten im Einzelnen betrachtet – Hinweise für die Untersuchung und Rehabilitation **29**
    2.1   Die Anamnese – Wir müssen reden 30
    2.2   Von der Befragung zur Untersuchung – die Inspektion 32
    2.3   Die Untersuchung visueller Komponenten 33
    2.4   Nahsehschärfe, Akkommodation und Alterssichtigkeit 36
    2.5   Das Gesichtsfeld – der visuelle Weitwinkel 39
    2.6   Die visuelle Exploration – wohin schauen sie denn? 48
    2.7   Screening der Farbwahrnehmung 51
    2.8   Das Lesen 53
    2.9   Augenstellung, Augenbeweglichkeit und beidäugiges Sehen   54

3   Neurovisuelle Situationen – ein Überblick von Sehstörungen in der Neurologischen Rehabilitation **57**
    3.1   Die Zahlen 57
    3.2   Die Sehstörung gibt es nicht – Visuelle Störungen im Rehabilitationsalltag 58
    3.3   Hirnläsionen und ihre visuellen Folgen 58
    3.4   Chronische neurologische Erkrankungen 59
    3.5   Brillen, Kontaktlinsen und vorbestehende Augenerkrankungen 62
    3.6   Womit müssen Sie sonst noch rechnen? 63

	3.7	Unterschiede zwischen neurologisch und ophthalmologisch bedingten Sehstörungen	65
	3.8	Diagnostische Grundsätze und Überlegungen	66
	3.9	Die rechte und die linke Hirnhälfte – Charakteristika im Überblick	69
4	**Das Augenpaar ist ein Doppelorgan – Augenbewegungsstörungen und Doppelbilder**		**74**
	4.1	Der Sonderfall Augenpaar	74
	4.2	Die Bewegungssteuerung	76
	4.3	Die Störfälle in der Augenbeweglichkeit	77
	4.4	Doppelbilder	80
	4.5	Therapie bei Augenmuskellähmungen und Doppelbildern	84
	4.6	Augenmuskellähmungen: Verlauf, Prognose und Patientenführung	89
5	**Gesichtsfeldausfälle und Neglect**		**93**
	5.1	Gesichtsfeld	93
	5.2	Homonyme Gesichtsfeldstörungen im Alltag	108
	5.3	Der Neglect – ein häufiges Phänomen nach einer Hirnverletzung	109
	5.4	Gesichtsfeldstörung oder Neglect? Oder beides?	113
	5.5	Gesichtsfeldtestung am Perimeter bei Neglect-Patienten	114
	5.6	Die Hemianopsie ist diagnostiziert. Besteht zusätzlich ein Neglect?	115
6	**Therapieverfahren bei Gesichtsfeldausfällen und visuellem Neglect**		**117**
	6.1	Kompensation – Trotz Gesichtsfeldausfall den Alltag bewältigen	118
	6.2	Die Wahl der richtigen Trainingsmethode	122
	6.3	Therapiemethoden auf unterschiedlicher Schwierigkeitsstufe	126
	6.4	Die Verhaltensänderung im täglichen Leben	141
	6.5	Optische Hilfsmittel bei homonymen Gesichtsfeldstörungen	142
	6.6	Der Spezialfall bitemporale Gesichtsfeldstörung	143
	6.7	Der Spezialfall Röhrengesichtsfeld	144
	6.8	Der Spezialfall homonyme Zentralskotome	146
7	**Beidseitige Hirnläsionen: Cerebral Visual Impairment und Balint-Syndrom**		**149**
	7.1	Visuelle Alltagskompetenzen	150
	7.2	Das klinische Bild des Cerebral Visual Impairments	151
	7.3	Therapie bei CVI	157
	7.4	Empfehlenswerte Trainingsmaterialien	161
	7.5	Das Balint-Holmes-Syndrom	163

8	**Sehstörungen bei chronischen neurologischen Erkrankungen: Morbus Parkinson und Multiple Sklerose**	**166**
	8.1 Morbus Parkinson	166
	8.2 Multiple Sklerose	180
9	**Kulturfähigkeit Lesen: Was Sie über Sehschärfe, Brille und Gesichtsfeld wissen sollten**	**186**
	9.1 Normales Lesen	187
	9.2 Visuelle Voraussetzungen für die Lesefähigkeit	187
	9.3 Homonyme Gesichtsfeldausfälle und Lesestörungen	191
	9.4 Trainingsmöglichkeiten bei linksseitigen Gesichtsfeldausfällen und Neglect	196
	9.5 Homonyme Gesichtsfeldausfälle nach rechts und sprachliche Störungen	197
	9.6 Trainingsmöglichkeiten bei rechtsseitigen Gesichtsfelddefekten	199
	9.7 Lesetraining bei homonymen Skotomen nach rechts oder links	200
	9.8 Lesestörungen bei Gesichtsfeldausfällen: was dürfen Sie langfristig erwarten?	201
10	**Erblindung, hochgradige Sehbehinderung und der Verlust eines Auges**	**204**
	10.1 Einseitiger Sehschärfenverlust	205
	10.2 Neurologische Ursachen für eine Erblindung oder hochgradige Sehbehinderung	205
	10.3 Der Umgang mit blinden Patienten	208
	10.4 Hilfsmittel – mechanisch, optisch und digital	212
	10.5 Der Verlust eines Auges	213
11	**Eine kurze Bilanz der langen Berufserfahrung**	**218**
	11.1 Die therapeutische Beziehung – Der Kontakt mit dem Menschen	219
	11.2 Kommunikation	222
	11.3 Wie gut lässt sich ein Therapieerfolg vorhersagen?	225
	11.4 Zum guten Schluss	227

Glossar **229**

Digitales Zusatzmaterial **232**

Literatur und Quellen **233**

Danksagung **236**

Stichwortverzeichnis **237**

1 Normales Sehen – was gehört dazu?

Was erwartet Sie?

Sie betrachten die vielfältigen visuellen Funktionen, die zum normalen Sehvorgang gehören. Sie befassen sich mit dem komplexen Zusammenspiel der verschiedenen Aspekte der Wahrnehmung, der Augenbeweglichkeit und mit den Aufmerksamkeits- und Gedächtnisleistungen. Was wir als normale Wahrnehmung als selbstverständlich betrachten, ist komplexer als man meint.

Die visuelle Wahrnehmung – es gibt viel zu tun!

Unser Alltag ist in hohem Maße visuell geprägt. Informationen aus unserer Umwelt nehmen wir zu rund 80 % über das Sehen wahr – was wir in gesundem Zustand als selbstverständlich betrachten. Dabei handelt es sich um vielfältige Vorgänge, die unser Netzwerk Gehirn rasant schnell erledigt. Banal erscheinenden Alltagshandlungen liegen visuelle Prozesse zugrunde, die hochkomplex und sehr vernetzt sind. Weite Teile des Gehirns sind daher mit der visuellen Verarbeitung und der Koordination des Augenpaares befasst.

Einen Raum betreten und sich orientieren. Abschätzen, wo die Möbel stehen und wie weit sie voneinander entfernt sind. Farben und Formen wahrnehmen. Gegenstände finden, Personen erkennen, Geschwindigkeit abschätzen und zielsicher nach einem Objekt greifen – dies sind nur wenige Beispiele für die visuellen Leistungen, die im Netzwerk Gehirn geplant, gesteuert und verarbeitet werden.

1.1 Eine banale Alltagshandlung – visuell ist aber viel passiert!

Wir betreten einen Supermarkt und greifen nach einem Einkaufskorb. Ein Blick auf unseren Einkaufszettel zeigt uns, welche Artikel wir suchen. Von links kommt eine ältere Dame auf uns zu. Das ist ja Frau Nef, unsere frühere Nachbarin! Wir laufen nach rechts zum Gemüsestand und überlegen, ob wir große oder kleine Tomaten möchten. In diesem Moment fällt auf der linken Seite ein Apfel aus dem Gestell. Wir

1 Normales Sehen – was gehört dazu?

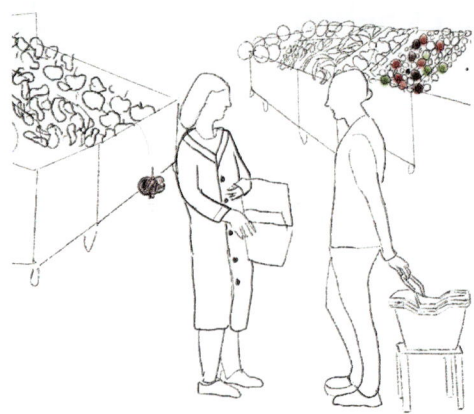

Abb. 1.1: Alltagszene im Supermarkt (Kathrin Althaus)

schauen blitzartig hin und versuchen, ihn aufzufangen.
Visuell hat unser Gehirn in dieser kleinen Alltagsszene viel geleistet. (▶ Abb. 1.1)

Gesichtsfeld und Orientierung

Wir erfassen mehrere Gegenstände und Gebäudestrukturen zugleich, wenn wir einen Supermarkt betreten. Das Gesichtsfeld ist der Weitwinkel unserer Wahrnehmung, der dies ermöglicht. Da wir mehrere Gegenstände, Menschen oder Umweltinformationen gleichzeitig sehen, können wir sinnvolle Augenbewegungen machen, um von einem Ziel zum nächsten zu schauen.

Würde es nicht funktionieren:
Mit einer massiven Gesichtsfeldeinschränkung, zum Beispiel einem Röhrengesichtsfeld, würden wir nur einen kleinen Ausschnitt wahrnehmen. Wir könnten beispielsweise die Türklinke sehen, nicht aber die ganze Türe und schon gar nicht die Umgebung. Die Orientierung in unbekannter Umgebung wäre praktisch unmöglich.

Tiefensehen und Hand-Augen-Koordination

Den Einkaufskorb haben wir entdeckt. Nun muss das Gehirn berechnen, wie weit der Griff entfernt ist und einen entsprechenden Impuls an die Hand schicken, damit wir gezielt zugreifen können.

Würde es nicht funktionieren:
Wir würden danebengreifen!

Sehschärfe und Lesefähigkeit

Für das Erkennen des Einkaufszettels brauchen wir eine alltagstaugliche Sehschärfe, d. h. wir müssen in der Lage sein, kleine Striche und Punkte voneinander zu unterscheiden. Voraussetzung dafür ist häufig die passende Brille. Zudem muss unser Gehirn die erkannten Buchstaben zu einem Wort zusammenfügen, dieses als Sprachinformation verarbeiten und mit der entsprechenden Bedeutung verknüpfen.

Würde es nicht funktionieren:
Reicht unsere Sehschärfe nicht aus, so würden wir die einzelnen Striche der Buchstaben nicht voneinander unterscheiden können. Die Buchstaben wären nicht erkennbar.

Wäre unser Wortformzentrum im Gehirn ausgefallen, würden wir die Buchstabenkombination nicht als Wort erkennen und könnten keine Bedeutung ableiten.

Gesichtserkennung

Frau Nef kommt auf uns zu, was wir zunächst als diffuse Bewegung im linken Gesichtsfeld bemerkt haben. Wir schauen zu ihr hin und unser Gehirn zieht aus verschiedenen Komponenten des Gesichts Informationen und verknüpft diese mit dem Gedächtnis. Dies funktioniert auch, wenn Frau Nef unterdessen eine Brille trägt und sich die Haare färbt.

Würde es nicht funktionieren:
Wir würden bemerken, dass eine Person kommt und allenfalls äußere Merkmale wie die Größe der Person oder die Kleidung wahrnehmen. Die Gesichtserkennung und Zuordnung zu einer bestimmten Person wären nicht möglich.

Raumwahrnehmung und Visuelle Exploration

Beim Betreten des Supermarktes haben wir den Raum mit orientierenden Augenbewegungen erforscht. Den Gemüsestand rechts haben wir zunächst diffus im peripheren Gesichtsfeld gesehen und dann genauer hingeschaut. Die intakte visuell-räumliche Analyse lässt uns die Position und Entfernung abschätzen und wir dosieren unsere Körperdrehung entsprechend und laufen los.

Würde es nicht funktionieren:
Wir hätten uns keinen Überblick verschafft, möglicherweise eine Raumhälfte ausgelassen und könnten nicht genau abschätzen, wo sich der Gemüsestand befindet. Die Körperdrehung wäre nicht präzise und wir müssten korrigieren. Die Bewegung im Raum wäre sehr unsicher.

Visuelles Erkennen und Größenvergleich

Möchte ich große oder kleine Tomaten? Dies erfordert, dass ich die »roten Dinger« als Tomaten identifiziere. Unser Gehirn analysiert Objektinformationen wie Form, Farbe und Struktur und kommt zum Ergebnis »Tomate«. Auch die Unterscheidung »groß – klein« ist eine Erkennensleistung des Gehirns.

Würde es nicht funktionieren:
Wir könnten keine Bedeutung zuordnen. Die Bedeutung der »roten Kugeln« könnte nicht erschlossen und ihre Größe nicht abgeschätzt werden. Es bliebe unklar, sind es jetzt Tomaten, Äpfel oder Kirschen.

Peripheres Gesichtsfeld und reflexartiges Hinschauen

Links fällt ein Apfel aus dem Gestell. Zunächst nehmen wir eine Bewegung im peripheren Gesichtsfeld wahr, dies verursacht reflexartig eine Blickbewegung dorthin. Wir sehen den Apfel fallen und ein ebenfalls reflexartiger Befehl geht an unsere Hand, um den Apfel zu fangen. Dieser Ablauf ist rasend schnell und ohne bewusste Handlungsplanung.

Würde es nicht funktionieren:
Wenn wir einen Gesichtsfeldausfall nach links hätten, würde uns aus dem linken Gesichtsfeld keine Information erreichen. Der Apfel würde ungesehen fallen. Die Blickbewegung dorthin und der reflexartige Impuls des Auffangens würden ausfallen.

1.2 Welche visuelle Fähigkeit brauchen wir wozu?

Fähigkeiten des Einzelauges:

Sehschärfe

Unter Sehschärfe oder Visus verstehen wir das Auflösungsvermögen des Auges, also die Fähigkeit, zwei Punkte noch eben als getrennt wahrzunehmen. Eine ausreichende Sehschärfe ist wichtig, um Schrift, Zahlen oder Strichzeichnungen erkennen zu können. Bei guter Sehschärfe ist der Abstand zwischen den Punkten sehr klein. Je schlechter die Sehschärfe ist, umso größer muss eine Schrift sein, damit sie noch erkannt werden kann. (▶ Abb. 1.2)

1.2 Welche visuelle Fähigkeit brauchen wir wozu?

9 3 6 8 5

6 5 9 8 3

3 8 5 6 9

85936

95638

Abb. 1.2: Visustafel (Kathrin Althaus)

Selbstversuch

Reduzieren Sie Ihre Sehschärfe, indem Sie durch eine Klarsichtfolie (z. B. Frischhaltefolie für Lebensmittel) schauen, beobachten Sie, wie sich dabei die Erkennbarkeit von Zeitungsdruck verändert. Falten Sie die Folie mehrfach und beachten Sie, wie sich die Sehschärfe zunehmend verschlechtert.

> Die Sehschärfe ist die Fähigkeit, zwei Punkte noch eben als getrennt wahrzunehmen.

Kontrastsehen

Die Fähigkeit des visuellen Systems, Helligkeitsunterschiede von benachbarten Flächen wahrzunehmen, wird als Kontrastempfindlichkeit bezeichnet. Sie ermöglicht es, auch bei geringen Helligkeitsunterschieden, Kanten, Schatten und Gegenstände von der Umgebung zu unterscheiden. Das Kontrastsehen ist zudem bei der Erkennung von Gesichtern wichtig, da hier keine kontrastreichen Konturen wahrzunehmen sind, sondern unterschiedlich helle Hautflächen das Gesicht bilden. (▶ Abb. 1.3)

Selbstversuch

Schreiben Sie eine Zahl auf dem PC, schwarze Schrift auf weißem Hintergrund. Kopieren Sie diese Zahl und ändern die Schriftfarbe in hellgrau, sodass Sie eine schwarze und eine hellgraue Zahl in gleicher Größe sehen. Entfernen Sie sich

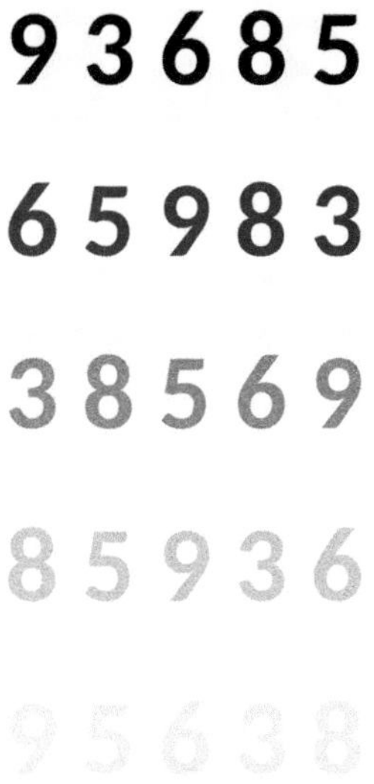

1 Normales Sehen – was gehört dazu?

9 3 6 8 5

6 5 9 8 3

3 8 5 6 9

8 5 9 3 6

9 5 6 3 8

Abb. 1.3: Sehzeichen in schwachem Kontrast (Kathrin Althaus)

vom Bildschirm bis Sie die schwarze Zahl gerade noch so erkennen können. Beobachten Sie, wie gut die graue Zahl noch erkennbar ist.

Kontrastsehen ist die Fähigkeit, Helligkeitsunterschiede von benachbarten Flächen wahrzunehmen.

Farberkennung

Die Farberkennung entsteht durch die Fähigkeit des visuellen Systems, Helligkeiten unterschiedlicher Wellenlängen als Farben wahrzunehmen (Pschyrembel Online 2021). In der Natur und in unserem Alltag haben Farben eine Signalwirkung. Gegenstände können wir zwar auch ohne Farbinformation erkennen, dennoch verbinden wir aufgrund unserer Erfahrung bestimmte Farben mit bestimmten Gegenständen.

Selbstversuch

Schauen Sie durch farbiges Glas, beispielsweise durch eine grüne oder braune Flasche. Beobachten Sie, wie dieser Farbfilter die Farbwahrnehmung in Ihrer Umgebung verändert.

Farberkennung ist die Fähigkeit, verschiedene Farben unterscheiden zu können.

1.2 Welche visuelle Fähigkeit brauchen wir wozu?

Gesichtsfeld

Die Gesamtheit der Wahrnehmung bei unbewegtem Auge, wird als Gesichtsfeld bezeichnet. Das Gesichtsfeld ist die Grundlage für unsere Orientierung. Zudem ist es die Basis für orientierende Augenbewegungen. Wenn im peripheren Gesichtsfeld etwas Interessantes auftaucht, schauen wir hin.

Selbstversuch

Fixieren Sie einen Punkt an der Wand und bewegen Sie ihr Auge nicht. Beobachten Sie, was Sie außerhalb des Fixierpunktes noch wahrnehmen.

Oder schränken Sie Ihr Gesichtsfeld ein. Decken Sie ein Auge mit der einen Hand zu und bilden mit der anderen Hand eine Faust, die ein Loch lässt. Schauen Sie durch dieses Loch und beobachten Sie, wie sehr dieses Röhrengesichtsfeld Ihre Wahrnehmung reduziert.

> Das Gesichtsfeld ist die Gesamtheit der Wahrnehmung des unbewegten Auges.

Visuelle Exploration

Das visuelle Erforschen eines Raumes, eines Bildschirms oder einer Textseite wird als visuelle Exploration bezeichnet. Das Gesichtsfeld bietet dafür die Grundlage. Die Exploration geschieht über Augenbewegungen und wird durch die visuelle Aufmerksamkeit gesteuert.

Selbstversuch

Bewegen Sie sich (vorsichtig!) in Ihrer Umgebung, indem Sie einen Punkt fixieren und darauf achten, dass Sie Ihre Augen nicht bewegen. Sie werden bemerken, dass im peripheren Gesichtsfeld gelegene Dinge unscharf abgebildet sind und die Bewegung sehr unsicher ausfällt.

> Exploration ist das Überblicken oder visuelle Erforschen der Umgebung mit bewegten Augen.

Akkommodation

Ein scharfes Bild in unterschiedlichen Distanzen erfordert eine Veränderung der Brennweite des Auges als optisches System. Dieser »Autofokus« wird durch die Augenlinse erreicht, die sich wölben kann, um die Brechkraft zu erhöhen und ein scharfes Bild in der Nähe herzustellen. Das Akkommodationsvermögen nimmt im Laufe des Lebens ab. Ca. ab Mitte 40 ist der kritische Punkt erreicht, an dem in der Lesedistanz von 40 cm das Bild nicht mehr scharf gestellt werden kann.

Selbstversuch

Falls Sie bereits alterssichtig sind und eine Lesebrille brauchen, verfügen Sie über eine hinlängliche Selbsterfahrung. Sie wissen, dass Sie ohne Brille im Nahbereich unscharf sehen.

Jüngere Menschen nehmen einen Text und betrachten ihn in einer Distanz, in der sie ihn scharf sehen. Dann nähern Sie den Text soweit an, bis er verschwimmt. An diesem Punkt reicht die Akkommodationsfähigkeit Ihrer Augenlinse nicht mehr aus und Sie sehen verschwommen. Je jünger Sie sind, umso näher wird dieser Punkt sein.

 Akkommodation ist das Scharfstellen des Netzhautbildes in verschiedenen Distanzen durch die Augenlinse.

Hell-Dunkeladaptation der Netzhaut

Die Helligkeit variiert im Laufe eines Tages zwischen grellem Sonnenlicht am Mittag und der diffusen Beleuchtung während der Dämmerung. Diese Unterschiede sind enorm. Die Netzhaut passt sich diesen Helligkeitsunterschieden an, damit bei unterschiedlicher Beleuchtung die Kontrastwahrnehmung erhalten bleibt und wir uns nicht allzu sehr geblendet fühlen.

 Selbstversuch

Betrachten Sie eine helle Fläche, z. B. den grauen Himmel oder eine weiße Wand. Decken Sie mit der hohlen Hand ein Auge für ca. fünf Minuten ab. In dieser Zeit setzt eine teilweise Dunkeladaptation der Netzhaut ein. Die Netzhaut des abgedeckten Auges stellt sich auf die Dunkelheit ein.

Betrachten Sie anschließend mit beiden Augen erneut die helle Fläche und vergleichen Sie den Helligkeitsunterschied des dunkeladaptierten Auges mit dem helladaptierten Auge.

1.3 Augenbewegungen im Alltag

Wir brauchen verschiedene Augenbewegungen, um die visuellen Anforderungen des Alltags bewältigen zu können. Wir schauen von einem Sehobjekt zum nächsten, wenn wir uns im Raum orientieren, vom Fernseher auf den Sofatisch schauen oder beim Lesen von Silbe zu Silbe »hüpfen«. Das Beobachten bewegter Objekte, das rasche Reagieren auf bewegte Objekte, aber auch das konstante Sehen bei eigener

Körperbewegung erfordern verschiedene Arten der Augenbewegung. Wir unterscheiden:

Langsame Blickfolge

Bis zu einer Geschwindigkeit von 40° pro Sekunde können wir einem bewegten Objekt mit unseren Augen folgen. Ziel der langsamen Blickfolgebewegung ist, das Sehobjekt stabil in der Netzhautmitte zu halten (Bynke, 2000). Wir brauchen diese Augenbewegungsart beispielsweise, wenn wir einem Fußgänger oder einem langsam fahrenden Auto hinterherschauen.

Selbstversuch

Nehmen Sie einen Kugelschreiber und betrachten Sie die Spitze. Bewegen Sie den Stift langsam hin und her. Sie werden die Spitze weiterhin scharf sehen, solange Sie die Bewegung nicht zu schnell ausführen.

Langsame Folgebewegungen ermöglichen ein scharfes Netzhautbild beim Beobachten sich langsam bewegender Objekte.

Rasche Blickzielbewegungen

Das schnelle Hin- und Herschauen zwischen zwei Sehobjekten und auch das reflektorische Hinschauen, wenn im peripheren Gesichtsfeld etwas Interessantes auftaucht: all das sind Blickzielbewegungen, auch Blicksakkaden genannt. Sie können eine Geschwindigkeit bis zu 700° pro Sekunde erreichen (Bynke, 2000).

Blicksakkaden dienen dazu, die Blicklinie sehr schnell von einem Fixationspunkt zum nächsten zu bewegen. Sie werden beispielsweise eingesetzt, einen Raum abzuscannen und für die Orientierung zu sorgen. Aber auch die kleinen ruckartigen Augenbewegungen beim Lesen von einer Buchstabengruppe zur nächsten sind Blicksakkaden.

Selbstversuch

Suchen Sie sich in Ihrer Umgebung zwei markante Punkte und schauen Sie zwischen beiden hin und her. Die Zielpunkte Ihrer Blicksakkaden werden Sie scharf sehen, alles dazwischen ist verwischt, wackelt aber nicht. Außerdem werden Sie feststellen, dass Sie die Blicksakkade unterwegs nicht stoppen können.

Blicksakkaden sind schnelle Augenbewegungen, die es ermöglichen, die Fixation rasch zu wechseln.

Vestibulo-okulärer Reflex (VOR)

Unter dem vestibulo-okulärem Reflex versteht man eine Ausgleichsreaktion der Augen.

Wenn wir unseren Kopf oder auch den ganzen Körper bewegen, geht ein Impuls an die Augenmuskulatur, um die Augen in einer ruhigen Position zu halten. Das Netzhautbild bei Eigenbewegung wird auf diese Weise stabilisiert. Wir sehen beim Laufen scharf, auch wenn Kopf und Körper in Bewegung sind.

Selbstversuch

Fixieren Sie die Buchstaben eines kurzen Textes und bewegen Sie den Kopf langsam von rechts nach links oder von oben nach unten. Sie werden weiterhin scharf sehen, da der vestibulo-okuläre Reflex Ihre Augen stabilisiert (Beim Tragen einer Gleitsichtbrille entstehen hier Unschärfen, aber dies liegt am optischen Aufbau des Gleitsichtglases.).

Halten Sie anschließend den Kopf ruhig und bewegen die Textvorlage. Sie werden bemerken, dass Sie nicht mehr scharf sehen.

Der vestibulo-okuläre Reflex stabilisiert die Augen bei Körperbewegungen, um das Wegrutschen des fixierten Gegenstandes von der Stelle des schärfsten Sehens zu vermeiden.

Blickhaltefunktion

Das stabile Beibehalten einer Blickposition ist erforderlich, damit wir etwas anschauen können, ohne dass die Augen wegdriften. Auch beim Blick in eine periphere Richtung, können wir etwas beliebig lange betrachten, ohne dass die Augen in den Geradeausblick zurückrutschen.

Selbstversuch

Suchen Sie einen Gegenstand im rechten oder linken Gesichtsfeld. Schauen Sie diesen Gegenstand an, ohne den Kopf zu bewegen. Bleiben Sie eine beliebige Zeit in dieser Blickposition. Die Blickhaltefunktion wird Ihre Augen stabil halten. Sie könnten minutenlang diese seitliche Blickposition aufrechterhalten. (Im Alltag würden Sie dies nicht sehr komfortabel finden und deshalb den Kopf drehen.)

Die Blickhaltefunktion ist nötig, damit die Augen beim Fixieren eines Objektes nicht wegdriften.

1.4 Das Augenpaar

Das Augenpaar bietet gegenüber dem Einzelauge diverse Vorteile.

Zwar verfügt das Einzelauge über visuelle Leistungen wie Sehschärfe, Kontrastsehen, Farbwahrnehmung und Gesichtsfeld. Dennoch sind wir mit zwei Augen ausgestattet, was entwicklungsgeschichtlich Vorteile hatte. Ein Augenpaar ermöglicht ein größeres Gesichtsfeld als ein Einzelauge, was bei unseren in der Steppe lebenden Vorfahren bei der Flucht vor Feinden ein Evolutionsvorteil gewesen sein dürfte. Präzises Tiefensehen, die sogenannte Stereopsis, wird im Gehirn aus den leicht verschoben eingehenden Bildern der beiden Augen berechnet. Die beidäugige Stereopsis ist der Tiefeneinschätzung des Einzelauges deutlich überlegen. Die Stereopsis dürfte also ein Evolutionsvorteil gewesen sein. Sie ermöglichte es unseren Verwandten, den Affen, beim Hangeln von einem Ast zum anderen, blitzschnell präzise zu greifen und nicht abzustürzen.

Sobald man ein Auge durch Krankheit oder Unfall verliert, ist ein Reserveauge ein enormer Vorteil.

Das Augenpaar ist ein bewegliches Doppelorgan, wie es sonst im Körper nicht vorkommt. Die Bilder beider Augen werden im Gehirn gemeinsam verarbeitet. Das Augenpaar wird miteinander bewegt und Bewegungsimpulse gehen immer an beide Augen.

Die beidäugige Zusammenarbeit

Die beiden einäugig wahrgenommenen Bilder werden im Gehirn zu einem einzigen Bild verschmolzen, dies nennt man Fusion. Voraussetzung dafür ist eine gerade oder annähernd gerade Augenstellung und eine möglichst gleichwertige Bildqualität beider Augen. Ist die Fusionierung beider Bilder nicht möglich, beispielsweise weil der Mensch schielt, entstehen bei Erwachsenen Doppelbilder. Im Kindesalter ist das Gehirn flexibler. Es schaltet den Seheindruck des schielenden Auges ab.

> Das Augenpaar hat gegenüber dem Einzelauge die Vorteile des größeren Gesichtsfeldes und der beidäugigen Stereopsis.

Die Koordination der Augenbeweglichkeit

Jeder Augapfel wird von sechs äußeren Augenmuskeln bewegt, die von dem III., IV. und VI. Hirnnerven angesteuert werden. Die Nervenimpulse gehen dabei immer an beide Augen.

Die präzise Koordination der Augenbewegungen ist erforderlich, damit eine nahezu punktgenaue Abbildung entsteht, die im Gehirn zu einem Bild verschmolzen werden kann (Fusion). Die Augenbewegungen werden von Zentren für vertikale Bewegung (Mittelhirn) und horizontale Bewegung (Brücke) gesteuert, damit sich beide Augen in gleichem Maße und in gleicher Geschwindigkeit in eine Blickrichtung bewegen.

Selbstversuch

Stellen Sie sich vor einen Spiegel und versuchen Sie, ein Auge einzeln zu bewegen. Sie werden scheitern. Ein Bewegungsimpuls geht immer an beide Augen.

Bewegungsimpulse gehen immer an beide Augen, um eine exakte beidäugige Wahrnehmung zu gewährleisten.

Konvergenz

Bei Blick in die Ferne stehen die Augenachsen parallel. Für den Blick in die Nähe müssen sie sich zueinander ausrichten (konvergieren), was einer zentralen Steuerung bedarf. Dieser Mechanismus ist erforderlich, um in verschiedenen Distanzen mit beiden Augen punktgenau das gleiche Objekt zu fixieren. Wenn die Konvergenzleistung nicht vorhanden ist, entsteht in der Nähe ein Außenschielen, das bei Erwachsenen in aller Regel Doppelbilder verursacht.

Selbstversuch

Nehmen Sie einen Kugelschreiber, fixieren Sie die Spitze und nähern Sie den Stift langsam Ihrer Nase an. Ab einem bestimmten Punkt wird das ziemlich anstrengend und dann kommt der Moment, an dem die Konvergenz nicht mehr aufrechterhalten werden kann. Sie sehen doppelt.

Die Konvergenz ermöglicht beidäugiges Sehen im Nahbereich.

Beidäugiges Sehen und Stereopsis

Die von beiden Augen wahrgenommenen Einzelbilder werden im Gehirn zu einem Bild verschmolzen (Fusion) und wir haben den Eindruck, nur mit einem, in der Mitte der Stirn gelegenen Auge, zu sehen.

Aus den leicht verschobenen, sogenannt disparaten Bildern beider Augen berechnet das Gehirn ein dreidimensionales Tiefensehen, die Stereopsis. Sie ermöglicht uns im Nahbereich ein präzises Abschätzen des Abstandes zweier Objekte.

Die Stereopsis hat vor allem in Kombination mit raschen Bewegungen eine entscheidende Bedeutung. Ping-Pong spielen, nach einem Fußball treten oder einen herunterfallenden Apfel auffangen, das sind Tätigkeiten, die reflektorisch und rasant ausgeführt werden. Eine bewusste Überlegung würde dabei zu viel Zeit kosten. Und ohne dreidimensionales Tiefensehen würden wir nicht treffen.

Selbstversuch

Nehmen Sie zwei Stifte und halten sie diese in einem Abstand von ca. 20 cm übereinander. Nun treffen sie möglichst schnell mit dem oberen Stift auf den unteren. Verschieben Sie den unteren Stift und führen Sie den Versuch nochmals durch. Vermutlich sind Sie ziemlich treffsicher.
Nun kneifen Sie ein Auge zu und wiederholen den Treffversuch. Treffen Sie daneben?

Dieser Treffversuch wird auch klinisch zur Beurteilung des beidäugigen Tiefensehens eingesetzt (Lang 1976).

Die beidäugige Tiefenwahrnehmung (Stereopsis) ermöglicht ein Abschätzen des Abstandes zweier Objekte zueinander.

1.5 Fazit multiple Aspekte des Sehens

Der Anfang unserer Analyse ist gemacht. Wir haben eine Vielzahl von Sehfunktionen betrachtet, die die Grundlage für die normale visuelle Wahrnehmung und die sinnvolle Weiterverarbeitung im Gehirn sind.

Für die Bewältigung des visuellen Alltags sind Funktionen wie Sehschärfe, Kontrast- und Farbwahrnehmung, aber auch das Fokussieren des Sehobjektes, die Augenbeweglichkeit und das Gesichtsfeld ausschlaggebend. Das Augenpaar bietet gegenüber dem Einzelauge den Vorteil des größeren Gesichtsfeldes und des beidäugigen Tiefensehens.

Es handelt sich bis dahin um rein visuelle Funktionen. Erst ihre Verarbeitung im Gehirn ermöglicht das, was wir als »normales Sehen« bezeichnen.

Normale Sehfunktionen im Alltag – ein komplexer Vorgang

Die höhere Verarbeitung im Gehirn

Wir verfügen über normale Sehfunktionen, d. h. wir sehen scharf im Fern- und Nahbereich (mit oder ohne Brille), wir sehen farbig, können unsere Augen schnell und langsam bewegen und wir verfügen über ein ausreichendes Gesichtsfeld.

Bis dahin ist es so, als hätten wir Knochen, Muskeln, Sehnen und Bindegewebe. Balletttanz ist dennoch etwas anderes! So auch der Sehvorgang. Die basalen visuellen Funktionen durchlaufen im Gehirn verschiedene Aufmerksamkeitsfilter und Analysevorgänge. Erst so entsteht die normale Sehweise.

Sehen findet im Alltag immer unter verschiedenen Anforderungen statt. Bleiben wir bei unserem Beispiel: Wir gehen mit dem Einkaufszettel in den Supermarkt, treffen Frau Nef, suchen am Gemüsestand nach Tomaten und fangen einen herunterfallenden Apfel auf.

Was ist dabei in den höheren zerebralen (zum Gehirn gehörenden) Zentren passiert?

Wir haben im Gesichtsfeld verschiedene Sehobjekte wahrgenommen und diese mit einer Augenbewegung gezielt fixiert. Was wir sehen verbindet unser Gehirn mit Gedächtnisinhalten, d. h. wir erkennen eine Eingangstüre sofort als solche und müssen nicht überlegen, was dieses Rechteck wohl sein könnte.

Auf der Basis unserer Handlungsplanung suchen wir den Einkaufskorb, den wir ebenfalls als solchen erkennen und wir greifen dank unseres Tiefensehens gezielt zum Griff. Für das Identifizieren der grauhaarigen Dame, die wir zunächst im linken Gesichtsfeld wahrgenommen haben, ist eine intakte Gesichtserkennung notwendig, die dann mit Gedächtnisinhalten verknüpft wird. Auch kommen subjektive Bewertungen hinzu, die auf gemachter Erfahrung beruhen oder den Filter unseres Wertesystems durchlaufen. Frau Nef? Welch nette Person, sie hat doch immer mal wieder unsere Katze gehütet. Aber angezogen ist sie ja wieder furchtbar, so ein scheußlicher Pullover und so weiter.

Erkenntnisse aus dem Einkaufszettel gewinnen wir, weil wir auf einen Blick aus einer Buchstabenkombination ein Wort erkennen, z. B. »Brot«. Die Grundlage dafür hat unser Gehirn vor langer Zeit erlernt. Wir wissen, dass »B« ein sinnvoller Buchstabe ist. Kollektiv hat man sich darauf verständigt, dass der Längsstrich mit zwei Halbkreisen auf der rechten Seite die Bedeutung und den Laut »B« darstellt. Diese visuell-sprachliche Information ist in unserem Gedächtnis abgelegt. Wörter lesen wir, indem wir die Wortform erkennen und sofort mit einer Bedeutung verknüpfen.

Die Orientierung im Raum gelingt bei ausreichendem Gesichtsfeld, wobei die einzelnen Objekte zu einer sinnvollen Raumwahrnehmung analysiert werden. Je nach Aufmerksamkeitsfokus suchen wir aus, was wir beachten oder ansteuern. Ziel ist im Beispiel der Gemüsestand rechts. Die Getränkewerbung auf dem Weg dorthin übersehen wir möglicherweise, weil sie nicht unserem derzeitigen Bedürfnis entspricht.

Orientierung und Raumwahrnehmung unterliegen verschiedenen Mechanismen. Immer ein ausreichend großes Gesichtsfeld vorausgesetzt, können wir rein reflektorisch auf Bewegung oder Interessantes im peripheren Gesichtsfeld reagieren, zum Beispiel auf den herunterfallenden Apfel.

Wir können aber auch ein definiertes visuelles Ziel haben, beispielsweise suchen wir bewusst den Gemüsestand oder im Bahnhof die Hinweistafel mit den Abfahrtszeiten. Der Raum wird dann mit Augenbewegungen abgesucht, bis das Zielobjekt gefunden ist. Dies nennt man visuelle Exploration. Selbstverständlich nehmen wir während dieses Suchvorganges eine Vielzahl von anderen Objekten oder Menschen wahr. Wenn sie jedoch nicht unserem Aufmerksamkeitsfokus entsprechen, werden sie oft nicht beachtet.

Ohne ein konkretes visuelles Ziel ist ebenfalls eine visuelle Orientierung möglich. Wir explorieren (erforschen) den Raum, ohne dass wir etwas Konkretes suchen. Wir lassen den Blick mal hierhin, mal dorthin schweifen und verschaffen uns einen Überblick. Wenn im Gesichtsfeld dann etwas Wichtiges auftaucht, schauen wir hin oder reagieren nahezu unbewusst, indem wir beispielsweise über eine Schwelle hinwegsteigen oder den Kopf einziehen, weil wir im oberen Gesichtsfeld wahrgenommen haben, dass die Türe zu niedrig ist. An diese Vorgänge verschwenden wir kaum einen bewussten Gedanken.

Visuelle Aufmerksamkeit – wir sehen, wonach wir schauen.

Das sogenannte Gorilla-Experiment von 1999 zeigt eindrucksvoll, dass wir offensichtliche Dinge, ja sogar einen Gorilla, der durch die Szene läuft, nicht sehen, weil wir uns auf anderes konzentrieren.

Basis für das Experiment ist ein 1-minütiges Video. Der Film zeigt zwei Teams mit je drei Basketballspieler/-innen. Ein Team trägt weiße, das andere schwarze T-Shirts. Die Zuschauer haben die Aufgabe, die Ballwechsel der weiß gekleideten Spieler zu zählen.

Nach einiger Zeit läuft eine Person, in einem Gorillakostüm durch das Bild. Während dieses unerwarteten Ereignisses setzen die Basketballspieler ihre Ballwechsel unbeirrt fort.

Im Schnitt übersehen mehr als 50 % der Betrachter den Gorilla. Man nennt dies Unaufmerksamkeitsblindheit (The invisible gorilla, 2022).

Anekdote
Als Vortragende sprach ich auf einer Tagung mit 120 visuellen Experten, also Augenärztinnen und Orthoptisten, über zerebrale Sehstörungen. Um das Thema visuelle Aufmerksamkeit zu erläutern zeigte ich das Video mit dem Gorilla-Experiment. Da zu vermuten war, dass die meisten Teilnehmer das Video bereits kannten, startete ich ein eigenes Experiment. Während sich die Teilnehmer mit dem Gorilla-Video befassten, wechselte ich im Hintergrund meinen Schal und meine Brille.
Wie viele der visuell spezialisierten Teilnehmer haben das veränderte Aussehen der Vortragenden wohl bemerkt? Niemand!

Fazit:

- Normales Sehen ist ein komplexer Vorgang, der verschiedene visuelle Grundkomponenten wie Sehschärfe, Farbsinn, Gesichtsfeld und eine intakte Augenbeweglichkeit erfordert.
- Für unsere zahlreichen visuellen Alltagsaktivitäten ist eine Verarbeitung im Gehirn und Vernetzung mit Sprache, Gedächtnis und Kognition erforderlich.

1.6 Ausblick

In Anbetracht der Vielseitigkeit visueller Komponenten und der Komplexität der Verarbeitung im Gehirn wird deutlich, dass es nicht »*Die* Sehstörung« gibt. Vielmehr können im Auge, im Sehnerv und der Weiterleitung im Gehirn, beispielsweise in der Sehbahn und in den analysierenden Hirnarealen nach einer Hirnverletzung charakteristische Störungen auftreten. Es bedarf einer Untersuchung der verschiedenen Sehfunktionen, die je nach technischer Ausstattung, Know-how der Untersuchenden und je nach Zustand und Belastbarkeit der Betroffenen, unterschiedlich ausfallen kann.

Und immer ist zu bedenken: alle visuellen und zerebralen Fähigkeiten, die wir haben, können gestört sein oder ausfallen. Davon wird in den nächsten Kapiteln die Rede sein.

2 Visuelle Komponenten im Einzelnen betrachtet – Hinweise für die Untersuchung und Rehabilitation

Was erwartet Sie?

Sie befassen sich mit der visuellen Anamnese und Inspektion. Sie lernen eine Auswahl von Untersuchungsverfahren für die Testung von Sehschärfe, Gesichtsfeld und visueller Exploration kennen. Die Standardverfahren der Augenheilkunde werden Sie hier nicht vorfinden, da dafür ophthalmologische Lehrbücher (z. B. Grehn, 2012) zur Verfügung stehen.

Inspektion, normierte Verfahren und klinischer Eindruck – man tut, was man kann.

Untersuchungen in der Medizin, Optik, Neuropsychologie oder Orthoptik umfassen ein breites Spektrum an Präzision und Normierung. Bildgebungsverfahren und histologische Analysen können Gewebe bis in kleinste Einheiten beurteilen. Hightech-Verfahren wie die Optische Kohärenz Tomographie (OCT) liefern Analysen der feinsten Netzhautschichten. Dabei müssen die Patienten zwar kooperieren, aber nicht sprechen.

Im Rehabilitationsalltag verwenden wir hingegen meist psycho-physische Testungen, bei denen wir auf Antworten oder Angaben einer Person angewiesen sind. Das Spektrum ist dabei breit. Wir können Patienten mit normierten und validierten Testverfahren befragen oder beobachten. Wir können inspektorisch einen Blick auf die Augenstellung, das Blickverhalten oder die Konfiguration des Gesichtes werfen. Wir beobachten und interpretieren Verhaltensweisen und kommen so zu Ergebnissen, deren Präzision und Reproduzierbarkeit sehr unterschiedlich sein können.

»Man tut, was man kann,« für den Rehabilitationsalltag bedeutet dies, dass wir mit unterschiedlicher technischer Ausstattung und beruflicher Ausbildung zu einem Ergebnis kommen. Wenn kein Perimeter vorhanden ist, müssen wir andere Verfahren anwenden, um uns ein Bild über das Gesichtsfeld einer Person zu machen. Wenn keine Visustestung mit einer normierten Sehzeichentafel möglich ist, müssen wir uns etwas anderes einfallen lassen, um herauszufinden, ob eine Person wohl eine alltagstaugliche Sehschärfe hat.

Die Kompetenz der untersuchenden Person liegt darin, die Qualität der Messverfahren und der jeweiligen Untersuchungssituation kritisch zu beurteilen. »Wer misst, misst Mist,« ist ein Wortspiel, das auf die zahlreichen Fehlerquellen bei Messverfahren hinweist.

Es kommen Untersuchungsverfahren unterschiedlicher Präzision zum Einsatz. Die Kooperationsfähigkeit des Patienten ist ein entscheidender Faktor für die Wahl des Verfahrens.

2.1 Die Anamnese – Wir müssen reden

Ziel ist es, im Anamnese-Gespräch die jeweiligen Beschwerden unseres Gegenübers zu erfassen, aber auch die medizinische Vorgeschichte, die für unser Fachgebiet relevant sein kann. Dabei wird der Patient selbst befragt (Eigenanamnese) oder seine Angehörigen (Fremdanamnese).

Ein Fragebogen hat in dieser Situation eine Checklistenfunktion. Er wird – soweit möglich – zusammen mit dem Patienten und seinen Angehörigen ausgefüllt. Je nach Berufsgruppe und therapeutischem Auftrag, ist es sinnvoll, sich einen eigenen Anamnesebogen zu erstellen. Was man aus seinem Fachgebiet wissen möchte, gehört auf den Fragebogen! Die Angaben zu den aktuellen Symptomen, deren Ausprägung und Differenzierung können dabei ebenso wichtig sein wie die Vorgeschichte.

In der Neurologie ist es wichtig, die Qualität der Anamneseangaben zu bewerten. Patienten mit einer Anosognosie (fehlende Wahrnehmung der eigenen Krankheitssymptome) haben kein adäquates Konzept für die ihre Krankheitssituation und machen entsprechend weniger gut verwertbare Angaben. Eine Aphasie (Sprachstörung) kann ein Anamnesegespräch sehr schwierig oder sogar unmöglich machen. Dies sollte als Bewertung im Anamneseblatt vermerkt werden.

Vermerken Sie im Anamnesegespräch aktuelle und vorbestehende medizinische Fakten. Bewerten Sie die Aussagekraft des Gesprächs.

Patientenbeispiel: Die Vorgeschichte ist wichtig

Herr Breitenmoser[1] erlitt einen Infarkt der linken Arteria cerebri media. Bei Aufnahme in die Rehaklinik fiel auf, dass er sein rechtes Auge nicht vollständig abduzieren konnte. Außerdem sah er mit dem rechten Auge sehr schlecht. Musste man dies als Abduzensparese rechts und Visuseinbuße rechts nach seinem Infarkt interpretieren? Aber eigentlich passte der Augenbefund nicht zur neurologischen Diagnose!

Erhellend waren hier die Angaben zur Vorgeschichte. Herr Breitenmoser berichtete, bereits als Kind geschielt zu haben. Wegen der Schielschwachsichtigkeit des rechten Auges habe er damals in die Sehschule müssen. Diese Angaben

---

1 Alle Namen und Beispielfälle wurden im gesamten Buch anonymisiert.

machten es möglich, die aktuellen visuellen Phänomene als vorbestehend einzuordnen.

Die Vorbefunde liefern wertvolle Informationen und ermöglichen eine Interpretation des aktuellen klinischen Bildes.

Zihlschlachter Anamnesebogen

Für die Befragung zur visuellen Situation nutzen wir in der Rehaklinik Zihlschlacht einen Fragebogen, der sich als gutes Instrument für die orthoptische Untersuchung erwiesen hat.

(▶ Zusatzmaterial 1 Zihlschlachter Anamnesebogen). Je nach Berufsgruppe, sind die Themen unterschiedlich gewichtet. Der Zihlschlachter Anamnesebogen soll Anregungen geben, einen eigenen Bogen zu erstellen für alles, was Sie über den Patienten erfahren möchten.

Neben den medizinischen Angaben ist es auch wichtig, etwas über die Aktivitäten des Patienten im Alltag zu erfahren. Beispielsweise erfragen Sie, ob Ihr Gegenüber vor der Erkrankung Auto gefahren ist, da die visuellen Funktionen wie Visus, beidäugiges Sehen und Gesichtsfeld für die Fahreignung relevant sind. Auch die Frage nach der Berufstätigkeit ist für die visuelle Beurteilung relevant. Die Sehanforderungen sind unterschiedlich, je nachdem ob jemand Taxifahrer ist oder als Informatiker stundenlang vor einem Bildschirm sitzt.

Erfragen Sie im Anamnesegespräch den persönlichen Kontext.

Einige Tipps für die Anamnese:

- Bei linkshirnigen Läsionen müssen Sie mit einer Sprachstörung (Aphasie) rechnen. Überprüfen Sie die Kommunikation. Falls ein aphasischer Patient Wortfindungsprobleme hat, stellen Sie geschlossene Fragen, die mit Ja oder Nein zu beantworten sind. Halten Sie Ihre Sätze kurz.
- Überprüfen Sie die Verlässlichkeit der Ja-Nein-Antworten. Manche Aphasiker oder Patienten mit Aufmerksamkeitsdefiziten neigen dazu, alle Fragen mit Ja zu beantworten. Platzieren Sie gezielt eine Frage, auf die Nein die plausibelste Antwort ist.
- Testen Sie, ob Sie verstanden werden. Dafür bewährt es sich, ohne Begleitung von Mimik und Gestik eine Aufforderung zu stellen. Zum Beispiel: »Können Sie mir bitte Ihre Brille geben?« Oder auch »Könnten Sie bitte mal beide Augen schließen?« Wird der Aufforderung nicht Folge geleistet, müssen Sie das Sprachverständnis Ihres aphasischen Gegenübers in Frage stellen.
- Sind die Angaben zu visuellen Beschwerden eher diffus und für Sie wenig verständlich, denken Sie daran, dass es sich um eine Umschreibung von Doppel-

bildern, also einer Störung der beidäugigen Zusammenarbeit handeln könnte. Fragen Sie, ob die Beschwerden besser werden, wenn ein Auge geschlossen wird.

2.2 Von der Befragung zur Untersuchung – die Inspektion

Die Inspektion in der Krankenuntersuchung meint das erste Betrachten der zu untersuchenden Person oder einer ihrer Körperregionen.

Wichtige Punkte zur Inspektion bei visuellen Störungen

Beobachtungen und Interpretationsmöglichkeiten:

- Kneift jemand ständig ein Auge zu? Dies ist oft ein deutlicher Hinweis auf eine Störung des beidäugigen Sehens. Doppelbilder werden durch das Schließen eines Auges ausgeschaltet.
- Hält jemand seinen Kopf gerade oder ist die Kopfhaltung schief? Bei Augenmuskellähmungen kann durch eine Kopffehlhaltung eine Augenposition gesucht werden, in der die Lähmung keine Rolle spielt, weil der gelähmte Muskel in dieser Blickrichtung keine oder nur eine geringe Funktion hat. Die Kopfschräghaltung kann (muss nicht!) ein Hinweis auf eine Augenmuskellähmung sein.
- Wie ist das Blickverhalten? Sucht jemand den Blickkontakt? Ist der Blickkontakt nur in eine Richtung vorhanden? Sprechen Sie den Patienten aus unterschiedlichen Richtungen an. Ein einseitiger Blickkontakt kann Hinweise auf einen visuellen Neglect geben. (Vernachlässigung einer Raumhälfte)
- Werden die Augen spontan bewegt? Sucht der Patient den Raum mit seinen Augen ab? Macht er spontane Blickbewegungen? Werden horizontale und vertikale Blickbewegungen ausgeführt? Falls eine Bewegungsrichtung fehlt, könnte dies ein Hinweis auf eine Blicklähmung sein.
- Blinzelt Ihr Gegenüber regelmäßig? Und ist der Lidschlag dabei an beiden Augen symmetrisch? Parkinson-Patienten haben einen sehr seltenen Blinzelreflex. Bei Patienten mit einer Gesichtslähmung (Fazialisparese) kann ein asymmetrisches Blinzeln ein Hinweis auf ein Lidschlussdefizit sein.
- Wie sieht die Augenstellung aus? Vermuten Sie ein Schielen? Hier ist allerdings Vorsicht geboten. Je nach Lidspalte oder Gesichtsasymmetrie kann ein Schielen vorgetäuscht werden (Pseudostrabismus). Andererseits ist ein kleiner Schielwinkel inspektorisch nicht zu sehen, kann aber Doppelbilder auslösen.

2.3 Die Untersuchung visueller Komponenten

Im Sinne eines praxisrelevanten Überblicks werden hier Hinweise auf praktikable Verfahren gegeben, um die visuellen Fähigkeiten eines hirnverletzten Menschen einzuschätzen.

Die Sehschärfe – wie klein darf es sein?

Unter Sehschärfe oder Visus verstehen wir das Auflösungsvermögen des Auges, also die Fähigkeit, zwei Punkte noch eben als getrennt wahrzunehmen (Grehn, 2012). In der Augenheilkunde ist das Standartverfahren die Visusprüfung mit definierten Optotypen, also Zahlen, Buchstaben oder Landoltringen sowie Snellen-E-Haken. Die Sehschärfenprüfung wird für die Ferne in einer Distanz von ca. 5 m durchgeführt. Für die Testung des Nahvisus werden verschiedene Nahleseproben genutzt. Das Testmaterial besteht aus Text, Zahlen, Landoltringen oder Symbolen.
Von der Nutzung von Kinderbildern zur Visusprüfung ist wegen der fehlenden Genauigkeit eher abzuraten.

> **Tipp für die Off-Label-Nutzung der Kinderbilder**
>
> Falls Ihnen Visustests mit Kinderbildern vorliegen, nutzen Sie diese anstatt zur Visusprüfung für ein Screening zu den Erkennensleistungen. Bei den Kinderbildern handelt es sich um Strichzeichnungen, bei denen oft aus einer abstrakten Komposition von wenigen Strichen ein Bild erkannt wird. Gelingt dies nicht, erhalten Sie Hinweise in Richtung visuelle Agnosie.

Der SZB-Lowcontrast-Sensitivity-Test – ein praktischer Sehschärfentest

Die Abkürzung SZB steht für »Schweizerischer Zentralverein für das Blindenwesen«.

Der SZB-LCS-Test (LCS = Lowcontrast Sensitivity) dient zum Messen des Visus sowie des Kontrastsehens. Er besteht aus sechs beidseitig bedruckten Karten, auf denen Landoltringe auf der einen Seite in schwarz und auf der Rückseite grau im Kontrast 0,1 zu sehen sind (SZBlind, 2021).

Mit einem normalen Visus von 1,0 würde man den größten Ring in 40 Metern Entfernung erkennen. In Innenräumen ist eine Untersuchungsdistanz von 40 Metern nicht praktikabel. Daher enthält der Test auch Landoltringe, die dem Visus 1,0 in 20 Metern, 10 Metern, 5 Metern und 2,5 Metern entsprechen.

Die Bedienungsanleitung kann auf der Homepage des SZB heruntergeladen werden (SZBlind, 2021). (▶ Abb. 2.1a, ▶ Abb. 2.1b)

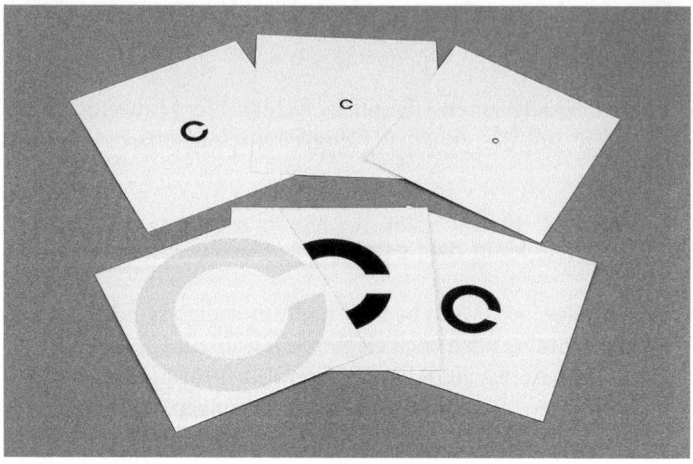

Abb. 2.1a: SZB-LCS-Test (mit freundlicher Genehmigung von SZBLIND)

$$\text{Visus} = \frac{\text{Testentfernung}}{\text{Normalentfernung}}$$

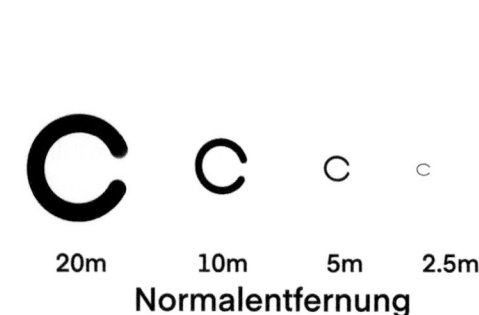

Normalentfernung

Abb. 2.1b: SZB-LCS-Test, Visusbrechung (Kathrin Althaus)

Der Einsatz des Testes in der Rehabilitation

Der SZB-Lowcontrast-Sensitivity-Test ist ein kostengünstiges und dennoch normiertes Verfahren, um die Sehschärfe mit einzelnen Landoltringen zu prüfen.

Die unterschiedliche Größe der Ringe erlaubt es, einen nahen Untersuchungsabstand zu wählen, was sowohl eine Testung am Bett als auch bei schwer betroffenen Patienten in der Nahdistanz ermöglicht. Aphasische Patienten können über eine Handbewegung die Richtung der Ringöffnung signalisieren, sodass ohne sprachliche Anforderung eine verlässliche Sehschärfenprüfung gelingt. Grenzen sind dann gesetzt, wenn ein Patient nicht nur aphasisch, sondern auch apraktisch ist und keine sinnvollen Gesten ausführen kann.

2.3 Die Untersuchung visueller Komponenten

Die Kontrastsehschärfe ist innerhalb der Testung schnell beurteilbar, in dem Sie mit dem grauen Landoltring prüfen.

Einsatz des Testes bei Bewegungseinschränkungen der Augen

Bei ausgeprägten Augenmuskellähmungen ist es für ein unbewegliches Auge schwierig, eine Visustafel in einer vorgegebenen Position zu fixieren. Hier hat der Test den Vorteil, die Karten mit den Landoltringen in der günstigen Blickposition des gelähmten Auges anbieten zu können.

Einzelsehschärfe versus Reihensehschärfe

Der SZB-Lowcontrast-Sensitivity-Test prüft mit Einzeloptotypen und erlaubt somit keine Beurteilung der Reihensehschärfe. Sollte dies für die Beurteilung relevant sein, müssen andere Testverfahren gewählt werden. Dafür eignen sich Fernvisustafeln mit Reihenoptotypen oder Nahvisustafeln mit Text oder Reihenoptotypen.

Was kann man sonst noch damit machen? Der »Off-Label-Einsatz«

Im Arzneimittelgesetz bezeichnet man den Einsatz von Medikamenten bei Erkrankungen oder Indikationen, für die sie nicht entwickelt wurden als Off-Label-Use. Analog dazu kann man Testmaterialien für einen Einsatz nutzen, der nicht dem ursprünglichen Zweck entspricht.

Die Karten mit den Landoltringen des SZB-Lowcontrast-Sensitivity-Tests wurden für die Testung von Visus und Kontrastsehschärfe entwickelt. Sie sind aber auch gut einsetzbar für therapeutische Beobachtungen und visuelles Explorationstraining.

Tipps für den Off-Label-Einsatz des SZB-LCS-Testes:

- Wenn Sie bei der Visustestung die Karten deutlich rechts oder deutlich links anbieten und beobachten, ob und in welcher Zeit Ihr Gegenüber sie mit einer Blickbewegung erfasst, erhalten Sie wesentliche Hinweise auf die visuellen Suchstrategien Ihres Patienten.
- Besteht beispielsweise ein linksseitiger Neglect, können Sie die Karten eher in das rechte Blickfeld des Patienten halten, um ihm die Kooperation zu erleichtern und eine Sehschärfe zu ermitteln. Möchten Sie aber gleichzeitig die visuelle Explorationsfähigkeit stimulieren, werden Sie die Karten in den vernachlässigten Bereich halten.
- Einen sehr häufigen Einsatz finden die Landoltringe des SZB-Lowcontrast-Sensitivity-Tests in der Hemianopsie-Rehabilitation. Um die Blickbewegungen zur visuellen Exploration unter alltagsnahen Bedingungen zu trainieren, begleiten wir Hemianopsie-Patienten, indem wir ihnen beim Gehen auf der hemianopen Seite immer wieder einen Landoltring zeigen, dessen Öffnung sie erkennen müssen. (▶ Kap. 6).

Die Landoltringe des SZB-LCS-Testes eignen sich zur Testung von Einzelvisus und Kontrastsehen. Zudem können sie als Therapiematerial im visuellen Explorationstraining eingesetzt werden.

2.4 Nahsehschärfe, Akkommodation und Alterssichtigkeit

Die Naheinstellung des Auges

Für die scharfe Netzhautabbildung bei Betrachtung eines nahen Gegenstandes oder Textes, hat die Augenlinse eine entscheidende Funktion. Sie verändert den optischen Brechwert des Auges. Bei einem normalsichtigen Menschen, der für die Ferne keine Brille braucht, ist die Augenlinse bei Blick in die Weite flach. Sie wird durch Fasern, die an einem Ringmuskel (Ciliarmuskel) befestigt sind, flach gehalten. Um ein scharfes Bild in der Nähe herzustellen, muss die Augenlinse ihre Brechkraft erhöhen. Indem sich der Ciliarmuskel zusammenzieht, reduziert er die Spannung der Befestigungsfasern, sodass sich die Augenlinse aufgrund ihrer eigenen Elastizität wölbt. Damit erhöht sie ihre optische Brechkraft. So sorgt die Augenlinse – ähnlich wie der Autofokus einer Kamera – für ein scharfes Netzhautbild in verschiedenen Distanzen. Die Naheinstellung des Auges nennt man Akkommodation. Sie ist im Kindesalter am größten und lässt im Laufe des Lebens nach.

Die Naheinstellung des Auges (Akkommodation) geschieht über die Eigenelastizität der Augenlinse.

Die Alterssichtigkeit (Presbyopie)

Die Akkommodationsfähigkeit lässt ca. ab 45 Jahren nach. Dies liegt nicht an einer Muskelschwäche, sondern an einer nachlassenden Elastizität der Augenlinse. Sie hat im Laufe des Lebens Fasern im Linsenkern eingelagert, sodass sie sich nicht mehr elastisch wölben kann. Es handelt sich also nicht um eine Muskelschwäche, sondern um eine Verhärtung der Linsenstruktur.

Zwischen 45 und 50 Jahren beginnt in aller Regel die Alterssichtigkeit (Presbyopie). Die Augenlinse kann die Bildschärfe in der Nähe nicht mehr herstellen und der alterssichtige Mensch sieht im Nahbereich verschwommen. Zunächst hilft er sich, indem er das Lesegut etwas weiter weghält, um scharf sehen zu können. Darum sagt man auch, dass zu Beginn der Alterssichtigkeit »die Arme zu kurz werden«.

Die Alterssichtigkeit betrifft ausnahmslos alle Menschen. Oft erzählte Beispiele wie »Mein Opa konnte noch mit 90 Jahren ohne Brille lesen«, lassen sich damit erklären, dass der Opa wohl ein kurzsichtiges Auge hatte, das in der Nähe ein scharfes Netzhautbild ohne Brille ermöglicht hat. Keinesfalls ist das Lesen ohne Brille bei Alterssichtigen eine anzustrebende Leistung oder ein Ausdruck besonderer körperlicher Fitness.

> Die Alterssichtigkeit ist ein optisches Phänomen und wird mit einer Lesebrille korrigiert. Es handelt sich nicht um eine Muskelfunktionsstörung und ist daher nicht trainierbar.

Die Korrektur der Alterssichtigkeit

Dinge weiter weg zu halten ist keine dauerhafte Lösung. Wenn die Augenlinse das Bild im Nahbereich nicht mehr scharf stellen kann, wird die Bildschärfe über eine optische Korrektur, also eine Brille erreicht. Je nach optischer Ausgangslage kommen unterschiedliche Brillentypen in Frage:

Die reine Lesebrille

Es handelt sich um eine Brille, die ein scharfes Bild im Nahbereich bewirkt. Ihr Dioptrienwert ist im ganzen Glasbereich gleich. Ein normalsichtiger Mensch, der beim Blick in die Ferne keine Brille braucht, wählt oft eine Lesebrille, die er nur bei Bedarf aufsetzt.

> Die Lesebrille bewirkt ein scharfes Bild im Nahbereich. Wenn man damit in die Ferne schaut, sieht man verschwommen.

Die Bifokalbrille – das Fenster im Brillenglas

Ein Mensch, der beim Blick in die Ferne eine Brille braucht, kann zur Korrektur der Alterssichtigkeit einen Zusatz in die vorhandene Brille einbauen lassen. Der obere Glasbereich enthält die Korrektur der bestehenden Kurz- oder Weitsichtigkeit oder Hornhautverkrümmung. Und im unteren Glasteil wird eine Lesekorrektur eingeschliffen. Dies kann in Form eines kleinen Fensters passieren. Dieser Brillentyp heißt Bifokalbrille, weil er einen Fokus für die Ferne und einen für die Nähe enthält. Das Fenster im unteren Glasbereich ist von nahmen sichtbar. (▶ Abb. 2.2)

> Die Bifokalbrille ermöglich je ein scharfes Bild in die Ferne und in die Nähe. Die Zwischendistanzen sind nicht korrigiert.

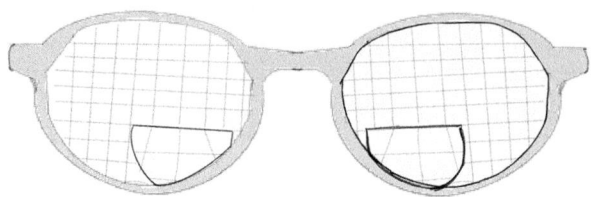

Abb. 2.2: Bifokalbrille (Kathrin Althaus)

Die Gleitsichtbrille

Die Gleitsichtbrille ist die zeitgemäßere und häufiger anzutreffende Brillenversorgung. Sie enthält die Korrektur der vorhandenen Kurz- oder Weitsichtigkeit im oberen Glasbereich. Dann verändert sich das Glas gleitend und enthält im unteren Glasbereich die Korrektur für die Nähe. Die Zwischendistanzen sind im Zwischenbereich korrigiert. Man sieht dem Glas nicht an, dass es ein Gleitsichtglas ist.

Der Vorteil der Gleitsichtbrille liegt darin, dass sie ein scharfes Bild in sämtlichen Distanzen ermöglicht. Allerdings muss die Gleitsichtbrille sehr präzise genutzt werden. Die Augen müssen den jeweiligen Schärfebereich im Glas genau treffen. Beim Lesen, muss exakt durch den Lesebereich fixiert werden, ansonsten sieht man verschwommen. Auch beim Laufen, vor allem beim Treppe abwärtsgehen muss mit einer Kopfbewegung der genaue Fixationspunkt gesucht werden. Schaut man beispielsweise ohne Kopfsenkung eine Treppe hinunter, schaut man durch den Lesebereich, der für 40 cm eingestellt ist und sieht deshalb die Treppenstufen verschwommen.

Die Gleitsichtbrille erfordert zu Beginn der Alterssichtigkeit eine gewisse Angewöhnungszeit. Hirnverletzten Menschen fällt die Nutzung der Gleitsichtbrille oft schwer (▶ Kap. 8). (▶ Abb. 2.3)

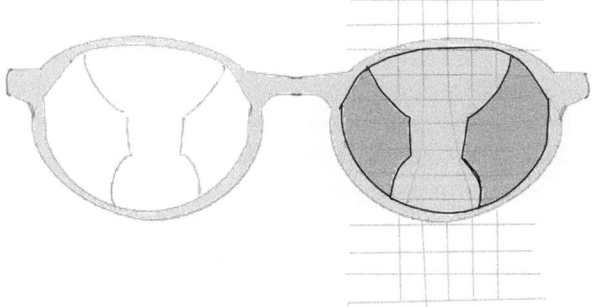

Abb. 2.3: Gleitsichtbrille (Kathrin Althaus)

> Die Gleitsichtbrille ermöglicht ein scharfes Bild in allen Distanzen. Der Brillenträger muss dafür exakt durch den richtigen Glasbereich schauen, ansonsten sieht er verschwommen.

2.5 Das Gesichtsfeld – der visuelle Weitwinkel

Als Gesichtsfeld wird die Gesamtheit der Wahrnehmung bei unbewegtem Auge bezeichnet. Bei der Gesichtsfeldprüfung testet man jedoch nicht die »Gesamtheit der Wahrnehmung«, sondern die Ausdehnung des Gesichtsfeldes, indem man die Wahrnehmungsgrenze für Lichtmarken bestimmter Helligkeit und Größe in einer definierten Umfeldbeleuchtung bei starrem Geradeausblick ermittelt. Es handelt sich um eine subjektive Untersuchungsmethode, d. h. man ist auf die Angaben und Kooperationsfähigkeit eines Patienten angewiesen. In der Augenheilkunde sind die Standardverfahren die kinetische oder die statische Perimetrie (Grehn 2012). (▶ Abb. 2.4a; ▶ Abb. 2.4b)

Perimetrie bei hirnverletzten Patienten

Für die Gesichtsfeldtestung bei hirnverletzten Menschen bewährt sich die manuelle kinetische Perimetrie, beispielsweise am Goldmann-Perimeter. Der Patient schaut bei der Gesichtsfeldtestung in die Halbkugel, die in der Mitte einen Fixierpunkt bietet. Aufgabe des Patienten ist, den Punkt ruhig zu fixieren und die Augen nicht zu bewegen. Sobald ein Lichtreiz auftaucht, sei es an der Gesichtsfeldaußengrenze oder im zentralen Gesichtsfeld, löst er mit einem Drücker ein akustisches Signal aus. Die so signalisierte Gesichtsfeldgrenze wird im Perimeterschema notiert.

Beim Goldmann-Perimeter kann der Testablauf individuell gestaltet werden, indem die untersuchende Person die Schnelligkeit der Reizdarbietung variiert und damit der Kooperationsfähigkeit und Belastbarkeit des hirnverletzten Menschen anpasst.

Die Perimeteruntersuchung kann für jedes Auge einzeln oder für beide Augen gleichzeitig durchgeführt werden.

Neben der kinetischen Perimetrie sollten Sie Gesichtsfeldareale auch mit unbewegten Reizen überprüfen, was am Goldmann-Perimeter möglich ist. Bei inkompletten oder in Rückbildung begriffenen Hemianopsien (Halbseitenblindheiten) finden Sie bisweilen eine sogenannte stato-kinetische Dissoziation. Dabei werden unbewegte Lichtreize im Gesichtsfeld nicht wahrgenommen, bewegte hingegen schon, was auch als Riddoch-Phänomen bezeichnet wird (Mildenberger, 1999).

Das Geschick der untersuchenden Person besteht darin, die Perimetrie so gründlich durchzuführen, dass die zu erwartenden Gesichtsfeldstörungen gefunden werden. Dabei muss sie die Kooperationsfähigkeit und die Belastbarkeit der hirnverletzten Person berücksichtigen.

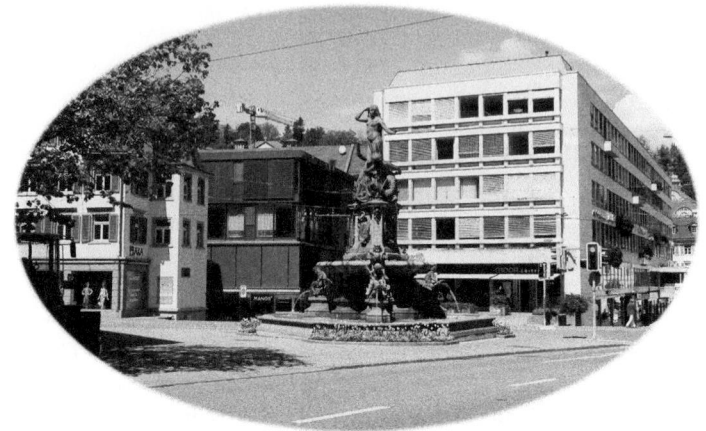

Abb. 2.4a: Normales Gesichtsfeld im Alltag (eigene Darstellung)

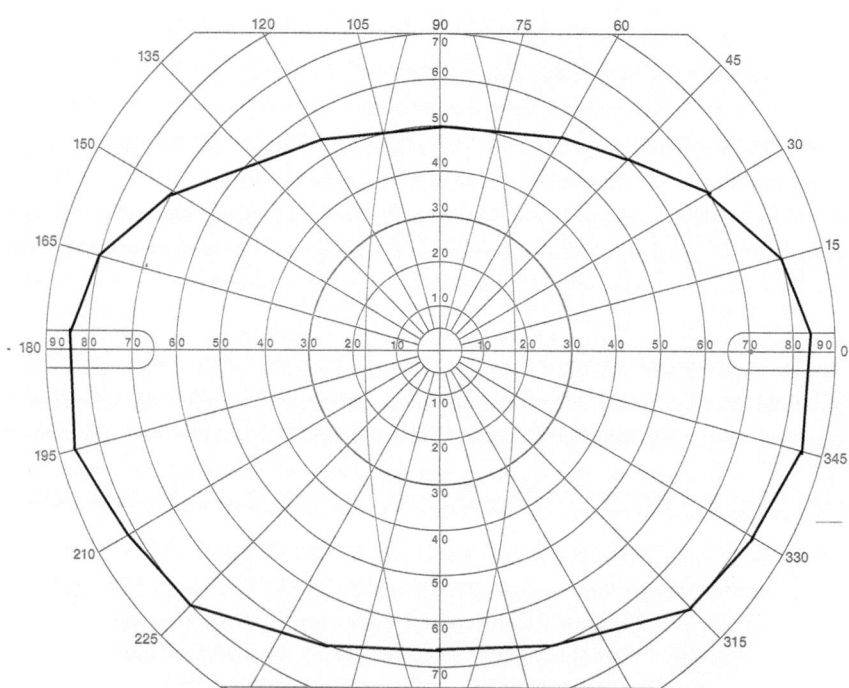

Abb. 2.4b: Normales beidäugiges Gesichtsfeldschema (eigene Darstellung)

2.5 Das Gesichtsfeld – der visuelle Weitwinkel

Patientenbeispiel: Wenn's schnell gehen muss.

Frau Brülisauer (78) erlitt vor 9 Tagen einen Infarkt der Arteria cerebri posterior links. Bei Eintritt in die Rehabilitation wurde eine Hemianopsie nach rechts vermutet. Frau Brülisauer war noch sehr erschöpft. Sie bemühte sich zwar, in der orthoptischen Untersuchung gut mitzumachen, aber sie ermüdete sichtlich. Da die vermutete Gesichtsfeldstörung eine der wichtigsten Folgen des Hirnschlages war, sollte auf die Perimetrie nicht verzichtet werden. Wir untersuchten die Patientin am Perimeter und testeten lediglich die Lichtmarke III/4. Hier zeigte sich eine vollständige homonyme Hemianopsie nach rechts. Eine ausführliche Perimetrie war für die Diagnose und das weitere therapeutische Vorgehen vorläufig nicht nötig und konnte später nachgeholt werden.

Die Gesichtsfeldtestung am Goldmann-Perimeter beurteilt die Gesichtsfeldaußengrenzen und mögliche Skotome (Ausfälle). Die Untersuchungsdauer und -präzision werden der Kooperationsfähigkeit des Patienten angepasst.

Die Off-Label-Nutzung des Perimeters: die Beurteilung des Blickfeldes

Eine Off-Label-Nutzung des Perimeters ist möglich, indem Sie es für die Bestimmung des Blickfeldes nutzen. Während das Gesichtsfeld definitionsgemäß bei unbewegtem Auge gemessen wird, umfasst das Blickfeld alles, was bei bewegtem Auge wahrgenommen wird.

Für die Blickfeldmessung wird am Perimeter beurteilt, ab welcher Exzentrizität die Lichtmarke in der Perimeterkugel durch Blickbewegungen erfasst wird. Diese Untersuchung wird beidäugig durchgeführt.

Nach der klassischen Gesichtsfelduntersuchung mit unbewegtem Auge wird der Patient aufgefordert, nun nicht mehr den Fixierpunkt zu fixieren, sondern seine Augen in der Perimeterkugel zu bewegen. Er soll reagieren, sobald er die Leuchtmarke sieht, die er nun durch eine Blickbewegung erfassen kann. Dabei wird mit der großen Lichtmarke III/4 getestet, die aus jeder Richtung ab 90° Exzentrizität startet, damit aus allen Blickrichtungen gleiche Bedingungen herrschen. Die akustische Antwort des Patienten wird mit einem Kreuz im Perimeterschema notiert. Bei Halbseiten-Gesichtsfeldausfällen (Hemianopsien) liefert die Blickfeldtestung Hinweise darauf, wie gut der Gesichtsfeldausfall kompensiert ist. Wenn die Lichtmarke über die Blickbewegung erst an der Grenze der Hemianopsie erfasst wird, also nicht schneller als bei unbewegtem Auge, zeigt dies, dass die Blickbewegungen nicht weit genug ausgeführt werden. Hier müssen Sie auch im Alltag mit einer unzureichenden Kompensation der Hemianopsie rechnen. (▶ Abb. 5.2a; ▶ Abb. 5.2b)

Das Blickfeld gibt Auskunft über die Wahrnehmung bei bewegtem Auge. Es wird am Perimeter gemessen und gibt bei Gesichtsfeldstörungen Hinweise auf die Kompensationsfähigkeit.

2 Visuelle Komponenten im Einzelnen betrachtet

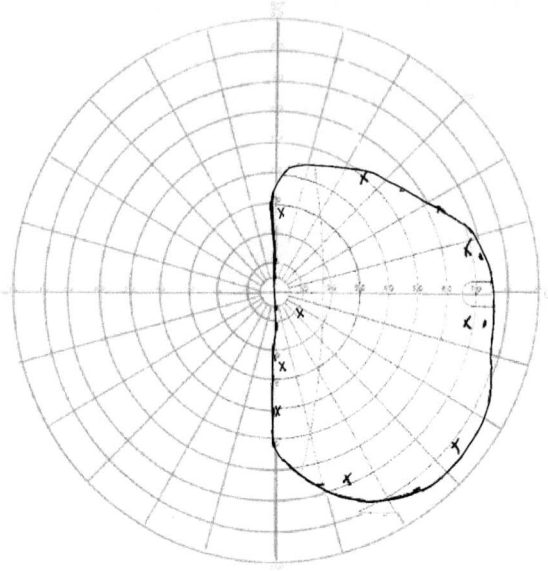

Abb. 2.5a: Hemianopsie mit unzureichendem Blickfeld (Kathrin Althaus)

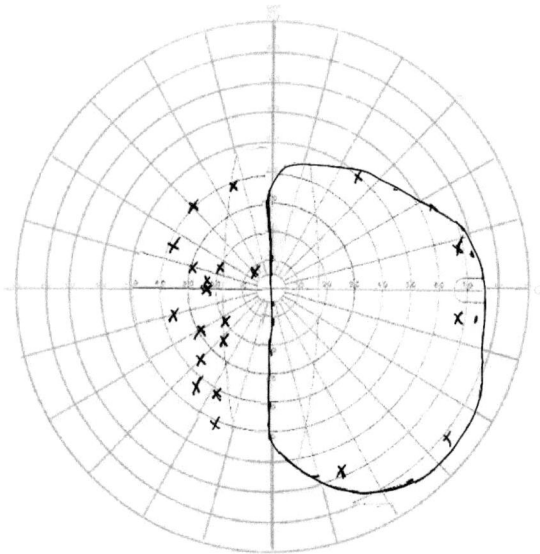

Abb. 2.5b: Hemianopsie mit gutem Blickfeld (Kathrin Althaus)

2.5 Das Gesichtsfeld – der visuelle Weitwinkel

Gesichtsfeldtestung ohne Perimeter

Ein Perimeter steht nicht immer zur Verfügung. Auch kann nicht jeder Patient nach einer Hirnverletzung in einer perimetrischen Untersuchung zuverlässig kooperieren.

Sie brauchen also einfach und rasch durchführbare Verfahren, die Hinweise geben, ob in allen vier Gesichtsfeldquadranten eine Wahrnehmung besteht oder nicht. Die sehr präzisen Ergebnisse einer Perimetrie sind auf diese Weise nicht zu erreichen. Vielmehr möchten Sie klinisch einschätzen, ob ein Patient eine relevante Gesichtsfeldeinschränkung hat.

Die Gesichtsfeldtestung ohne Perimeter nennt man konfrontative Gesichtsfeldtestung, da man dem Patienten gegenübersitzt und ihn mit Reizen im peripheren Gesichtsfeld konfrontiert. Mit konfrontativen Methoden können Sie nicht ausmessen, ob ein Gesichtsfeld bis 70° peripher oder 85° reicht. Mit einer konfrontativen Screening-Methode bestimmen Sie lediglich, ob im peripheren Gesichtsfeld Wahrnehmung vorhanden ist oder nicht.

Als nicht perimetrische Verfahren haben Sie im therapeutischen Alltag folgende Verfahren zur Verfügung:

Der Hand-auf-zu-Test

Sie sitzen in ca. 1 m dem Patienten gegenüber und fordern ihn auf, Ihre Nase oder eines Ihrer Augen zu fixieren. Sie sind also Untersucher und Fixationsobjekt. Durch diese Vis-à-vis-Position können Sie beobachten, ob der Patient seine Augen ruhig hält. Der Test kann durchgeführt werden, indem der Patient beide Augen offenlässt oder getrennt für jedes Auge einzeln.

Sie halten beide Arme mit geschlossenen Fäusten in den rechten oberen und den linken unteren Gesichtsfeldquadranten des Patienten und fordern ihn auf, zu signalisieren, wenn er sieht, dass sich eine Hand öffnet. Die Oben-Unten-Position hat den Vorteil, die Patientenangaben zu vereinfachen und Rechts-Links-Verwechselungen zu umgehen.

In unregelmäßiger Abfolge öffnen Sie mal die eine, mal die andere Hand und der Patient, gibt an, ob er die Handöffnung gesehen hat. Wenn er nach mehrmaliger Wiederholung die Handöffnung gesehen hat, verschieben Sie Ihre Hände in die beiden noch nicht geprüften Quadranten, also rechts unten und links oben, und testen von neuem.

Wenn die Person in allen Quadranten die Wahrnehmung für die Handöffnung bestätigt, öffnen Sie ohne vorherige Ankündigung beide Hände. Werden beide Handöffnungen gleichzeitig bemerkt, können gleichzeitige Reize in beiden Gesichtsfeldhälften beachtet werden. Sehr aufschlussreich ist es, wenn bei einseitiger Darbietung reagiert, bei bilateraler Darbietung aber eine Seite ausgelassen wird. Dabei handelt es sich um ein Extinktionsphänomen, wie es beim visuellen Neglect häufig vorkommt (Goldenberg, 2017; Kerkhoff & Schmidt, 2018). (▶ Abb. 2.6)

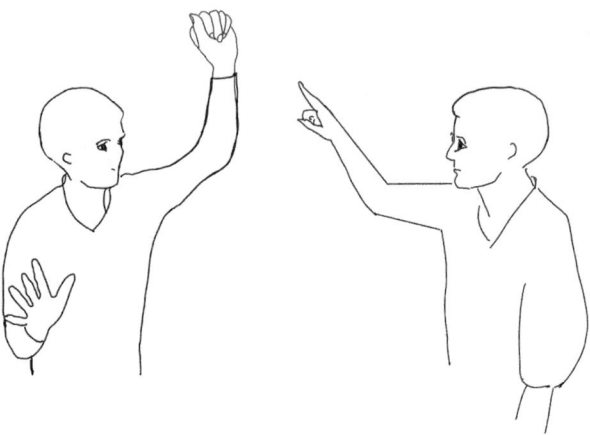

Abb. 2.6: Hand auf-zu-Test (Kathrin Althaus)

 Der *Hand-auf-zu-Test* prüft die basale Wahrnehmung in den vier Gesichtsfeldquadranten. Durch die simultane Darbietung werden Extinktionsphänomene erkannt.

Der Outline-Test

Die knöchernen Grenzen unserer Augenhöhle sind die natürlichen Außengrenzen unseres Gesichtsfeldes. Die Ausdehnung des Gesichtsfeldes ist niemals größer als die Begrenzung unserer Augenhöhle (Orbita). Damit bietet die Orbitagrenze einen Referenzpunkt für die physiologischen Gesichtsfeldaußengrenzen, den Sie sich für eine konfrontative Gesichtsfeldtestung zu Nutze machen können.

Die Testung findet einäugig (monokular) statt. Sie sitzen dem Patienten vis-à-vis und bitten ihn, Ihr gegenüberliegendes Auge zu fixieren. Dann führen Sie einen Stift ohne scharfe Spitze sehr nah am Patientengesicht aus verschiedenen Richtungen an die Orbitagrenze heran und der Patient gibt ein Signal, sobald er den Stift bemerkt. Im Falle eines normalen peripheren Gesichtsfeldes wird der Stift bemerkt, sobald er die knöcherne Orbitagrenze überschreitet. Anhand dieses klaren Referenzpunktes, kann also beurteilt werden, ob eine Einschränkung der Gesichtsfeldaußengrenzen vorliegt.

Im rechten Auge ist die Orbitaaußenseite der Referenzpunkt für das rechte periphere Gesichtsfeld. Bei intaktem Gesichtsfeld würde der Stift sofort bemerkt, sobald er den rechten Orbitarand überschreitet. Liegt eine Hemianopsie nach rechts vor (Halbseitenblindheit), muss der Stift nahezu bis in die Pupillenmitte bewegt werden, damit er wahrgenommen werden kann.

Der Vorteil des Outline-Tests liegt darin, dass er konfrontativ rasch durchführbar ist und mit der Orbitabegrenzung einen klaren Anhaltspunkt hat, wo die normale Gesichtsfeldgrenze liegt. (▶ Abb. 2.7)

2.5 Das Gesichtsfeld – der visuelle Weitwinkel

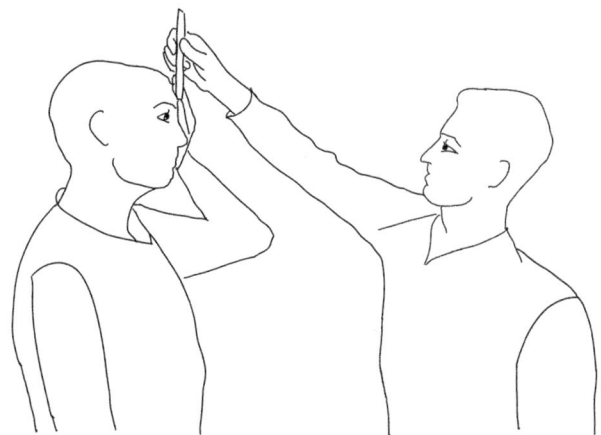

Abb. 2.7: Outline-Test (Kathrin Althaus)

Der Outline-Test nutzt die knöcherne Begrenzung der Augenhöhle als Referenzpunkt für die normale Außengrenze des Gesichtsfeldes.

Der Nef-Trichter

Ein großer, weißer Mosttrichter mit 38 cm Durchmesser wurde von der Heilpädagogin Rosmarie Nef benutzt, um die Gesichtsfelder von sehbehinderten Kindern zu testen. Für die Gesichtsfeldtestung von hirnverletzten Erwachsenen, die für eine perimetrische Untersuchung die nötige Kooperationsfähigkeit nicht aufbringen, eignet sich der Trichter ebenfalls sehr gut.

Sie halten den Trichter am Stutzen und lassen den Patienten in den Trichter schauen.

Ihr Gesicht ist durch die Öffnung des Stutzens für den Patienten zu sehen und fungiert somit als Fixationsobjekt. Der Patient wird aufgefordert – einäugig oder beidäugig – Ihr Gesicht zu fixieren. Dann führen Sie von außen an der Trichterwand ein Licht unterschiedlicher Größe von peripher in Richtung zentral, möglichst ohne Geräusche zu erzeugen. Das Licht scheint durch die Trichterwand und der Patient sagt, ab wann er das Licht sieht. Patienten, die keine verbalen Angaben machen können, zeigen oft zielsichere Augenbewegungen zum Licht, die darauf hinweisen, dass das Licht ab einer bestimmten Exzentrizität gesehen wird.

Der Nef-Trichter hat Rillen, die jeweils einem Abstand von 10° entsprechen, sodass die Patientenangaben annähernd eine Messung des peripheren Gesichtsfeldes zulassen würden (SZBlind, 2021). Im klinischen Alltag verzichten wir meist auf die quantitative Einschätzung der Gesichtsfeldausdehnung. Vielmehr nutzen wir den Trichter für die qualitative Einschätzung, ob eine Hemianopsie (Halbseitenausfall), eine Quadrantenanopsie (Ausfall eines Quadranten) oder ein Röhrengesichtsfeld besteht.

Der Vorteil des Testes besteht darin, dass der Patient in den Trichter schaut und somit von nahezu allen Umweltreizen abgeschirmt ist. In dieser reizarmen Umgebung muss er lediglich auf einen einzigen Stimulus reagieren. Auf diese Weise können Sie oft auch bei Neglectpatienten, die keine Hemianopsie haben, das normale Gesichtsfeld nachweisen.

Da ein visueller Neglect vor allem dann auftritt, wenn Reize gleichzeitig im rechten als auch im linken Gesichtsfeld erscheinen (vgl. Extinktionsphänomen), bieten der Nef-Trichter, wie auch die Perimeterhalbkugel gute Bedingungen, damit ein Neglect-Betroffener verlässliche Angaben machen kann. (▶ Abb. 2.8a; ▶ Abb. 2.8b)

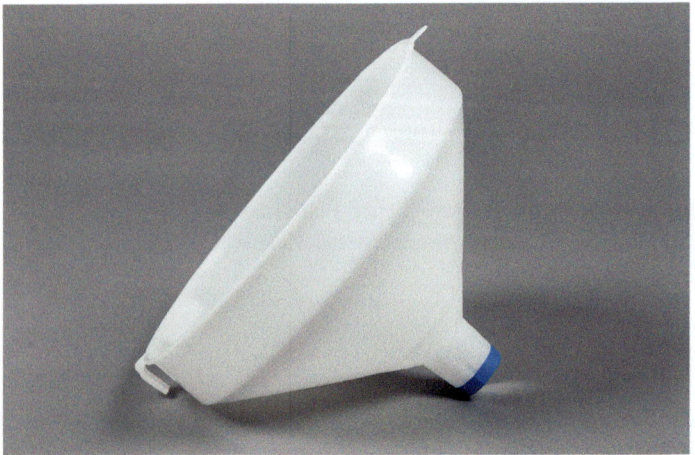

Abb. 2.8a: Nef-Trichter (mit freundlicher Genehmigung von SZBLIND)

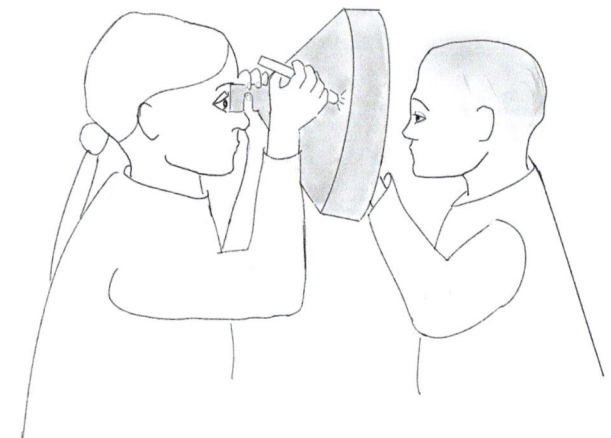

Abb. 2.8b: Untersuchung mit dem Nef-Trichter (Kathrin Althaus)

2.5 Das Gesichtsfeld – der visuelle Weitwinkel

Der Nef-Trichter ermöglicht eine basale Gesichtsfelduntersuchung mit dem Vorteil, dass der Patient von Umweltreizen abgeschirmt ist.

Das Amsler-Netz

Das Amsler-Netz oder Amsler-Gitter ist ein Funktionstest, zur subjektiven Beurteilung der Netzhautmitte. Er wurde von dem Schweizer Augenarzt Marc Amsler erfunden und dient in der Augenheilkunde dazu, Störungen in der Netzhautmitte für den Betroffenen sichtbar zu machen.

Es handelt sich um ein Gitter von 10 x 10 cm mit einem Fixierpunkt in der Mitte. Der Patient wird gebeten, den Punkt in einer Untersuchungsdistanz von ca. 30 cm zu fixieren und mit unbewegtem Auge zu beobachten, ob er ein regelmäßiges Gitter wahrnimmt oder ob er Flecken, Schatten oder Wellenlinien sieht. Somit beobachtet der Patient seine eigenen Sehstörungen und kann sie auch auf dem Amsler-Netz einzeichnen. Zentrumsnahe, fleckförmige Gesichtsfeldausfälle (Skotome) lassen sich so im Amsler-Gitter abbilden (Huber, 1998). (▶ Abb. 2.9a; ▶ Abb. 2.9b)

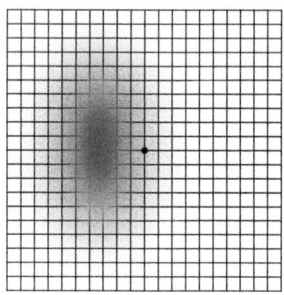

Abb. 2.9a: Skotome im Amsler-Netz (eigene Darstellung)

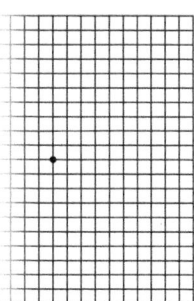

Abb. 2.9b: Hemianopsie nach links im Amsler-Netz (eigene Darstellung)

Mit dem Amsler-Netz lassen sich Gesichtsfeldstörungen nachweisen, sofern die Störung die zentralen 10° betrifft. Fragen Sie den Patienten bei Fixation des Mittelpunktes auch, ob er alle vier äußeren Ecken des Gitters sieht. Bei homonymen

Hemianopsien oder Quadrantenanopsien zeigt sich dann, dass das Gitter in Richtung des Gesichtsfeldausfalls als verkürzt wahrgenommen wird.

Tipp

Kleben Sie rote Punkte in die Ecken des Amsler-Netzes und fragen Sie, ob bei ruhiger Fixation des Mittelpunktes alle Eckpunkte vorhanden sind.

Zentralgelegene Gesichtsfelddefekte und diskrete Skotome werden im Amsler-Netz wahrgenommen.

2.6 Die visuelle Exploration – wohin schauen sie denn?

Exploration bedeutet Erkundung oder Erforschung. Visuelle Exploration meint das visuelle Verhalten eines Menschen, um die Umwelt zu erfassen. Das Gesichtsfeld ist dafür die Grundlage, da es die Informationen liefert, die uns veranlassen, orientierende Augenbewegungen auszuführen. Der Gesichtsfeldbefund gibt aber keineswegs Auskunft darüber, wie das visuelle Explorationsverhalten eines Menschen ist (Müri et al., 2005). Gesichtsfeld und visuelle Exploration sind zwei verschiedene Ebenen, die mit verschiedenen Verfahren beurteilt werden.

Bei der Testung der visuellen Exploration beobachten und dokumentieren wir, das aktive visuelle Verhalten eines Menschen. Dabei ist wichtig, wo jemand hinschaut, wohin zuerst und allenfalls auch, ob eine Seite vernachlässigt wird.

Eingesetzt werden sowohl Verhaltensbeobachtungen als auch Testvorlagen, die den Probanden vor verschiedene Aufgaben stellen. Die einzig objektive Methode, orientierende Blickbewegungen präzis aufzuzeichnen ist das Eyetracking, also das Aufzeichnen von Augenbewegungen mittels einer Infrarotvorrichtung oder der Webcam des Computers. Im klinischen Alltag wird das Eyetracking jedoch kaum verwendet.

Die visuelle Exploration ist das aktive Blickverhalten. Das Gesichtsfeld bildet die Grundlage dafür.

Suchaufgaben zur Beurteilung der visuellen Exploration

Vielfach werden Suchaufgaben eingesetzt, um das visuelle Explorationsverhalten zu beurteilen. Sie werden oft als Ausstreichtest auf einem DIN-A4-Blatt im Querformat angeboten. Die Patienten sollen dabei aus einer Vielzahl von Objekten bestimmte Symbole durchstreichen. Oder Patienten werden gebeten, auf einem Tisch verschiedene Gegenstände zu suchen, wobei die Suchzeit in den verschiedenen Quadranten gemessen wird.

Diese Aufgaben bieten klare Rahmenbedingungen, die reproduzierbar und oft normiert sind. Der Vorteil liegt darin, dass unter immer gleichen Bedingungen das visuelle Verhalten beurteilt wird. Nachteilig ist, dass eine Suchaufgabe eine klare Struktur vorgibt und somit nicht der freien visuellen Exploration entspricht. Gerade Neglect-Betroffene reagieren in einem streng strukturierten Rahmen deutlich besser und decken ihre Vernachlässigung einer Raumhälfte nicht immer in gleichem Maße auf, wie es bei einer unstrukturierten Aufgabe der Fall wäre.

> Das visuelle Explorationsverhalten wird mit Suchaufgaben getestet. Dabei kommen reale Gegenstände oder Papier-Bleistift Vorlagen zum Einsatz. Es handelt sich um strukturierte Suchaufgaben.

Der Zihlschlachter Explorationstest (ZET)

Geprüft wird das freie visuelle Explorationsverhalten ohne eine konkrete Suchaufgabe.

Der Patient betrachtet im Abstand von 120 cm eine Serie von sieben Fotos mit natürlichen Alltagsszenen, ähnlich einer Diashow. Die Bilder werden mit einem Beamer projiziert und haben eine Fläche von 140 x100 cm. Der Patient wird aufgefordert, mit einem Zeigestock direkt auf das Bild zu zeigen, was er sieht. Spätestens nach neun Angaben wird das nächste Bild präsentiert. Die Zeit für den gesamten Test wird gestoppt und notiert.

Alle Bilder sind mit Randmarkierungen in insgesamt 32 Felder (16 rechts und 16 links) eingeteilt, damit der Untersucher die Position der gezeigten Objekte im Bildformat einschätzen kann.

Der Untersucher notiert auf einem Formular, das ebenfalls in 32 Felder eingeteilt ist, die Angaben des Patienten.

Beispielsweise zeigt der Patient im Testbild 1 zunächst das Auto unten rechts, so notiert der Untersucher in diesem Feld eine 1 im gleichen Feld des Formulars. Als zweites zeigt der Patient die Parkuhr am rechten Bildrand, auf dem Formular wird im entsprechenden Feld eine 2 notiert usw. Da es sich um sieben Bilder handelt, entsteht so ein Muster der visuellen Aufmerksamkeitszuwendung. Man sieht, ob ein Patient systematisch nur rechte oder linke Bildanteile beachtet, ob er immer auf der gleichen Seite anfängt und ob er sehr lange braucht, um die hemianope oder vernachlässigte Seite zu überblicken. (▶ Abb. 2.10)

Für die Auswertung berechnet man einen Punktwert. Dabei werden jeweils die Blickbewegungen 1 und 2 gewertet, die darüber Auskunft geben, wo jemand zuerst hinschaut. Dann werden die Blickbewegungen 5 und 6 ausgewertet, die zeigen, wo jemand im Verlauf hinschaut. Die Blickbewegungen 1,2,5 und 6 werden pro Spalte gezählt und mit einem Faktor multipliziert, der grösser ist, je weiter peripher die

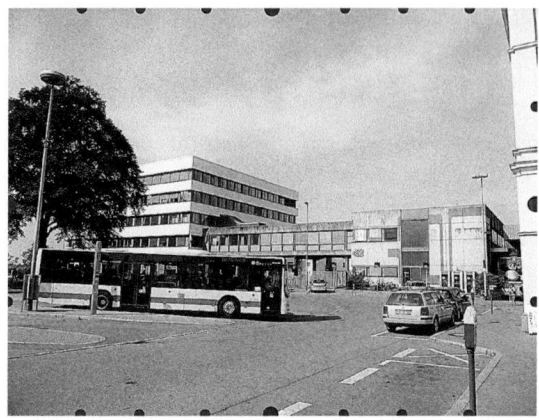

Abb. 2.10: Testbild ZET (eigene Darstellung)

Spalte ist. Zum Schluss zählt man pro Seite die Blickpunkte 1 und 2 nochmals zusammen und addiert diesen Wert auf der rechten und linken Seite. Dies wird gemacht, weil die Blickpunkte 1 und 2 als besonders wertvoll in der Exploration gelten (wo schaut der Patient zuerst hin?).

Die so berechneten Punktwerte zeigen gut an, ob die rechte und linke Seite ausgewogen exploriert werden, oder ob deutliche Asymmetrien bestehen.

 Download:

(▶ Zusatzmaterial 2: Zihlschlachter Explorationstest-Skala) **Das Formular dient dazu, die Angaben der Patienten pro Testbild der Reihe nach zu notieren.**

Beim Zihlschlachter Explorationstest handelt es sich um großflächige, das Gesichtsfeld ausfüllende natürliche Szenen, die dem Alltagssehen entsprechen. Zudem ist es eine unstrukturierte Explorationsaufgabe ohne Aufforderungscharakter, sodass kein Suchverhalten, sondern die freie visuelle Exploration beobachtet wird.

Die Bildvorlagen des Zihlschlachter Explorationstests wurden mit einem Eyetracker an 30 Normalpersonen getestet. Ausgewählt wurden für den Test lediglich Fotos, die bei Normalpersonen ein symmetrisches Explorationsmuster auslösten. Die Validität des Testes wurde in einer Studie von 2022 nachgewiesen, deren Publikation noch aussteht. (▶ Abb. 2.11)

 Download:

(▶ Zusatzmaterial 3–8: Zihlschlachter Explorationstest (ZET) Testserien 1–6) **Die Serien enthalten jeweils ein Beispielbild zur Instruktion und dann sieben Testbilder. Die Serien sind qualitativ gleich, es handelt sich um sechs Serien, um Verlaufstestungen durchführen zu können.**

2.7 Screening der Farbwahrnehmung

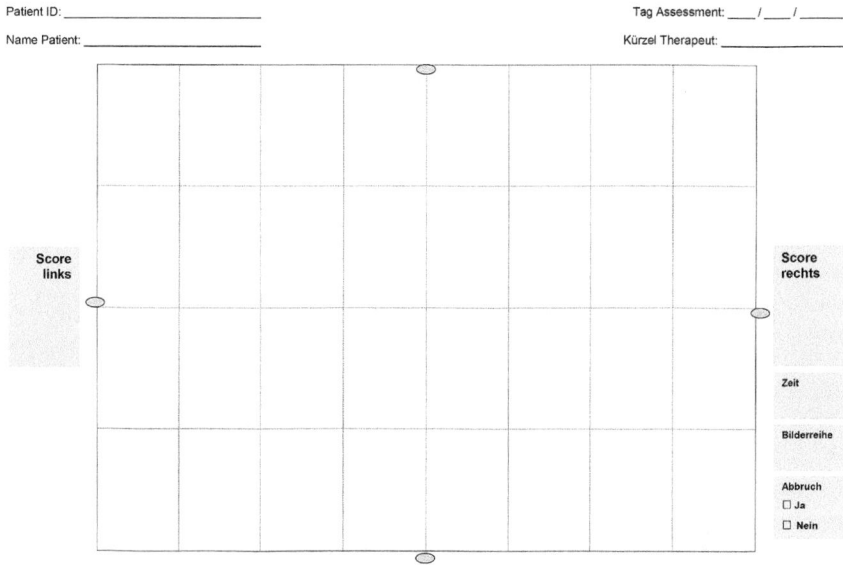

Abb. 2.11: ZET-Formular (eigene Darstellung)

 Der Zihlschlachter Explorationstest ist eine unstrukturierte Testung anhand von groß projizierten Alltagsfotos.

2.7 Screening der Farbwahrnehmung

Die Ishihara-Tafeln

Die Ishihara-Farbtafeln dienen zur Aufdeckung einer Rot-Grün Schwäche. Sie zeigen Zahlen, die aus Farbtupfen bestehen in einem Umfeld aus Farbtupfen. Personen mit intaktem Farbsinn lesen diese Zahlen richtig. Mit einer Rot-Grünschwäche werden die Zahlen nicht oder falsch gelesen (Grehn, 2012).

Man muss mit einem Anteil von 8 % der männlichen und 0,4 % der weiblichen Bevölkerung mit angeborenen Farbsinnstörungen rechnen (Grehn, 2012). Die Störung ist dann an beiden Augen gleich ausgeprägt.

Bei neurologischen Patienten kann die Testung des Rot-Grün-Sehens aber einen Hinweis auf mögliche Sehnervenerkrankungen geben. Bei Nervus-opticus-Läsionen ist das Rot-Grün-Sehen oft früher beeinträchtigt als der Visus. Daher lohnt es sich, bei jedem Verdacht auf einen Sehnervenschaden, die Ishihara-Tafeln zu testen.

2 Visuelle Komponenten im Einzelnen betrachtet

Farbentsättigung

Fragen Sie die Patienten nach einer einseitigen Farbentsättigung beim Betrachten von Rottönen. Lassen Sie die Patienten die Ishihara-Tafeln oder falls nicht vorhanden eine kräftig rote Farbe betrachten. Decken Sie abwechselnd ein Auge ab und fragen Sie, ob das Rot in beiden Augen gleich kräftig wahrgenommen wird. Die einseitige Farbentsättigung kann Hinweise auf eine einseitige Sehnervenschädigung geben. (▶ Abb. 2.12a; ▶ Abb. 2.12b)

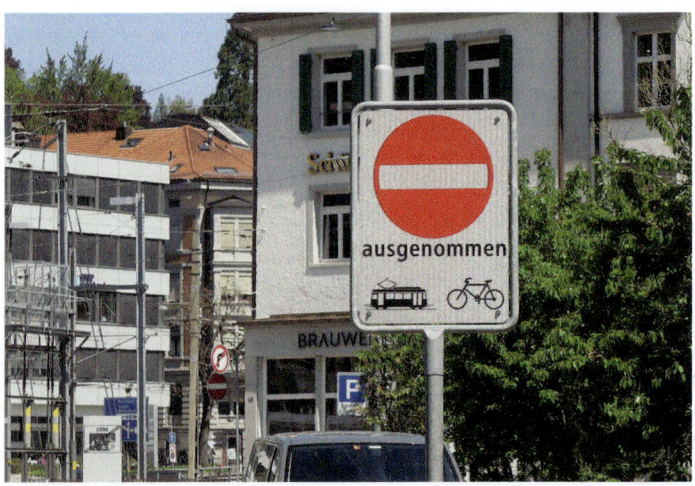

Abb. 2.12a: Intakte Farbwahrnehmung (eigene Darstellung)

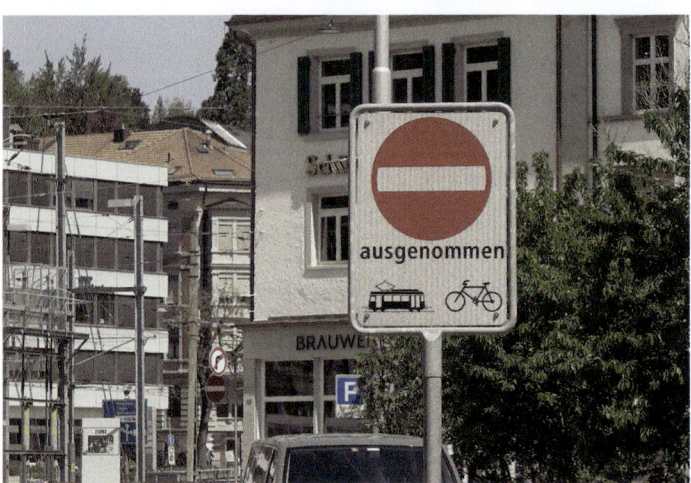

Abb. 2.12b: Farbentsättigung (eigene Darstellung)

> Die Ishihara-Tafeln testen das Rot-Grün-Sehen. Ein auf einem Auge gestörtes Rot-Grün-Sehen kann Hinweise auf eine Nervus-opticus-Störung geben.

Die Off-Label-Nutzung der Ishiharatafeln

Nutzen Sie die Ishihara-Tafeln zur Beobachtung der visuellen Exploration. Der Test startet mit einer Seite, die nur eine sehr gut erkennbare Zahl zur Testinstruktion bietet. Dann geht es mit Doppelseiten weiter, wobei Patienten mit visuellen Explorationsstörungen oft nur eine Seite beachten, dies weil sie sich auf die Erkennung der aus Punkten zusammengesetzten Zahl konzentrieren und auch keine zweite Seite erwarten.

2.8 Das Lesen

Die Grundlage für die Lesefähigkeit ist eine Sehschärfe von 0,4, um Zeitungsdruck in 25 cm Entfernung erkennen zu können. Die Sehschärfe lässt sich mit den handelsüblichen Nahvisustafeln bestimmen. Sehr wichtig ist dabei das Tragen der adäquaten Lesebrille.

SZB-Test zum Messen des Vergrößerungsbedarfes

Um festzustellen, ob jemand normalen Buch- oder Zeitungsdruck erkennen kann oder aufgrund einer Visusverminderung auf eine Vergrößerung angewiesen ist, eignet sich der SZB-Test zum Messen des Vergrößerungsbedarfes.

Vorlagen mit Texten zwischen 8-facher und 20-facher Vergrößerung ermöglichen es, den jeweiligen Vergrößerungsbedarf zu ermitteln (SZB, 2021). Wichtig ist, dass die Patienten, die für die Untersuchungsdistanz vorgesehene Brille tragen.

> Der Vergrößerungsbedarf gibt Hinweise darauf, ob die Lesesehschärfe ausreichend ist oder ob eine Vergrößerung benötigt wird.

International Reading Speed Texts (Irest)

Der Test bietet zehn kurze Texte, die allesamt gleich lang und linguistisch gleich schwierig sind. Daher eignet sich der Test auch sehr gut dazu, den Verlauf unter immer gleichen Prüfbedingungen zu dokumentieren. Die International Reading Speed Texts sind in 17 verschiedenen Sprachen erhältlich.

Sie bitten die Patienten, den Prüftext vorzulesen und Sie notieren Fehler und Auslassungen. Die Lesezeit wird gestoppt und aus der Anzahl richtig gelesener Wörter lässt sich die Lesegeschwindigkeit berechnen (Trauzettel-Klosinski & Dietz, 2012).

Die International Reading Speed Texts ermöglichen ein Vergleichen der Lesequalität und -geschwindigkeit im Verlauf.

2.9 Augenstellung, Augenbeweglichkeit und beidäugiges Sehen

Die präzise Beurteilung der Augenstellung und die Analyse des beidäugigen Sehens erfordern eine spezialisierte Ausbildung, wie sie Orthoptisten oder Augenärzte mitbringen. Screening-Methoden und inspektorische Beobachtungen können in der Schieldiagnostik keine sicher verwertbaren Ergebnisse liefern. Es lohnt sich aber, sich der Problematik bewusst zu sein, um nicht in die zahlreich vorhandenen Fallen zu tappen. Daher hier einige Tipps und Hinweise. Ein konkretes Untersuchungsverfahren wird nicht vorgestellt.

Die Augenstellung: gerade oder schielend?

Ohne die Standardschieldiagnostik, den Abdecktest, zu beherrschen, ist eine sichere Beurteilung der Augenstellung nicht möglich. Wenn wir einen Menschen anschauen und den Eindruck haben, dass er schielt, kann dies durchaus durch die Lidspaltenanatomie oder durch eine Gesichtsasymmetrie vorgetäuscht werden. Es kann sich also um einen Pseudostrabismus handeln.

Auch umgekehrt kann man hereinfallen. Wenn die Augenstellung zwar kosmetisch gerade aussieht, kann sich dahinter durchaus ein Mikrostrabismus (Minischielen) verbergen. Eine Schielabweichung von wenigen Graden fällt nicht auf und ist ohne eine angemessene Untersuchungstechnik nicht feststellbar. Das Augenpaar sieht gerade aus und doch ist ein Schielen vorhanden. Hier ist Vorsicht geboten!

Über die inspektorische Betrachtung kann nicht entschieden werden, ob jemand schielt oder nicht.

2.9 Augenstellung, Augenbeweglichkeit und beidäugiges Sehen

> **Tipp**
>
> Um Hinweise auf Doppelbilder oder Störungen der beidäugigen Zusammenarbeit zu erhalten, sollten Sie bei unklaren visuellen Beschwerden fragen: Wird es besser, wenn Sie ein Auge schließen?
>
> Wird diese Frage bejaht, besteht ein klarer Hinweis auf eine Störung der beidäugigen Zusammenarbeit. Zur genaueren Diagnostik sollte eine orthoptische Abklärung veranlasst werden.

Tiefensehen – die Stereopsis

Das beidäugige Tiefensehen, die sogenannten Stereopsis, wird im Gehirn durch die leicht verschobenen Netzhautbilder beider Augen berechnet. Dabei handelt es sich um eine relative Tiefenwahrnehmung. Die Stereopsis gibt Auskunft über den relativen Abstand zweier Objekte (Herzau et al., 2020).

Treffversuch nach Lang

Dieser Test informiert über das praktisch nützliche Tiefensehen. Der Patient hält einen Bleistift oder Kugelschreiber und versucht, den Stift der Untersuchungsperson von oben möglichst rasch zu treffen. Zunächst wird die Treffsicherheit beidäugig geprüft, dann wird ein Auge abgedeckt. Trifft jemand in beidäugigem Zustand gut, einäugig aber daneben, ist der Nachweis eines beidäugigen Tiefensehens erbracht (Lang, 1976, S.102).

> Der Treffversuch vergleicht die einäugige und beidäugige Tiefenwahrnehmung.

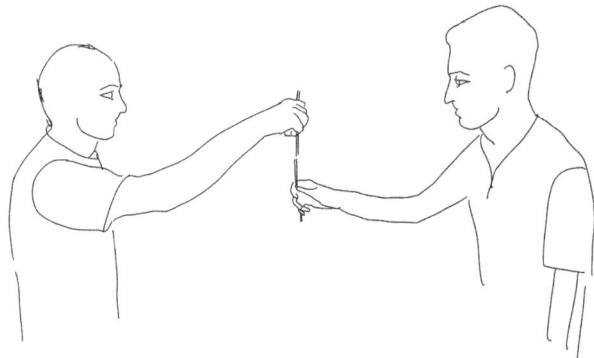

Abb. 2.13a: Treffversuch binokular (Kathrin Althaus)

2 Visuelle Komponenten im Einzelnen betrachtet

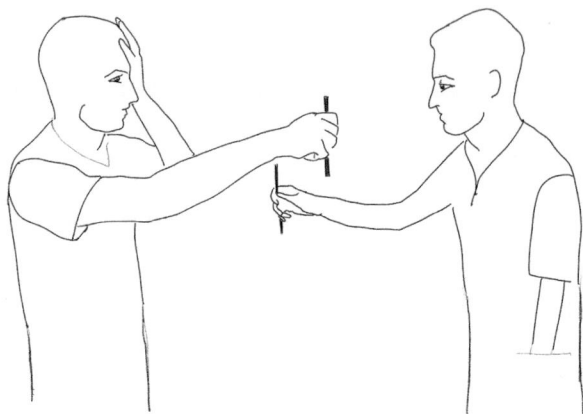

Abb. 2.13b: Treffversuch monokular (Kathrin Althaus)

Fazit

- Die verschiedenen visuellen Komponenten werden mit den entsprechenden Untersuchungsverfahren analysiert oder inspektorisch beobachtet.
- Die Genauigkeit der Ergebnisse hängt von den Untersuchungsverfahren ab.
- Über Screeningverfahren kann ein Eindruck gewonnen werden, der oft klinisch relevant ist. Teilweise ist aber eine genauere Analyse durch spezialisierte Fachleute erforderlich.

3 Neurovisuelle Situationen – ein Überblick von Sehstörungen in der Neurologischen Rehabilitation

Was erwartet Sie?

In einem Überblick befassen Sie sich mit den zahlreichen neurovisuellen Störungen, die durch eine Hirnverletzung verursacht werden. Sie erkennen, dass neurologische Sehstörungen einen klaren Zusammenhang mit der Art der Hirnverletzung haben. Sie verstehen, dass »*die* Sehstörung« ein unpräziser Begriff ist, der den vielfältigen Sehbeeinträchtigungen nicht gerecht wird. Sie beschäftigen sich mit den Charakteristika von rechts- und linkshemisphärischen Hirnverletzungen.

3.1 Die Zahlen

»Was häufig ist, ist häufig« – so ein Grundsatz in der Medizin. Die Zahlen zum Auftreten visueller Störungen nach einer Hirnverletzung schwanken in der Literatur erheblich. Die große Spannbreite lässt sich durch die Patientenauswahl und durch mehr oder weniger weitreichende Diagnostikverfahren erklären. In eine Statistik aufnehmen kann man nur, was man als Problem erkannt hat.

Eine zuverlässige Übersicht nach einer Analyse von 656 hirnverletzten Patienten wurde 2016 veröffentlicht (Neumann et al., 2016). Dabei hat sich gezeigt, dass 20 bis 40 % aller Schlaganfallpatienten unter 65 Jahren unter neurovisuellen Störungen leiden, wobei Sehstörungen und Störungen der Augenbeweglichkeit gemeint sind. Bei den über 65-jährigen Hirnschlagpatienten steigt die Häufigkeit auf 40 bis 60 %. Nach einem Schädelhirntrauma treten bei 50 % der Patienten visuelle Störungen auf.

Aufgrund der Häufigkeit und Vielfalt von visuellen Störungen muss mit zahlreichen Problemen in unserem visuell geprägten Alltag gerechnet werden. Zudem haben neurovisuelle Störungen einen erheblichen Einfluss auf den Rehabilitationsverlauf (Neumann et al., 2016).

Das Erfassen der visuellen Störungen nach einer akuten Hirnverletzung oder bei chronisch verlaufenden neurologischen Erkrankungen ist somit äußerst wichtig.

> Visuelle Störungen nach einer Hirnverletzung sind sehr häufig.

3.2 Die Sehstörung gibt es nicht – Visuelle Störungen im Rehabilitationsalltag

»Dieser Patient hat eine Sehstörung«, ist eine Bemerkung, die ähnlich präzis ist, wie die Aussage »Dieser Mensch hat eine internistische Erkrankung«.

Die visuellen Krankheitszeichen sind je nach Art der Hirnverletzung sehr unterschiedlich. Ob man doppelt sieht oder eine Raumhälfte aufgrund eines Gesichtsfelddefektes nicht überblickt, es handelt sich um komplett unterschiedliche Symptome. Ihre Ursache ist verschieden und der Behandlungsansatz ebenfalls. Für eine effiziente Therapie sollten Sie die verschiedenen visuellen Symptome erkennen, um fachgerechte Maßnahmen zu ergreifen. Ein visuelles Explorationstraining nützt beispielsweise sehr viel bei Gesichtsfeldausfällen, nicht aber bei Doppelbildern. Prismen können Doppelbilder korrigieren, nicht aber eine Lesebrille ersetzen. Für einen sehbehinderten Menschen mit einer schlechten Sehschärfe ist es hilfreich, Türen oder Treppenstufen mit kontrastreichen Markierungen zu kennzeichnen. Menschen, die Doppelbilder sehen, nützen solche Markierungen hingegen nichts.

 Differenzieren Sie visuelle Symptome, um angemessene Maßnahmen einleiten zu können.

3.3 Hirnläsionen und ihre visuellen Folgen

Die visuelle Wahrnehmung erstreckt sich über weite Teile des Gehirns. Vereinfacht gesagt, unser Gehirn ist von vorne bis hinten mit Sehen beschäftigt. Und wenn man die Augenbeweglichkeit mitberücksichtigt auch von oben bis unten. Die verschiedenen visuell wichtigen Bereiche des Gehirns können unterschiedlich geschädigt werden. Das visuelle Symptom ergibt sich dabei aus dem betroffenen Gebiet im Gehirn. Hier einige Beispiele:

Ein Infarkt der Arteria cerebri posterior (Hintere Hirnarterie) betrifft die Sehbahn und die visuelle Verarbeitung in der Sehrinde. Er wird Gesichtsfeldstörungen unterschiedlichen Ausmaßes verursachen, nicht jedoch Augenbewegungsstörungen und Doppelbilder.

Ein Infarkt im Hirnstamm kann die Augenstellung und Augenbeweglichkeit stören, hat jedoch keinen Einfluss auf das Gesichtsfeld. Doppelbilder sind hier das zu erwartende visuelle Symptom, nicht aber ein Gesichtsfeldausfall.

Ein Schädelhirntrauma kann diverse neurovisuelle Schädigungen verursachen. Durch die Schleuderbewegung des Gehirns im knöchernen Schädel können die für die Augenmuskeln zuständigen Hirnnerven reißen. Dies hat Lähmungen der Augenmuskulatur, Schielen und Doppelbilder zur Folge.

Ein Sauerstoffmangel im Gehirn (zerebrale Hypoxie) verursacht Schäden in beiden Hirnhälften, oft in den hinteren Hirnarealen (Okzipitalhirn), sodass zerebrale Sehstörungen bis hin zur Blindheit entstehen können. Die Augen und der Sehnerv sind dabei unbehelligt.

Nach einer ausgeprägten Hirnblutung, vor allem in den vorderen Hirnarealen, kann es zum Sehverlust eines oder beider Augen kommen. Ursache dafür ist eine Blutung in den Glaskörper der Augen (Terson-Syndrom), so dass auf die Netzhaut des betroffenen Auges keine Abbildung mehr gelangt. Das Problem liegt hier im Inneren des Auges. Die Sehbahn und die visuellen Zentren im Okzipitalhirn sind davon nicht betroffen und das Problem kann durch eine Operation (Vitrektomie) behoben werden.

Störungen im Bereich des Hörnervs, zum Beispiel ein Akustikusneurinom und dessen Operation verursachen Lähmungen des Gesichtsnervs (Nervus facialis), sodass ein Augenlid nicht mehr geschlossen werden kann. Die vorderen Augenabschnitte müssen dann unbedingt befeuchtet werden.

Gemeinsam ist den verschiedenen visuellen Symptomen, dass sie erhebliche Störungen im persönlichen Alltag des Betroffenen verursachen und den Rehabilitationsverlauf maßgeblich beeinflussen.

Akut auftretende neurovisuelle Symptome haben einen klaren Zusammenhang mit den Läsionsorten im Gehirn.

3.4 Chronische neurologische Erkrankungen

Patienten mit einer Multiplen Sklerose erleben einen jahrelangen Krankheitsverlauf, in dem die verschieden lokalisierten Schädigungen der Nervenhüllen MS-typische visuelle Störungen wie die Sehnervenentzündung (Neuritis nervi optici) oder charakteristische Augenbewegungsstörungen verursachen.

Parkinson-Patienten leiden oft unter trockenen Augen, ihr Blickverhalten ist statisch, ihre Augenbewegungen sind verlangsamt und sie können ihre Augen nicht auf die Nahdistanz einstellen (Konvergenzinsuffizienz), sodass Doppelbilder entstehen.

Chronische neurologische Erkrankungen wie die Multiple Sklerose oder die Parkinson-Erkrankung verursachen verschiedene visuelle Störungen im Verlauf.

3 Neurovisuelle Situationen

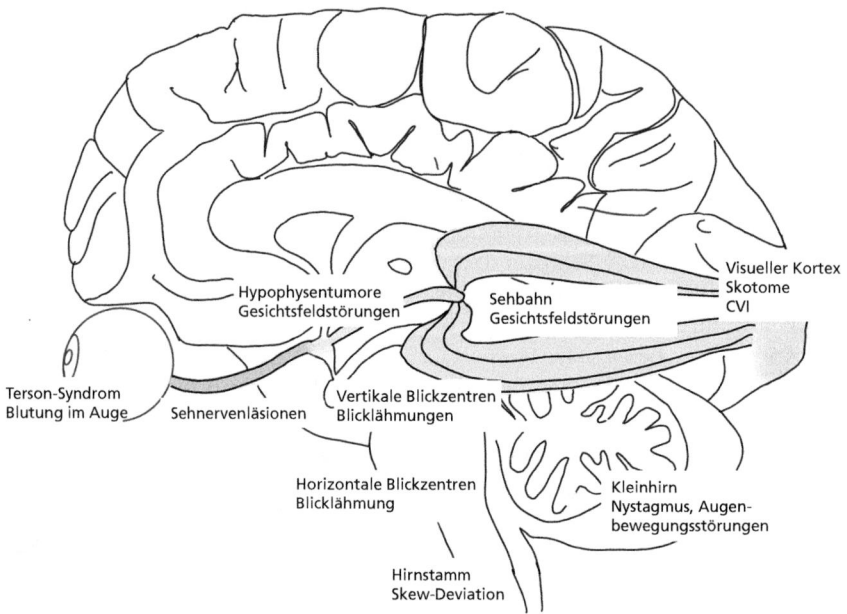

Abb. 3.1: Gehirn mit verschiedenen Läsionsorten (eigene Darstellung)

Tab. 3.1: Neurologische Erkrankungen und zu beachtende visuelle Situationen

Neurologische Erkrankung	Visuelle Situation – worauf achten?
Läsionen in der Nähe der Sehnervenkreuzung, z. B. Hypophysen-Tumor	• Heteronyme = bitemporale Gesichtsfeldausfälle • Einseitige Visusverminderung
Läsionen im Okzipitallappen (Hinterhauptlappen)	• *Rechts:* Gesichtsfelddefekte im linken Gesichtsfeld • *Links:* Gesichtsfelddefekte im rechten Gesichtsfeld
Läsionen im Parietallappen (Scheitellappen)	• *Rechts:* Visueller Neglect. Gesichtsfelddefekte sind möglich, Hemianopsien oder Quadrantenanopsien nach links unten • *Links:* Aphasische Störungen, passagerer visueller Neglect. Gesichtsfelddefekte sind möglich, Hemianopsien oder Quadrantenanopsien nach rechts unten
Beidseitige Läsionen Okzipital- und Parietallappen	• Balint-Holmes-Syndrom, zerebrale Sehstörungen
Läsionen im Temporallappen (Schläfenlappen)	• *Rechts:* Gesichtsfelddefekt nach links oben • *Links:* Gesichtsfelddefekt nach rechts oben
Mittelhirn-Läsionen, z. B. Pinealis-Tumor	• Vertikale Blicklähmungen

3.4 Chronische neurologische Erkrankungen

Tab. 3.1: Neurologische Erkrankungen und zu beachtende visuelle Situationen – Fortsetzung

Neurologische Erkrankung	Visuelle Situation – worauf achten?
Ponsläsionen	• Horizontale Blicklähmungen, internukleäre Ophthalmoplegie, Abduzensparese
Wallenberg-Syndrom	• Skew-Deviation und Ocular Tilt, Horner-Synddrom, Nystagmus
Kleinhirnläsionen	• Gestörte Okulomotorik • Blickrichtungsnystagmus mit Rebound-Phänomen • Gestörte VOR-Suppression • Strabismus convergens in der Ferne
Schädelhirntrauma	• Neurogene Augenmuskelparesen • Bei Gesichts- und Orbitafrakturen mechanische Augenbewegungseinschränkungen • Nervus-opticus-Läsionen möglich • Gesichtsfelddefekte bei okzipitalen Läsionen
Myasthenie	• Wechselhafte Ptosis (hängendes Oberlid) • Wechselhafte Augenmuskellähmungen
Frühsommer-Meningoenzephalitis	• Enzephalitis-typisch können alle Hirnregionen betroffen sein • Oft Augenmuskellähmungen
Guillain-Barré-Syndrom	• Lidschlussdefizit bei Fazialisparese • Augenmuskellähmungen
Miller-Fisher-Syndrom	• Augenmuskellähmungen, Ptosis, Lidschlussdefizit, supranukleäre Störungen
Multiple Sklerose	• Sehnervenentzündungen (Neuritis nervi optici) • Augenmuskellähmungen und Blicklähmungen • Nystagmus • Gesichtsfelddefekte sind möglich
Morbus Parkinson	• Sicca-Syndrom • Verlangsamte Blickbewegungen • Konvergenzinsuffizienz • Doppelbilder

3.5 Brillen, Kontaktlinsen und vorbestehende Augenerkrankungen

Brillen

Das Auge ist ein optisches System. Fehlende oder falsche Brillen haben einen gewichtigen Einfluss auf die visuelle Wahrnehmung. Immer wieder kommen Patienten in Kliniken und haben ihre Brille zu Hause gelassen. Fragen Sie nach! Lassen Sie die Angehörigen die Brillen des Patienten in die Klinik bringen! Zudem sollten Sie bedenken, dass fehlende Brillen und damit eine reduzierte Sehschärfe nicht nur die meisten Therapien erschweren, sondern auch Testergebnisse erheblich verfälschen können.

Eine akute neurologische Erkrankung bedeutet den gesundheitlichen Ausnahmezustand des ganzen Körpers. In dieser Situation können wir oft Refraktionsschwankungen messen, verursacht durch Stoffwechselveränderungen, Medikamente oder auch durch eine schlechte Benetzung der Hornhaut. Das bedeutet, die vorhandene Kurz- oder Weitsichtigkeit verändert den Dioptrienwert und die vorhandene Brille korrigiert die Fehlsichtigkeit nicht mehr perfekt. Die Brille ist in den ersten Wochen nach einer akuten Erkrankung zeitweise zu stark oder schwach. Bei vielen Patienten reguliert sich der Brillenwert im Verlauf und pendelt sich häufig auf den vorbestehenden Dioptrienwert wieder ein. Daher warten Sie mit der Beschaffung einer neuen Brille besser einige Wochen ab.

Fragen Sie nach vorhandenen Brillen.
Rechnen Sie mit veränderten Brillenwerten in der ersten Phase der Erkrankung.

Kontaktlinsen

Kontaktlinsenträger stehen nach einer Hirnverletzung oft vor dem Problem, dass sie ihre Linsen nicht mehr selbst einsetzen und – noch wichtiger! – nicht selbst aus dem Auge entfernen können. Mit einer Halbseitenlähmung oder feinmotorischen Schwierigkeiten gelingt die Handhabung der Linsen nicht mehr. Auch bei neurologischen kognitiven Defiziten ist das Tragen der Kontaktlinsen problematisch. Vergisst ein Kontaktlinsenträger, seine Linsen in der Nacht zu entfernen, können relevante Schäden an der Hornhaut entstehen.

Voraussetzung für das Tragen von Kontaktlinsen ist die selbstständige Handhabung. Vor allem muss das Entfernen der Linse durch den Kontaktlinsenträger jederzeit gewährleistet sein. Jeder Kontaktlinsenträger sollte aber auch eine Ersatzbrille besitzen. Raten Sie in der ersten Zeit nach einer Hirnverletzung, diese Brille zu tragen.

> Kontaktlinsen dürfen nur getragen werden, wenn der Linsenträger die Linsen eigenständig handhaben kann.

Vorbestehende Augenerkrankungen

Augenerkrankungen wie der Graue Star (Katarakt) oder Netzhautdegenerationen sind im höheren Lebensalter häufiger vertreten. Sie reduzieren die Sehschärfe und beeinträchtigen die Alltagssituation. Zudem haben Hirnschlagpatienten nicht selten bereits einen Gefäßverschluss im Auge hinter sich. Oft leiden sie deshalb an einem erheblichen Funktionsverlust eines Auges.

Auch ein erhöhter Augeninnendruck (Glaukom) ist in höherem Lebensalter oft vorhanden und wird meist mit drucksenkenden Augentropfen behandelt. Nach einem Hirnschlag werden die Augentropfen oft vergessen. Fragen Sie nach!

> Die Sehschärfe kann durch vorbestehende Augenerkrankungen wie den grauen Star oder Netzhautdegenerationen reduziert sein.
> Augenmedikamente werden nach einer Hirnverletzung oft vergessen.

3.6 Womit müssen Sie sonst noch rechnen?

Visuelle Ermüdbarkeit

Ermüdung ist ein Phänomen, das wir alle kennen. Nach sportlichen Anstrengungen fühlen wir uns körperlich müde. Nach einer intellektuellen Leistung ist der Kopf müde und auch emotionale Belastungen führen zu einer Ermüdung des Menschen. Eine Hirnverletzung hat sehr häufig eine erhöhte Ermüdbarkeit zur Folge. Viele Patienten klagen nach einem Hirnschlag über eine generelle Ermüdbarkeit, aber auch über *müde Augen* oder ein Druckgefühl im Stirnbereich nach visueller Anstrengung. Diese Phänomene werden oft durch verschiedene Komponenten verursacht, die meist nicht trennscharf auseinandergehalten werden können.

»Ich habe müde Augen«, kann viele Ursachen haben und manchmal werden solche Beschwerden durch eine Kombination verursacht.

Beachten Sie folgende Faktoren:

- Generelle Ermüdung nach der Hirnverletzung.
- Trockene Augen.
- Aufmerksamkeits- und Konzentrationsprobleme nach der Hirnverletzung.
- Eine falsche oder fehlende Brille.

3 Neurovisuelle Situationen

- Störungen der beidäugigen Zusammenarbeit.

Patientenbeispiel: Visuelle Ermüdung

Frau Vetterli (89) hatte vor 8 Tagen einen Hirnschlag erlitten. Sie zeigte ein leichtes sensomotorisches Hemisyndrom links. Sie klagte über erhöhte Ermüdbarkeit beim Lesen. Die gepflegte ältere Dame zeigte einen komplett normalen, altersentsprechenden orthoptischen Befund. Sehschärfe, Gesichtsfeld und Augenbeweglichkeit waren unauffällig. Die Brille stimmte und war richtig zentriert. Wir fanden keine visuelle Störung. Also befragten wir die Patientin genauer:
»Wie lange können Sie denn lesen, bis Sie ermüden?«
»Ca. 1,5 Stunden. Aber sonst lese ich den ganzen Tag.«
»Liebe Frau Vetterli, Sie hatten vor gut einer Woche einen Hirnschlag und Ihr 90. Geburtstag ist nicht mehr allzu weit weg. Da ist doch eine Lesedauer von 1,5 Stunden eher eine sehr gute Leistung! Warten Sie doch ein paar Wochen ab, bis Sie sich von dem Hirnschlag erholt haben.

Bei einer kurzen Kontrolle zwei Wochen später berichtete die Patientin: »Sie hatten recht. Es geht viel besser. Ich kann jetzt wieder mehrere Stunden lesen.«

> Visuelle Ermüdbarkeit kann vielfältige Ursachen haben.

»Ich sehe nicht mehr gut« – Ein Ausdruck kognitiver Probleme?

Hirnverletzte Menschen leiden an vielfältigen Störungen, auch an kognitiven Leistungseinbußen. Sie lesen beispielsweise einen Text, erfassen den Inhalt aber nicht mehr differenziert oder haben Schwierigkeiten, inhaltliche Aspekte im Gedächtnis zu speichern. Fazit dieser Patienten ist manchmal »Ich sehe das nicht richtig«. Dies betrifft vor allem Patienten mit einem langen Krankheitsverlauf, wie zum Beispiel bei der Parkinsonerkrankung. Die Schwierigkeiten, die sie mit einem Text bemerken, interpretieren sie als Sehstörung, obwohl das Sehen eigentlich ausreichend wäre.

> Visuelle Beschwerden können auch Ausdruck einer kognitiven Leistungseinbuße sein.

3.7 Unterschiede zwischen neurologisch und ophthalmologisch bedingten Sehstörungen

Gesichtsfeldausfälle und Sehschärfenverminderungen können nicht nur durch neurologische, sondern auch durch Erkrankungen des Auges oder des Sehnervs verursacht werden. Bei den ophthalmologischen (Ophthalmologie = Augenheilkunde) Erkrankungen handelt es sich z. B. um das Glaukom (grüner Star), die Katarakt (grauer Star), Durchblutungsstörungen von Netzhaut oder Sehnerv oder um Netzhautdegenerationen. Das Netzwerk Gehirn ist dabei nicht betroffen. Ophthalmologische Sehstörungen unterscheiden sich daher von neurologisch verursachten Sehproblemen in den Rahmenbedingungen.

Während die ophthalmologische Erkrankung auf das Auge oder den Sehnerv beschränkt ist, sind neurovisuelle Störungen Teil eines gestörten neuronalen Netzwerkes.

> Ein erkranktes Auge ist etwas anderes als ein erkranktes Gehirn!

Den Menschen mit einer ophthalmologischen Erkrankung ist ihre Sehbehinderung oder Blindheit immer bewusst. Die Sehstörung kann je nach Tagesform zwar etwas variieren, verändert sich aber nicht grundsätzlich. Die motorischen und kognitiven Hirnleistungen eines ophthalmologisch sehbehinderten Menschen sind nicht eingeschränkt. Er kann sich normal bewegen, er verfügt über eine gute Aufmerksamkeit und Konzentration. Er hat keine Sprachstörung. Er kennt seine Sehbehinderung und kann angemessen darüber Auskunft geben.

Zerebral bedingte Sehstörungen hingegen führen zu einem komplexen Störungsbild. Die Qualität der Sehleistungen kann sich je nach dem Aufmerksamkeitslevel des Betroffenen und je nach der Darstellung oder Perspektive eines Sehobjektes verändern. Beispielsweise können Menschen mit einer zerebralen Sehbehinderung Gegenstände besser erkennen, wenn sie sich sehr fokussiert darauf konzentrieren. Dies würde bei einer ophthalmologisch bedingten Sehschärfenverminderung nicht funktionieren. Ein ophthalmologischer Patient kann sich noch so viel konzentrieren, seine Sehleistung würde sich dadurch nicht verbessern.

Zudem leiden neurologische Patienten neben der visuellen Symptomatik oft auch an motorischen, kognitiven oder sprachlichen Problemen. Beispielsweise führen Neglect-Phänomene zur Vernachlässigung einer Raum- und Körperhälfte. Einige neurologisch Betroffene zeigen nur ein unzureichendes Konzept für die eigene Erkrankung. Ihre Selbsteinschätzung und ihre tatsächlichen Leistungen klaffen weit auseinander. Viele Neglect-Patienten geben an, problemlos sehen zu können, essen aber nur die in der rechten Tellerhälfte gelegene Portion ihres Essens oder rasieren und schminken nur ihre rechte Gesichtshälfte.

Visuell gesteuerte Alltagskompetenzen werden durch die Hirnverletzung unterschiedlich eingeschränkt. Beispielsweise übersehen Menschen mit Gesichtsfeldeinschränkungen Möbelstücke und laufen in Türpfosten. Sie können aber kleine

Schrift problemlos lesen. Diese vermeintliche Diskrepanz ist für Angehörige oft schwierig zu verstehen, lässt sich durch das neurovisuelle Defizit und die Erkrankung aber erklären.

 Zerebrale Sehstörungen können mit motorischen, kognitiven und sprachlichen Symptomen einhergehen.

3.8 Diagnostische Grundsätze und Überlegungen

Problem erkannt – Problem gebannt.

So vielfältig Schädigungen im Gehirn sein können, so unterschiedlich und komplex sind die visuellen Symptome der betroffenen Patienten. Einmal mehr gilt: *Die* Sehstörung gibt es nicht. Vielmehr muss, je nach Schädigungsort im Gehirn, nach den typischen visuellen Störungen gesucht werden, um entsprechende Maßnahmen einzuleiten. Das therapeutische Mittel muss dem visuellen Symptom entsprechen und seine Wirksamkeit muss plausibel sein. Analog dazu würde man in der Medizin bei einer Entzündung ein entzündungshemmendes Medikament einsetzen und keinen Blutdrucksenker. Ebenso paradox wäre es, bei nicht klar erkannten visuellen Beschwerden, »irgendein« Training anzuordnen.

 Patientenbeispiel: Problem nicht erkannt, falsche Behandlungsstrategie.

Eine Ergotherapeutin aus der Praxis rief in der Orthoptik an, um einen Ratschlag zu erbitten. Mit dem Patienten X. komme sie einfach nicht weiter. Herr X. habe vor drei Wochen einen Hirnschlag erlitten.
Sie würde mit ihm – gemäß Zuweisung – Übungen zur visuellen Orientierung durchführen, unter anderem Suchaufgaben auf einem großen Blatt. Herr X. arbeite gut mit, seine Beschwerden würden durch die Übungen aber nicht besser. Auf die Frage, wie die neurologische Diagnose genau heiße, antwortete sie: »Ein Wallenberg-Syndrom«.

Erfahrungsgemäß verursacht ein Wallenberg-Syndrom vor allem ein störendes vertikales Schielen, die so genannte Skew-Deviation. Die betroffenen Patienten sehen doppelt oder kompensieren die Augenstellung mehr oder weniger mühsam und leiden an der Anstrengung, Doppelbilder zu vermeiden. Ein ergotherapeutisches Orientierungstraining kann hier nicht zum Erfolg führen. Es wurde zu einer orthoptischen Abklärung geraten. Der Patient erhielt eine Prismenkorrektur, die seine beidäugige Zusammenarbeit verbesserte. Er war mit dem Prisma beschwerdefrei!

3.8 Diagnostische Grundsätze und Überlegungen

> Eine gezielte Therapie kann nur veranlasst werden, wenn das visuelle Problem erkannt wird.

Die eigenen Grenzen kennen, ist eine Form der Kompetenz.

Interdisziplinarität ist in der Betreuung von hirnverletzen Personen eine wichtige Voraussetzung für den Behandlungserfolg. Zahlreiche Berufsgruppen mit ihren entsprechenden Kompetenzen versorgen die motorischen, kognitiven und visuellen Störungen eines neurologisch erkrankten Menschen. Das Fachwissen und die diagnostischen Verfahren sind dabei je nach Berufsgruppe unterschiedlich aufgestellt. Therapieformen werden aber oft berufsgruppenübergreifend eingesetzt, um die Alltagskompetenzen eines hirnverletzten Menschen zu verbessern. Beispielsweise werden Trainingsverfahren für die Verbesserung der Orientierung im Alltag bei Gesichtsfeldstörungen von Fachkräften der Ergotherapie, der Neuropsychologie oder der Orthoptik durchgeführt. Dabei kommen verschiedene Trainingsszenarien zum Einsatz, die mit unterschiedlichen Methoden arbeiten, aber doch das gleiche Ziel verfolgen, nämlich die Verbesserung der Orientierung.

Vor Trainingsbeginn hat jede Berufsgruppe die Symptome eines Patienten analysiert.

Diagnostisch verfügen wir über berufseigene Assessments, um Krankheitssymptome oder Störungen in den Aktivitäten des täglichen Lebens zu erfassen. Die Interpretation der Untersuchungsverfahren und ihre Aussagekraft zu der jeweiligen Situation einzuschätzen, ist ein Teil der beruflichen Kompetenz. Ebenso wichtig ist es dabei, die Begrenzung der eigenen diagnostisch-therapeutischen Fähigkeiten einzuschätzen. Interdisziplinäre Kompetenz bedeutet, einen Patienten an eine geeignetere Fachstelle weiter zu verweisen, wenn man erkannt hat, dass man mit den eigenen Kompetenzen dem Problem des Patienten nicht gerecht wird.

> Niemand ist für alles kompetent. Die Qualität der Behandlung entsteht durch das Beteiligen der richtigen Fachpersonen.

Patientenbeispiel unklare Visusverminderung

Wir stellten bei Frau Widmer (78) eine verminderte Sehschärfe an beiden Augen fest. Sie hatte einen Infarkt der mittleren Hirnarterie links (Arteria cerebri media) erlitten. Frau Widmer zeigte Wortfindungsprobleme und war nicht lange belastbar. Die neurologischen Diagnose ließ uns eigentlich keine Visusverminderung erwarten. Auch mit Brillengläsern oder einer Lochblende konnten wir aber die Sehschärfe nicht verbessern. Mit den uns verfügbaren Methoden war die Visusverminderung also nicht erklärbar. Wir konnten sie aber auch nicht sicher von der Belastbarkeitsminderung abgrenzen. Die richtige Maßnahme bestand also darin, die Patientin für eine augenärztliche Abklärung anzumelden. Diese ergab, dass die Patientin – unabhängig von dem Hirnschlag – eine altersbedingte Netzhautdegeneration zeigte.

Untersuchungsstrategien

> »Die Theorie bestimmt, was wir beobachten können.«
> Albert Einstein

Die Analyse visueller Funktionsstörungen gelingt bei hirnverletzten Menschen oft nicht auf einen Blick oder mit einem rasch durchführbaren Standardverfahren. Obwohl Albert Einstein kein Neuroophthalmologe war, gilt sein Leitsatz durchaus für die diagnostische Strategie bei der Untersuchung neurovisueller Störungen.

Die Charakteristika der neurologischen Erkrankung sollten Sie kennen, um zielorientiert nach den entsprechenden Krankheitssymptomen suchen zu können. Die neurologische Diagnose ist dabei die Grundlage, also gemäß Albert Einstein »die Theorie«, die bestimmt, welche Krankheitszeichen Sie suchen werden.

Mit dem Einstein-Zitat im Hinterkopf bewährt es sich, eine Untersuchung theorie-gesteuert zu planen und nicht in einer sturen Reihenfolge durchzuführen. Vielmehr lassen Sie sich von den vermuteten Störungen leiten. Insbesondere in einer ersten Zeit sind Hirnverletzte oft nicht lange belastbar. Umso wichtiger ist es, die zu erwartenden visuellen Symptome mit hoher Priorität zu untersuchen.

Was Sie als wichtigste Störung vermuten, sollten Sie zuerst untersuchen.

Patientenbeispiel

Frau Tschudi (78) hatte vor zwei Wochen einen Infarkt der Arteria cerebri posterior rechts erlitten. Der rechte Hinterhauptlappen wurde also geschädigt. Also vermuteten wir Störungen im linken Gesichtsfeld. Frau Tschudi klagte tatsächlich über Sehstörungen links. Sie konnte aber nicht sicher angeben, ob die Störungen im linken Auge oder im linken Gesichtsfeld waren.

Eine Visusprüfung zeigte rasch, dass es sich nicht um Sehschärfenprobleme des linken Auges handelte. Sofort danach führen wir die Perimetrie durch, um nach Gesichtsfeldstörungen zu suchen. Und tatsächlich, Frau Tschudi zeigte eine inkomplette homonyme Hemianopsie nach links mit einer Aussparung im unteren linken Quadranten. Das entscheidende visuelle Symptom war damit erkannt. Dieser Perimetrie-Befund war zudem für die Verlaufsbeurteilung wichtig.

Die Gesichtsfeldtestung hatte hier eine hohe Priorität. Es hätte wenig Sinn gemacht, in dieser Situation ausführlich das Binokularsehen zu testen oder die Brillenwerte bis auf eine Vierteldioptrie zu bestimmen.

 Die Untersuchung richtet sich nach den vermuteten visuellen Störungen. Die wichtigsten Symptome werden zuerst untersucht.

3.9 Die rechte und die linke Hirnhälfte – Charakteristika im Überblick

Das Netzwerk Gehirn ist außerordentlich komplex. Je nach Ort und Ausmaß einer Hirnverletzung ist mit unterschiedlichen Störungen zu rechnen, die das Denken, die Motorik, die Sprache und die Verhaltensweisen eines Menschen beeinträchtigen. Ähnlich einer Reise »Europa in 10 Tagen« wird hier lediglich auf einige Charakteristika hingewiesen, die zum Verständnis beitragen sollen. Für eine differenzierte Auseinandersetzung mit der komplexen Vielfalt der neuropsychologischen Funktionen stehen Fachbücher zur Verfügung (z. B. Goldenberg, 2017).

Rechtshirnige Läsionen

Raumwahrnehmung und Neglect

Die rechte Hirnhälfte ist deutlich mehr bei der Raumwahrnehmung, der Analyse von Positionen, Abständen und der Orientierung beteiligt (Goldenberg 2017, S. 4). Folglich verursacht eine rechtshirnige Erkrankung eine Störung der räumlichen Orientierung. Oft besteht bei rechtshirnigen Läsionen ein multimodaler Neglect, also eine Vernachlässigung von linksseitigen visuellen, akustischen oder körperbezogenen Informationen. Betroffene Personen beachten Gesprächspartner auf der linken Seite kaum, sie laufen in Hindernisse, die sich links befinden, verpassen Abzweigungen links, essen manchmal nur die rechte Hälfte ihres Tellerinhaltes oder rasieren ausschließlich die rechte Gesichtshälfte. Der visuelle Neglect hat zwar erhebliche visuelle Probleme im Alltag zur Folge, ist aber keine eigentliche Sehstörung, sondern vor allem ein Aufmerksamkeitsdefizit. Das erklärt, warum sich das Ausmaß eines Neglectes je nach Rahmenbedingungen verändern kann. Aufmerksamkeitsleistungen variieren auch bei gesunden Personen je nach Müdigkeit, Stress oder Überforderung. Ebenso verändern sich das Ausmaß eines Neglectes und das Aufmerksamkeitsniveau bei einem Hirnschlagpatienten. In vertrauten und wenig komplexen Situationen kann die Orientierung nach links einigermaßen klappen. Ist der Betroffene aber müde, abgelenkt oder muss er eine komplexe Situation bewältigen, wird die linke Seite vermehrt vernachlässigt. (Ausführliche Darstellung in Kerkhoff et al., Ratgeber Neglect, 2020).

> Die rechte Hirnhälfte ist für die Raumwahrnehmung dominant. Bei rechtshirnigen Läsionen ist ein linksseitiger Neglect eine häufige Folge.

Ein visueller Neglect kann sowohl mit als auch ohne Gesichtsfelddefekt auftreten.
Ist die Sehbahn durch die rechtshirnige Schädigung betroffen, entstehen homonyme (gleichseitige) Gesichtsfelddefekte nach links. Das Ausmaß eines Neglects gibt hingegen keinen Hinweis auf möglicherweise vorliegende Gesichtsfeldausfälle. Ein schwerer Neglect führt dazu, dass der Betroffene sich grundsätzlich nicht nach

links orientiert, Objekte in der linken Raumhälfte übersieht und permanent auf der linken Seite den Türrahmen rammt. Dennoch ist es möglich, dass sein Gesichtsfeld normal ist.

> Ein Neglect ist eine Aufmerksamkeitsstörung und variiert, abhängig von der Komplexität einer Situation und dem Aufmerksamkeitslevel des Betroffenen. Er kann mit oder ohne Gesichtsfeldausfall auftreten.

Die Eigenwahrnehmung der Patienten

Die fehlende Krankheitseinsicht (Anosognosie) oder die unangemessen unbesorgte Krankheitswahrnehmung (Anosodiaphorie) sind Phänomene, die mit einem linksseitigen Neglect häufig auftreten. Die Betroffenen nehmen ihre Krankheitssymptome gar nicht oder nur unzureichend wahr. Die durch die Erkrankung entstandenen Schwierigkeiten interpretieren sie um und setzen sie kaum in Bezug zur eigenen Person. Beispielsweise merken sie, dass sie häufiger in Personen oder Hindernisse laufen, führen dies jedoch nicht auf ein eigenes Defizit zurück, sondern kommentieren, dass »die Leute so rücksichtslos sind.«

Die fehlende Wahrnehmung der eigenen Krankheitssymptome ist kein bewusstes Leugnen der Erkrankung und auch kein psychologischer Verdrängungsprozess. Vielmehr ist sie eine Folge der rechtsseitigen Hirnverletzung.

> Die fehlende Krankheitseinsicht ist ein häufiges Symptom bei linksseitigem Neglect.

Linkshirnige Läsionen

Aphasie – die gestörte Sprache

Die sprachdominante Funktion der linken Hirnhälfte ist seit langem bekannt (Goldenberg 2017, S. 3f.). Linkshirnig betroffene Patienten leiden oft unter Aphasien, also Störungen der Sprachfähigkeit. Dabei können die Sprachproduktion, aber auch das Sprachverständnis gestört sein. Im klinischen Alltag erleben wir unterschiedliche Aphasieformen. Patienten mit einer globalen Aphasie können weder sprechen noch verstehen. Manche Aphasiker können zwar nicht sprechen, verstehen aber alles. Andere wiederum sprechen unablässig, nutzen dabei aber falsche oder komplett unverständliche Wörter. Dass sie für Ihren Gesprächspartner dadurch nicht verständlich sind, können sie selbst nicht erkennen. Vielmals reagieren sie dann ungehalten, weil der Gesprächspartner sie einfach nicht versteht.

Leichter betroffene Aphasiker hingegen bewältigen ein Alltagsgespräch recht gut. Sie zeigen nur vereinzelt Wortfindungsprobleme oder nutzen manchmal einen falschen Begriff. Lesen bedeutet, sprachliche Informationen visuell aufzunehmen

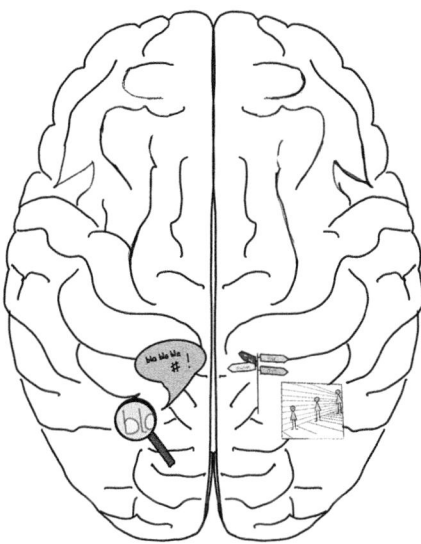

Abb. 3.2: Rechte und linke Hirnhälfte mit Charakteristika (Kathrin Althaus)

(▶ Abb. 3.2). Folglich können auch das Erkennen und Verstehen von geschriebener Sprache erschwert (Dyslexie) oder unmöglich (Alexie) sein.

> Linkshirnige Störungen verursachen Sprachstörungen unterschiedlicher Ausprägung.

Weniger Neglect und bessere Eigenwahrnehmung der Krankheitssymptome

Neglectphänomene, also die Vernachlässigung der rechten Raum- und Körperhälfte sind bei linkshirnigen Läsionen zwar möglich, sie treten aber deutlich seltener auf als bei rechtshirnigen Störungen. Zudem bilden sie sich rascher zurück. Beispielsweise zeigen manche linkshirnig betroffene Patienten bei Eintritt in die Rehabilitation einen Neglect rechts, der aber nach ein bis zwei Wochen schon nicht mehr nachweisbar ist.

Eine Anosognosie, also eine nicht adäquate Krankheitseinsicht findet sich bei linkshirnigen Störungen ebenfalls deutlich seltener. Die Betroffenen nehmen ihre Einschränkungen sehr wohl wahr, können sie aufgrund ihrer Sprachstörung jedoch oft nicht beschreiben.

> Ein Neglect und eine fehlende Krankheitseinsicht sind bei linkshirnigen Läsionen seltener als bei rechtshirnigen.

Gesichtsfeldausfälle

Ist bei einer linkshirnigen Störung die Sehbahn betroffen, entstehen homonyme (gleichseitige) Gesichtsfeldausfälle nach rechts. Erfahrungsgemäß verursachen Gesichtsfeldausfälle nach rechts zwar auch Störungen in der räumlichen Orientierung, diese sind aber meist weniger ausgeprägt als bei Gesichtsfeldstörungen nach links. Umso störender ist der rechtsseitige Gesichtsfeldausfall aber beim Lesen. Durch unsere Leserichtung von links nach rechts fällt es Patienten mit einem rechtsseitigen Gesichtsfeldausfall schwer, eine Zeile zu verfolgen. Die Wort- und Zeilenenden verschwinden im Gesichtsfeldausfall und die Blickbewegung nach rechts kann schlecht geplant werden.

 Rechtsseitige Gesichtsfeldausfälle stören die Lesefähigkeit erheblich.

Visuelle Erkennensstörungen (Agnosien)

Störungen des visuellen Erkennens finden sich deutlich häufiger bei linkshirnigen Läsionen. Man spricht von einer visuellen Agnosie, wenn ein Objekt bei ausreichender Sehschärfe zwar gesehen wird, der Betrachter die Bedeutung des Objektes aber nicht erkennen kann.

Bei linkshirnig betroffenen Patienten fällt es zuweilen schwer zu differenzieren, ob der Patient etwas nicht erkennt oder ob ihm – aufgrund der Aphasie – der richtige Begriff nicht zur Verfügung steht (Goldenberg, S. 176 ff.). Visuelle Agnosien haben unterschiedliche Ausprägungen und Facetten. Eine Formagnosie besteht, wenn selbst einfache geometrische Formen nicht erkannt werden. Von einer Objektagnosie spricht man, wenn Objekte und Gegenstände des täglichen Gebrauchs nicht erkannt werden. Eine apperzeptive Agnosie liegt vor, wenn nur ein einzelnes Merkmal beachtet werden kann. Dies führt dann zu einer fehlerhaften Analyse im Erkennensprozess, sodass aus dem einzelnen Merkmal fehlerhaft auf das Ganze rückgeschlossen wird. Sehr ähnlich ist dieses Phänomen bei der Simultanagnosie, bei der keine adäquaten Blickbewegungen ausgeführt werden. Betroffene Patienten können nicht gleichzeitig verschiedene Objektmerkmale wahrnehmen. Ihr Blick »klebt« an einem Detail, was ebenfalls zu einer fehlerhaften Erkennung führen kann.

Erkennungsleistungen gelingen je nach Darstellungsart unterschiedlich gut. Reale Gegenstände werden besser erkannt als Fotos. Und Fotos werden besser erkannt als Strichzeichnungen. Zudem kommt es auf die Perspektive an. Bestens bekannte Gegenstände, wie zum Beispiel eine Tasse, erkennen gesunde Personen auch aus einer sehr ungewohnten Perspektive. Einen Golfschläger von unten zu erkennen, ist hingegen schon schwieriger. Ähnlich finden sich auch bei visuellen Agnosien Abstufungen, je nach Darstellungsart und Perspektive.

Ein Sonderfall bei den Erkennungsleistungen sind Gesichter. Eine Erkennungsstörung für Gesichter heißt Prosopagnosie. Isoliert nach einer Hirnverletzung tritt sie eher selten auf. Typischerweise haben Patienten mit einer Prosopagnosie nicht nur Probleme bei der Erkennung von menschlichen Gesichtern, sondern auch bei der Erkennung von Tieren.

Visuelle Erkennungsstörungen haben unterschiedliche Ausprägungen. Sie sind oft nur schwer von einer Sprachstörung abgrenzbar.

Apraxie

Zudem ist bei linkshirnigen Störungen auch häufiger mit Apraxien zu rechnen. Apraxie bedeutet eine Störung in der Ausführung von willkürlichen und zielgerichteten Bewegungen, obwohl keine Lähmung vorliegt. Beispielsweise können Patienten mit einer Apraxie Gesten nicht zielgerichtet auszuführen. Neben dem Einsatz eigener Körperteile ist auch der zielgerichtete Umgang mit Gerätschaften gestört. Die Kombination von Aphasie und Apraxie ist für die Kommunikation fatal. Wenn die Sprache gestört ist, wären Gesten sehr wichtig. Apraxiepatienten können aber häufig auch mit ihrem motorisch intakten Arm keine verständlichen Gesten ausführen. Es gelingt ihnen auch nicht, in der Sehschärfenprüfung die Richtung eines Prüfzeichens mit der Hand zu signalisieren. Die Ja-Nein-Gesten, also Kopfnicken und Kopfschütteln können Apraxie-Patienten nicht verlässlich ausführen, wobei diese Problematik auch durch eine Aphasie (Sprachstörung) zusätzlich beeinflusst sein kann.

Apraxie-Patienten können keine zielgerichteten Bewegungen ausführen, was auch kommunikationsrelevante Gesten betrifft.

Fazit

- Visuelle Störungen treten nach einer Hirnverletzung außerordentlich häufig auf und schränken den Alltag der Betroffenen erheblich ein.
- Durch die neurologische Erkrankung können zudem Einschränkungen der Kognition, Sprache und Motorik entstehen. Neurologische und ophthalmologische Sehstörungen unterscheiden sich daher in den Rahmenbedingungen.
- Neurovisuelle Störungen bedürfen einer gezielten Diagnostik, um eine angemessene Therapie einleiten zu können.

4 Das Augenpaar ist ein Doppelorgan – Augenbewegungsstörungen und Doppelbilder

Was erwartet Sie?

In einem Überblick betrachten Sie die Eigenschaften des Augenpaares als Doppelorgan und die Besonderheiten seiner Bewegungssteuerung. Sie achten auf Patientenangaben, die auf eine Störung der beidäugigen Zusammenarbeit hinweisen. Therapiemöglichkeiten und Grenzen in der Behandlung von Doppelbildern können Sie einschätzen. Sie kennen die langfristige Prognose bei Augenmuskellähmungen und können die betroffenen Patienten entsprechend begleiten.

Was erwartet Sie nicht?

Eine differenzierte Anleitung zur Diagnostik von Augenbewegungsstörungen ist in diesem Ratgeber nicht möglich, da diese eine berufliche Ausbildung erfordert. Deshalb wird auf die Charakteristika der neurogenen Augenmuskellähmungen und der Blicklähmungen nur mit einer kurzen Beschreibungen eingegangen.

Was man in der neurologischen Rehabilitation über das Augenpaar wissen sollte, erfahren Sie im Folgenden in diesem Kapitel.

4.1 Der Sonderfall Augenpaar

Das Augenpaar stellt im menschlichen Körper eine Besonderheit dar. Jedes Auge für sich liefert die Grundlage für die Sehschärfe, die Farbwahrnehmung und das Gesichtsfeld, sodass auch einäugige Menschen im Alltag ziemlich gut handlungsfähig sind. Und dennoch hat sich die Beidäugigkeit in der Entwicklungsgeschichte als relevanter Vorteil erwiesen. Die Zusammenarbeit zweier Augen bietet nicht nur ein größeres Gesichtsfeld, sondern vor allem ein präzises beidäugiges Tiefensehen. Mit der beidäugigen Stereopsis können feinste Tiefenunterschiede rasch erfasst werden. Dies ist vor allem bei feinmotorischen Tätigkeiten und schnellen Bewegungsreaktionen wichtig. In gewissem Sinne haben die Augen hier eine Gemeinsamkeit mit den Ohren, die auch nur zu zweit ein Stereohören vermitteln können.

Einzigartig im Körper ist aber das Bewegungssystem der Augen. Beide Augen werden stets miteinander bewegt und darum von den zuständigen Nervensystemen

4.1 Der Sonderfall Augenpaar

immer gleichzeitig angesteuert. Einen Arm oder ein Bein kann man selbstverständlich einzeln bewegen. Ein Auge jedoch nicht! Dies spielt für den Umgang mit Augenmuskellähmungen eine entscheidende Rolle, doch dazu später.

> Beide Augen erhalten immer miteinander einen Nervenimpuls, damit sie sich synchron bewegen.

Das Augenpaar wird koordiniert bewegt

Die Anforderungen an das Bewegungssystem der Augen sind hoch. Um eine präzise beidäugige Abbildung zu gewährleisten, müssen sich beide Augen exakt in gleichem Maße und gleicher Geschwindigkeit bewegen. Langsam bewegen wir die Augen, wenn wir einem langsam bewegten Objekt nachschauen. Wenn wir hingegen mit schnellen Blickbewegungen zwischen zwei Objekten hin und herschauen, ist die Augenbewegung sehr schnell. (▶ Kap. 1). Damit die beidäugige Zusammenarbeit funktioniert, muss sich das Augenpaar auch auf verschiedene Distanzen einstellen können. Wenn wir etwas in der Ferne betrachten, ist die Augenstellung parallel. Wenn wir in die Nähe schauen, bewegen sich die Augen zueinander, sie konvergieren. Dieser Mechanismus ist erforderlich, damit die Augen bei Blick in verschiedene Distanzen punktgenau gleiche Abbildungen auf der Netzhaut erhalten. Ansonsten würden Doppelbilder entstehen.

> Beidäugigkeit erfordert, dass sich beide Augen in gleichem Maße bewegen und sich auf verschiedene Distanzen einstellen können.

Die Augenmuskeln

Die Augäpfel verfügen über je sechs äußere Augenmuskeln, vier gerade und zwei schräge Muskeln. Auch hier handelt es sich um einen Sonderfall. Die Augenmuskulatur unterscheidet sich in ihrer Struktur von der Körpermuskulatur. Zudem sind die Augenmuskeln regelrechte Muskelpakete. Für die Bewegung, die sie leisten müssen, sind sie völlig überdimensioniert angelegt. Dies hat den enormen Vorteil, dass Augenmuskeln nicht ermüden. Das Augenpaar kann beliebig oft Blickbewegungen ausführen, ohne dass ein Muskel schlapp macht. Diese Fähigkeit war in der Entwicklungsgeschichte sehr wichtig, damit jederzeit auf eine drohende Gefahr reagiert und geflüchtet werden konnte.

Die vier geraden Augenmuskeln sorgen für die Bewegungen nach oben und unten, sowie nach rechts und links. Das ist offensichtlich. Doch wozu dienen die beiden schrägen Augenmuskeln? Sie sorgen für Innen- und Außenrotation der Augäpfel, sobald der Kopf geneigt ist. Die Rotationsbewegung der Augäpfel kann nicht willentlich ausgeführt werden. Sie ist ein Ausgleichsreflex, der einsetzt, wenn der Kopf geneigt wird. Damit wird verhindert, dass die Bilder auf der Netzhaut bei Kopfneigung verkippt abgebildet werden. (▶ Abb. 4.1)

4 Das Augenpaar ist ein Doppelorgan – Augenbewegungsstörungen und Doppelbilder

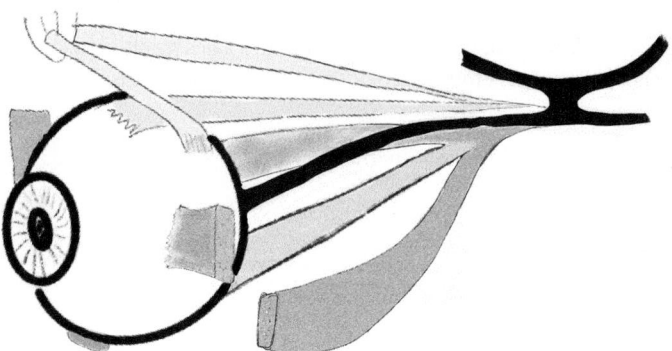

Abb. 4.1: Augapfel und Muskeln (Kathrin Althaus)

Selbstversuch

Probieren Sie es aus. Wenn Sie Ihre Umgebung betrachten und den Kopf neigen, werden Sie die Umwelt nicht als schräg wahrnehmen. Dies verdanken Sie teilweise der Ausgleichsverrollung ihrer Augen.

Die sechs äußeren Augenmuskeln bewegen den Augapfel horizontal, vertikal und rotatorisch. Sie ermüden nicht.

4.2 Die Bewegungssteuerung

Beide Augen langsam oder schnell in verschiedene Richtungen zu bewegen, eine Blickposition zu halten und die Augen bei Kopfbewegungen zu stabilisieren, all das erfordert eine komplexe neuronale Steuerung.

In diesem Buch wird eine sehr vereinfachte Darstellung geboten, die lediglich das Grundverständnis für die Augenbewegung vermitteln soll, für eine vertiefte Lektüre stehen Standardwerke der Augenheilkunde zur Verfügung (Bynke, 2000; Grehn, 2012; Steffen & Kauffmann, 2020).

Für die Nervenversorgung der sechs äußeren Augenmuskeln sind die Hirnnerven III, IV und VI zuständig.

Der III. Hirnnverv, der Nervus oculomotorius, trägt seinen Namen zurecht. Er hat einen hohen Anteil an der Augen- und Lidbewegung. Er steuert den geraden oberen und den geraden unteren Augenmuskel sowie den medialen geraden Muskel an. Außerdem ist er für den unteren schrägen Augenmuskel, den Lidheber und den Schließmuskel der Pupille zuständig.

Auch der Ringmuskel im Auge (Ciliarmuskel), an dem die Augenlinse befestigt ist, wird durch einen Ast des Nervus okulomotorius angesteuert. Dieser Ringmuskel

führt keine Augenbewegung aus, sondern zieht sich bei Objektannäherung zusammen und ermöglicht es damit der Augenlinse, sich zu wölben und für ein scharfes Bild in der Nähe zu sorgen (▶ Kap. 2, Akkommodation).
Der IV. Hirnnerv, der Nervus trochlearis steuert den oberen schrägen Augenmuskel an.
  Der VI. Hirnnerv heißt Nervus abducens und erklärt damit schon seine Funktion. Er versorgt den geraden, lateral gelegenen Augenmuskel, der den Augapfel nach außen bewegt, also abduziert.
  Da an einer Blickbewegung Muskeln an beiden Augen beteiligt sind, die von verschiedenen Hirnnerven versorgt werden, sind übergeordnete Zentren erforderlich, die den Bewegungsimpuls veranlassen und steuern. Dafür sind Zentren für die horizontale Blickbewegung in der Brücke und für die vertikale Blickbewegungen im Mittelhirn vorhanden. Vereinfacht gesagt, schicken sie Impulse an die zuständigen Nerven und somit an die Augenmuskeln, die dann eine Blickbewegung beider Augen in eine bestimmte Blickrichtung ausführen.

Die sechs äußeren Augenmuskeln werden von den Hirnnerven III, IV und VI angesteuert. Ein Blickzentrum im Mittelhirn steuert die vertikalen Augenbewegungen. Ein Blickzentrum in der Brücke koordiniert die horizontalen Augenbewegungen. Die Bewegungsimpulse gehen immer gleichzeitig an beide Augen.

4.3 Die Störfälle in der Augenbeweglichkeit

Das System der Augenbeweglichkeit wird bei neurologischen Erkrankungen sehr oft in Mitleidenschaft gezogen. Sechs äußere Augenmuskeln, verschiedene Blickzentren und drei Hirnnerven mit einem sehr langen Verlauf sind auf vielfältige Weise verletzbar. Sie können durch Durchblutungsstörungen bei einem Hirnschlag geschädigt werden. Sie sind Entzündungen ausgesetzt oder werden durch ein Schädelhirntrauma oder einen Tumor verletzt. Das wichtigste Symptom einer Augenbewegungsstörung ist das Doppeltsehen.

Störungen der Augenbeweglichkeit treten bei neurologischen Erkrankungen häufig auf. Doppelbilder sind die Folge.

Neurogene Augenmuskellähmungen

Eine Schädigung der drei für die Augenmuskulatur zuständigen Hirnnerven kann die Folge verschiedener neurologischer Störungen sein. Je nach geschädigtem Nerv ergeben sich verschiedene Charakteristika. Allen gemeinsam ist, dass ein oder mehrere Augenmuskeln von ihren Hirnnerven nicht genügend Impulse (Innervation) erhalten und deswegen zu wenig Zugkraft haben. Die Schwere der Störung hängt dabei vom Ausmaß der Nervenlähmung ab. Es kann sich um einen kompletten Funktionsausfalles des Nervs handeln, sodass der Muskel dann keinerlei Zugkraft mehr hat. Möglich ist aber auch eine sehr diskrete Nervenlähmung, die nur einen minimalen Kraftverlust im Augenmuskel verursacht, der sich nur in maximaler Zugrichtung des Muskels bemerkbar macht. Dazwischen sind alle Abstufungen einer Störung möglich.

Je nach Ausmaß der Lähmung und damit Kraftverlust eines Augenmuskels verändert der Augapfel seine Position in der Augenhöhle. Dabei kann man sich den Augapfel als einen von sechs äußeren Augenmuskeln austarierten Ball vorstellen. Wenn ein Muskel erschlafft, gerät der Ball aus seiner bisherigen Position, weil die Muskelkräfte nicht mehr symmetrisch sind. In diesem Fall verschiebt sich die Augenachse und es entsteht ein Schielen. Wenn ein erwachsener Mensch oder ein älteres Kind plötzlich schielen, treten Doppelbilder auf.

> Neurogene Augenmuskellähmungen entstehen durch eine Störung der versorgenden Nerven. Sie verursachen eine Schielstellung und Doppelbilder.

Horizontale und vertikale Blicklähmungen

Blicklähmungen entstehen durch Schädigungen in den vertikalen und horizontalen Blickzentren. Sie werden als supranukleäre Blicklähmungen bezeichnet. Supra bedeutet »oberhalb oder über« und Nucleus bedeutet »Kern«. Die Störung liegt in der Gehirnhirarchie oberhalb der Kerne der für die Augenmuskeln zuständigen Hirnnerven.

Blicklähmung bedeutet, dass die jeweilige Blickrichtung an beiden Augen eingeschränkt ist. Bei einer Störung im vertikalen Blickzentrum können beide Augen nicht nach oben oder seltener nicht nach unten schauen. Fällt ein horizontales Blickzentrum aus, können beide Augen nicht nach links oder rechts schauen. Blicklähmungen sind symmetrisch, d. h. beide Augen können in gleichem Maße nicht in die betroffene Blickrichtung bewegt werden. Dadurch wird kein Schielen verursacht und es entstehen keine Doppelbilder.

Charakteristisch für Blicklähmungen ist, dass verschiedene Bewegungsarten unterschiedlich gestört sind. Am meisten von einer Blicklähmung betroffen sind die schnellen Blicksakkaden. Das bedeutet, dass sehr langsame Folgebewegungen oft ausgeführt werden können. Die Augenbewegung über den vestibulo-okulären Reflex ist erhalten, weil sie nicht durch die Blickzentren gesteuert wird.

Die Blicksakkaden sind von einer Blicklähmung am meisten betroffen. Sie sind deutlich verlangsamt oder gar nicht möglich.

> Blicklähmungen betreffen die Beweglichkeit beider Augen. Sie verursachen keine Doppelbilder. Verschiedene Bewegungsarten sind unterschiedlich gestört.

Die Skew-Deviation – keine Lähmung, sondern ein neurologisches Schielen

Unter Skew-Deviation versteht man ein vertikales Schielen mit Doppelbildern, das vor allem durch Hirnstammläsionen entsteht. Augenmuskeln sind dabei nicht gelähmt. Vielmehr entsteht das vertikale Auseinanderdriften der Augenachsen durch ein gestörtes Kräfteverhältnis zwischen den vestibulo-okulären Impulsen beider Seiten (Bynke, 2000).

Charakterisch ist dabei, dass das höherstehende Auge in Inzyklorotation und das tieferstehende Auge in Exzyklorotation steht. Der Kopf wird zur Seite des tieferstehenden Auges geneigt und man spricht von einer Ocular Tilt Reaction.

Die betroffenen Patienten nehmen vertikale Doppelbilder wahr. Da das Schielen im gesamten Blickfeld etwa gleich ausgeprägt ist, lassen sich die Doppelbilder mit Prismen sehr gut korrigieren.

> Die Skew-Deviation ist ein vertikales Schielen, das durch Hirnstammläsionen entsteht.

Mechanische Einschränkungen der Augenbeweglichkeit

Einschränkungen der Augenbeweglichkeit können auch durch direkte Schädigungen der Augenmuskeln oder durch Vorgänge in der Augenhöhle entstehen, die die Muskeln in ihrer Beweglichkeit behindern.

Die häufigste Form von mechanischen Augenbewegungseinschränkungen ist die Orbitafraktur (Knochenbrüche im Bereich der Augenhöhle). In der Neurorehabilitation sehen Sie solche Patienten nach Gesichtsverletzungen, die bei einem Schädelhirntrauma entstehen.

Ein Schädigungsmechanismus ist beispielsweise die so genannte Blow-out-Fraktur. Dabei wird durch einen Schlag der Augapfel in die Augenhöhle gedrängt und durch den plötzlichen Druckanstieg kommt es zu Knochenfrakturen. Oft bricht dabei der Boden der Augenhöhle.

Nach einer Orbitafraktur wird die Augenbeweglichkeit selten durch eine direkte Einklemmung eines Augenmuskels eingeschränkt. Vielmehr sind meist Blutansammlungen in der Augenhöhle oder im Muskel, oder auch Schwellungen und Verklebungen die Ursache für die Bewegungseinschränkung.

Auch bei Raumforderungen in der Augenhöhle kommt es zu Bewegungseinschränkungen der Augenmuskeln. Dabei wird der Augapfel durch die Raumforderung verschoben und meist können Sie auch ein Hervortreten des Augapfels (Exophthalmus) beobachten.

> Augenbewegungseinschränkungen können durch Läsionen in den Augenmuskeln oder mechanische Hindernisse in der Augenhöhle verursacht werden.

4.4 Doppelbilder

Doppeltsehen entsteht, wenn ein Auge in eine Schielstellung abweicht. Dabei wird das angeschaute Objekt im fixierenden Auge zentral auf der Netzhaut abgebildet und im abweichenden Auge auf einer peripheren Netzhautstelle. Da diese Netzhautstellen nicht zusammenarbeiten, wird das Objekt zweimal wahrgenommen. Die Richtung und der Abstand des Doppelbildes entspricht der Schielstellung. Ein horizontales Schielen verursacht nebeneinanderstehende Doppelbilder und bei einem vertikalen Schielen stehen die beiden Bilder übereinander. Eine rotatorische Schielstellung verursacht verkippte Doppelbilder.

> Doppelbilder werden durch ein Schielen verursacht. Sie entsprechen der Richtung und der Größe des Schielwinkels.

Doppelbilder verursachen erhebliche Beschwerden. Das doppelte Bild ist sehr irritierend. Die Patienten haben kein beidäugiges Tiefensehen mehr. Zudem sind die Körperorientierung und die Lokalisation von Gegenständen in den ersten Tagen verändert, wenn der Patient mit seinem gelähmten Auge schaut. In der ersten Zeit reagieren Patienten darum nicht selten mit Unwohlsein und Schwindel, selten auch Übelkeit auf die Doppelbildsituation. (▶ Abb. 4.2a; ▶ Abb. 4.2b; ▶ Abb. 4.2c)

Was sagen die Patienten?

Manche Patienten klagen spontan über Doppelbilder oder geben im Anamnesegespräch klipp und klar an: »Ich sehe doppelt.« Für hirnverletzte Menschen kann das Doppelbild aber so irritierend sein, dass sie es eher als diffuse Sehstörung umschreiben.

Nahe beieinander liegende Doppelbilder erzeugen zudem den Eindruck von Unschärfe. Verkippte Doppelbilder verursachen ein Gefühl von Unsicherheit. Neurologische Patienten sind daher oft nicht in der Lage, ihre Sehstörung als Doppelbild zu benennen. Sie sprechen dann von einem unscharfen Sehen, von Unwohlsein oder Schwindel.

In dieser Situation sollten Sie fragen:
»Werden Ihre Sehstörungen besser, wenn Sie ein Auge schließen?«
Wenn dies der Fall ist, haben Sie einen klaren Hinweis auf eine Störung des beidäugigen Sehens.

> Doppelbilder verursachen erhebliche Beschwerden im Alltag. Sie werden von hirnverletzten Patienten oft diffus umschrieben.

4.4 Doppelbilder

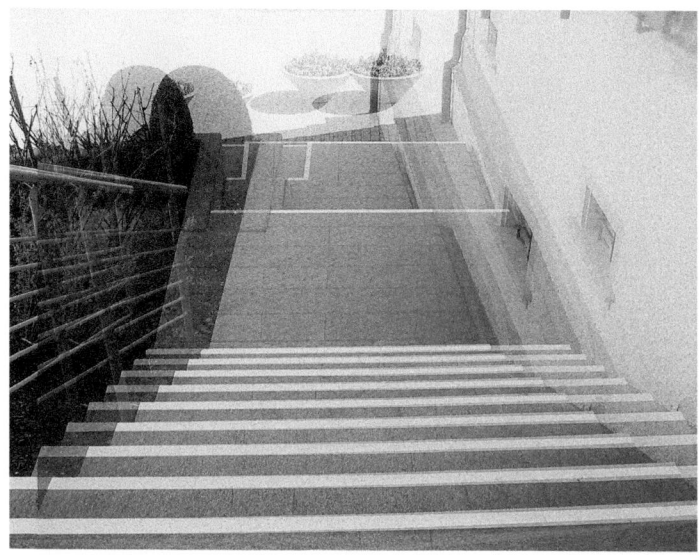

Abb. 4.2a: Horizontale Doppelbilder (eigene Aufnahme)

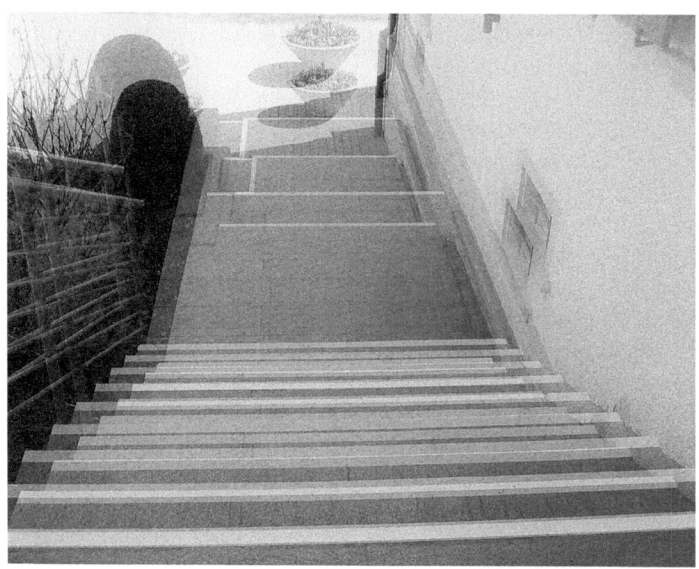

Abb. 4.2b: Vertikale Doppelbilder (eigene Aufnahme)

Patientenbeispiel: Sehstörungen nach einem Schädelhirntrauma.

Herr Tischhauser (61) hatte bei einem Sturz auf dem Glatteis ein Schädelhirntrauma erlitten. Er klagte über Sehstörungen, die im Anamnesegespräch schwierig einzuschätzen waren. Ein wenig diffus berichtete er, das Sehen sei komisch und er würde immer wieder Streifen auf der Treppe sehen, die ihn

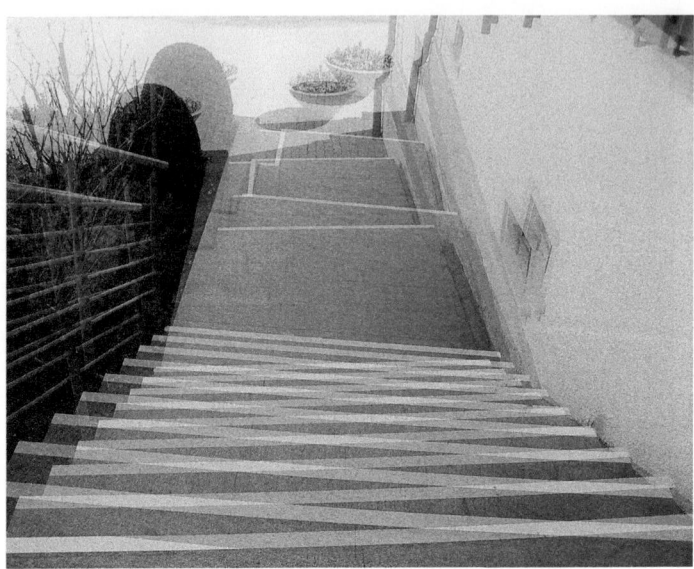

Abb. 4.2c: Rotatorische Doppelbilder (eigene Aufnahme)

störten. In der vorbehandelnden Klinik habe er Augentropfen bekommen, aber damit sei es nicht besser geworden.

Diese Angaben waren für uns unverständlich. Wir stellten uns also mit Herrn Tischhauser an den Treppenabsatz, wo er nach unten blickte und darüber klagte, dass ihn die Stufenmarkierungen störten. »Wird es besser, wenn Sie ein Auge zu machen?« fragte die Orthoptistin. Er hielt sich das rechte Auge zu und bemerkte: »Oh ja, das ist viel besser!«

Damit war klar, dass es sich um ein Problem der beidäugigen Zusammenarbeit handelte.

In der orthoptischen Untersuchung fanden wir eine beidseitige Lähmung des Nervus trochlearis (IV. Hirnnerv), die dazu führte, dass die beiden oberen schrägen Augenmuskeln gelähmt waren. Dies verursacht eine tückische Schielstellung. Die Augenachsen sind vertikal so wenig verschoben, dass kein Schielen auffällt. Aber die beiden Augäpfel sind nach außen rotiert, was für den Beobachter ebenfalls nicht sichtbar ist. Die rotatorische Verschiebung nimmt zu, wenn der Betroffene nach unten schaut. Horizontale Strukturen wie die Stufenmarkierungen sind dann rotatorisch verkippt. Dies ist sehr irritierend. Einem hirnverletzten Patienten wie Herrn Tischhauser kann es schwerfallen, diese Problematik präzis zu beschreiben. »Ist es besser, wenn Sie ein Auge schließen?« ist hier immer wieder die entscheidende Frage.

4.4 Doppelbilder

Was machen die Patienten?

Erleidet ein Mensch eine Augenmuskellähmung, hat er verschiedene Möglichkeiten, auf diesen Störfall zu reagieren. Dabei kommt es darauf an, ob nur ein Muskel oder mehrere gelähmt sind und wie stark das Ausmaß der Lähmung ist.

Die Schielstellung kompensieren

Wenn die Lähmung gering ist, resultiert nur eine minimale Schielstellung. Solche kleinen Ungenauigkeiten können durch das Gehirn ausgeglichen werden. Die Augenstellung ist zwar leicht verschoben, das Augenpaar erhält aber einen Korrekturimpuls und kann sich wieder parallel ausrichten und normal zusammenarbeiten.

Dieser Ausgleichsimpuls kann zeitweise nur mit erheblicher Anstrengung und auch nicht in allen Situationen geleistet werden. Die Patienten beschreiben dann Kopfschmerzen im Stirn- und Schläfenbereich oder ein Druckgefühl in den Augen. Bei Müdigkeit kann die Augenstellung dann oft nicht mehr kompensiert werden und die Patienten sehen zeitweise doppelt.

Kleine Schielstellungen können kompensiert werden. Die Anstrengung der Kompensation kann aber Beschwerden verursachen.

Die Augenstellung durch die Kopfhaltung korrigieren

Eine Augenmuskellähmung bewirkt eine Schielstellung, die vor allem in der Blickrichtung zunimmt, in der der gelähmte Muskel die maximale Leistung erbringen sollte. In dieser Blickrichtung stehen die Doppelbilder am weitesten auseinander.

Im gegenüberliegenden Blickfeld ist die Schielabweichung am kleinsten. Daher nehmen Patienten oft eine Kopfhaltung ein, durch die sie die günstigste Blickrichtung nutzen, um nicht doppelt zu sehen.

Bei einer Abduzensparese rechts ist der außen gelegene gerade Augenmuskel des rechten Auges zu schwach. Er sollte das Auge nach rechts ziehen, daher macht sich seine Schwäche umso mehr bemerkbar, je mehr das Augenpaar nach rechts schaut. Hier hilft eine Kopfdrehung nach rechts, dadurch befinden sich die Augen im Linksblick, der gelähmte Muskel hat hier kaum eine Funktion und seine Lähmung stört weniger oder gar nicht.

Um eine günstige Blickrichtung einzunehmen, wenden Patienten ihren Kopf in Zugrichtung des gelähmten Muskels und vermeiden so die Doppelbilder. »Halten Sie den Kopf gerade,« wäre in dieser Situation ein schlechter Ratschlag. (▶ Abb. 4.3)

Eine Kopffehlhaltung kann ein Hinweis auf eine Augenmuskellähmung sein.

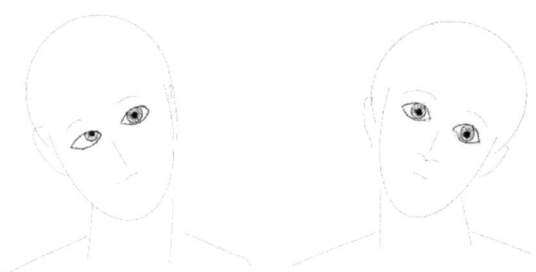

Abb. 4.3: Bei Kopfrechtsneigung Schielen, bei Linksneigung kein Schielen (Kathrin Althaus)

Ein Auge zukneifen

Doppelbilder entstehen, weil beide Augen unterschiedliche Bilder erhalten. Anders gesagt: doppelt kann man nur mit zwei Augen sehen. Zur Doppelbildvermeidung kneifen Patienten also oft ein Auge zu. Damit haben sie das Doppelbild ausgeschaltet. Allerdings haben sie durch die einäugige Sichtweise kein Tiefensehen mehr. Das ständige Zukneifen eines Auges ist zudem recht anstrengend.

 Das Zukneifen eines Auges ist ein Hinweis auf eine Störung in der beidäugigen Zusammenarbeit.

4.5 Therapie bei Augenmuskellähmungen und Doppelbildern

Therapeutische Überlegungen basieren meist auf Erfahrungen und Annahmen über die Funktionsweisen von Körperstrukturen. Dies führt in der neurologischen Rehabilitation zuweilen dazu, dass die Behandelnden ihre Kenntnisse über die Körpermuskulatur und Bewegungsabläufe der Gliedmaßen auf das Augenpaar übertragen, ohne dessen Sonderstatus als Doppelorgan zu berücksichtigen. Hinzu kommen Leitideen, die sehr oft ihre Richtigkeit haben, für das Augenpaar aber nicht gültig sind.

Annahmen und Therapiegrundsätze, die oft ihre Berechtigung haben, die man aber nicht auf den »Sonderfall Augenpaar« übertragen kann, wollen wir näher anschauen:

4.5 Therapie bei Augenmuskellähmungen und Doppelbildern

Die beliebtesten Irrtümer

»Ein gelähmter Augenmuskel muss trainiert werden.«

Im Falle einer Augenmuskellähmung muss der betroffene Muskel nicht trainiert werden.
 Der gelähmte Muskel ist nicht ausgeschaltet, sondern erhält immer einen Nervenimpuls. Durch die Bewegung des Partnerauges überträgt sich ständig der Nervenimpuls auf den gelähmten Muskel. Er führt wegen der Lähmung zwar nur eine reduzierte Bewegung aus, einen Nervenstimulus erhält er aber ständig. Dies unterscheidet ein gelähmtes Auge grundsätzlich von einem gelähmten Arm. Was für den Arm gilt (er muss aktiviert werden!), ist für den Augenmuskel nicht nötig.

> Ein gelähmter Augenmuskel braucht kein Training. Er erhält über die Bewegung des Partnerauges ohnehin Bewegungsimpulse.

»Bei Doppelbildern deckt man das gesunde Auge ab.«

Das ist bei erwachsenen Patienten weder nötig noch sinnvoll.
 Mit dem Abdecken eines Auges wird dafür gesorgt, dass die Person mit einer Augenmuskellähmung nicht mehr doppelt sieht und ihren Alltag möglichst gut bewältigen kann. Daher deckt man besser das gelähmte Auge ab, damit die Person mit ihrem frei beweglichen Auge den Alltag meistern kann.
 Sollte aber ein großer Sehschärfenunterschied zwischen beiden Augen bestehen, deckt man am besten das visusschwächere Auge ab, damit die bessere Sehschärfe des anderen Auges genutzt werden kann.

> Das gelähmte oder das visusschwächere Auge wird abgedeckt, damit der Alltag gut bewältigt wird.

»Die Abdeckung des gesunden Auges trainiert das gelähmte Auge.«

Die Abdeckung bei Doppelbildern hat keinerlei therapeutisches Ziel, sondern sorgt lediglich dafür, dass das störende Doppelbild verschwindet. Der gelähmte Muskel des abgedeckten Auges erhält hinter der Abdeckung außerdem ständig einen Nervenimpuls über die Bewegung des Partnerauges. Eine zusätzliche Aktivierung des gelähmten Muskels ist also nicht nötig.
 Der Trugschluss, man solle das gesunde Auge zu Trainingszwecken abdecken, hat seinen Ursprung in der Behandlung der Schielschwachsichtigkeit bei Kindern. Bei Kindern wird tatsächlich zu Trainingszwecken das gute Auge abgedeckt. Doch hier ist die Funktion des Augenpflasters grundsätzlich eine andere:
 Die ersten Lebensmonate und -jahre eines Kindes werden als sensitive Phase bezeichnet. In dieser Zeit entstehen im Gehirn durch die visuelle Erfahrung Ver-

bindungen (Synapsen), die die Grundlage für die Sehschärfe darstellen. Wenn nun ein Auge in der frühkindlichen sensitiven Phase keine visuellen Erfahrungen sammeln kann, beispielsweise weil es ständig schielt und nicht gebraucht wird, muss es dazu gebracht werden zu sehen. In dieser Situation deckt man einem schielenden Kind das dominante Auge zu, damit das Schielauge schauen muss. Dabei ist das Training der Sehschärfe das Ziel des Augenpflasters und nicht die Vermeidung von Doppelbildern wie bei erwachsenen Patienten.

> Die Okklusion eines Auges dient der Vermeidung von Doppelbildern. Ein Trainingsziel wird damit nicht verfolgt.

»Die Abdeckung sollte man wechseln, damit das abgedeckte Auge nicht schwachsichtig wird.«

Diese Überlegung stimmt für Kinder, nicht jedoch für Erwachsene. Die sensitive Phase, in der die Sehschärfe beeinflussbar ist, endet weitgehend mit dem 6. Lebensjahr. Eine geringe Restsensitivität besteht allenfalls noch bis zum 13. Lebensjahr (S2k-Leitlinie Visuelle Wahrnehmungsstörung, 2017). Bei älteren Menschen ist das visuelle System ausgereift und nimmt durch längeres Abdecken eines Auges keinen Schaden mehr. Ein erwachsener Patient kann zur Doppelbildvermeidung jahrelang ein Auge abdecken, ohne dass die Sehschärfe Schaden nimmt.

> Eine langandauernde Okklusion verursacht bei Erwachsenen keine Sehschärfenverschlechterung des abgedeckten Auges.

»Am besten deckt man mal das rechte, mal das linke Auge ab.«

Diese Variante ist für einen erwachsenen Patienten mit einer Augenmuskellähmung die schlechteste Lösung! Sie bringt die visuelle Orientierung und die Hand-Koordination durcheinander.
 Das Gehirn berechnet eine Position im Raum über die Position des Augapfels. Die Grundlage dafür ist der Innervationsaufwand, den der Augapfel braucht, um die Blickposition zu erreichen.
 Anders gesagt, wenn ein gelähmter Augenmuskel das Auge in eine Blickrichtung ziehen muss, benötigt er dafür einen deutlich erhöhten Innervationsschub. Folglich berechnet das Gehirn, dass dieser Gegenstand sehr weit weg sein müsste. Deshalb greift die Person daneben, wenn sie mit einem gelähmten Auge zielt.
 Fixiert man dauerhaft mit einem gelähmten Auge verschwinden Orientierungsstörungen und Störungen der egozentrischen Lokalisation nach einigen Tagen durch eine zentralnervöse Anpassung.
 Eine Okklusion zur Vermeidung von Doppelbildern sollte daher bei erwachsenen Patienten immer auf dem gleichen Auge belassen werden. Wenn das frei bewegliche Auge eine gute Sehschärfe hat, wird das gelähmte Auge abgedeckt (okkludiert). Auf

4.5 Therapie bei Augenmuskellähmungen und Doppelbildern

einen Okklusionswechsel wird verzichtet. Wenn der Patient nämlich mit dem vormals okkludierten Auge fixieren muss, ist eine neuerliche Anpassung erforderlich.

Bei störenden Doppelbildern wird bei Erwachsenen daher immer dasselbe Auge okkludiert, um Orientierungsstörungen zu vermeiden. (Reckert & Müri, 2017; Kommerell & Lagrèze, 2020)

> Eine abwechselnde Okklusion stört die visuelle Orientierung im Raum und die Hand-Augen-Koordination.

Sinnvolle Maßnahmen bei Augenmuskellähmungen und Doppelbildern

Die Zeit zwischen dem Auftreten einer Augenmuskellähmung und ihrer Rückbildung oder definitiven Versorgung ist lang. Erfahrungsgemäß bilden sich viele Augenmuskellähmungen innerhalb von sechs Monaten zurück, die Rückbildung kann aber auch bis zu einem Jahr dauern. Daher wartet man mit definitiven Maßnahmen wie einer Augenmuskeloperation oder einer definitiven Prismenbrille bis zu einem Jahr ab. Tritt der Störfall Augenmuskellähmung ein und verursacht Doppelbilder, sind aber sofortige Maßnahmen erforderlich, damit der betroffene Patient möglichst beschwerdefrei seinen Alltag bewältigen kann.

> Maßnahmen zur Doppelbildvermeidung oder -korrektur werden sofort ergriffen. Mit einer Augenmuskeloperation wartet man ca. ein Jahr.

Die Prismenkorrektur

Prismen sind Gläser oder Folien, die eine Bildverschiebung verursachen. Das Ausmaß der optischen Verschiebung ist abhängig von der Prismenstärke.

Ein Patient mit Doppelbildern hat verschobene Augenachsen. In der Orthoptik wird die Schielabweichung gemessen. Dann wird versucht, mit einem Prisma die optische Abbildung in ähnlichem Ausmaß zu verschieben, damit das Augenpaar wieder zusammenarbeiten kann.

Die Prismenkorrektur ist eine Maßnahme, die beidäugiges Einfachsehen durch eine optische Korrektur wiederherstellt.

Gelingen kann die Prismenkorrektur nur, wenn die Schielabweichung eher klein und im gesamten Blickfeld annähernd gleich ist. Zudem darf keine große rotatorische Abweichung vorliegen.

Wenn der Ausgleich der Doppelbilder mit dem Prisma funktioniert, erhält der Patient eine Brille mit einer entsprechenden Prismenstärke, die seiner Augenstellung entspricht. Auf diese Weise können beide Augen trotz Achsenverschiebung wieder zusammenarbeiten.

In der Anfangsphase einer Augenmuskellähmung rechnet man mit Veränderungen des Schielwinkels, in dem Maße wie die Lähmung sich erholt. Aus diesem Grund werden provisorische Prismen gegeben, die als Press-on-Folie auf ein Brillenglas geklebt werden. Sie haben den Vorteil, dass man sie jederzeit entfernen und durch ein Prisma anderer Stärke ersetzen kann. Ein kleiner Nachteil liegt darin, dass es sich um Kunststofffolien handelt, die nicht die optische Qualität eines Glases haben. Stärkere Prismenfolien vernebeln daher ein wenig die Sicht. Aus diesem Grunde werden Aufklebeprismen besser vertragen, wenn sie vor dem nicht dominanten Auge angebracht werden.

Prismen können nur von ausgebildeten Fachleuten angepasst werden, z. B. von Orthoptisten, und Augenärzten. (▶ Abb. 4.4; ▶ Abb. 4.5)

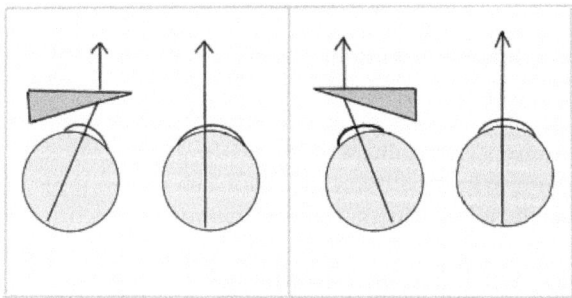

Abb. 4.4: Prismenwirkung (Kathrin Althaus)

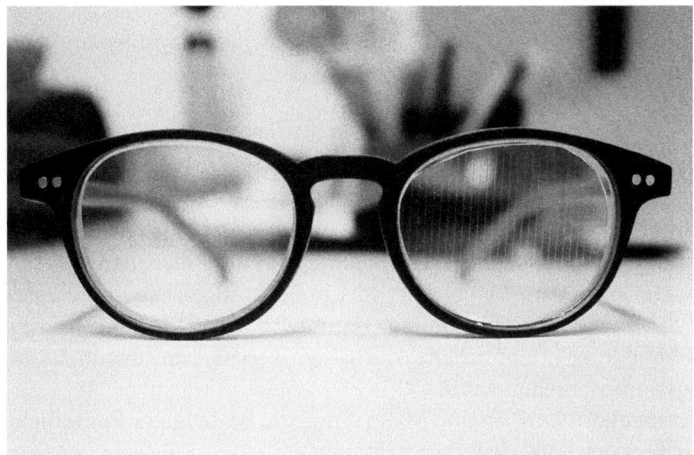

Abb. 4.5: Foto von Press-on-Prisma auf dem linken Brillenglas (eigene Aufnahme)

 Prismen bewirken eine optische Verschiebung. Sie ermöglichen eine beidäugige Zusammenarbeit trotz verschobener Augenachsen.

Die Abdeckung eines Auges zur Doppelbildvermeidung

Wenn eine Prismenanpassung zur Doppelbildkorrektur nicht möglich ist, weil die Schielstellung nicht korrigierbar ist oder keine Fachperson zur Verfügung steht, wird ein Auge abgedeckt.

Die Abdeckung eines Auges dient der Doppelbildvermeidung und kann von sämtlichen Berufsgruppen in der neurologischen Rehabilitation angewendet werden.

Wichtig ist, dass bei erwachsenen Patienten immer dasselbe Auge abgedeckt wird (vgl. die beliebtesten Irrtümer). In aller Regel wird das gelähmte Auge abgedeckt oder jenes mit der schlechteren Sehschärfe.

Für die Abdeckung eines Auges kommen Augenpflaster, Stoffklappen oder Abdeckungen eines Brillenglases in Frage. Falls der betroffene Patient Brillenträger ist, bewährt sich die Brillenokklusion. Sie hat den Vorteil, dass sie auf dem Brillenglas und nicht auf der Haut klebt, was in aller Regel als angenehmer empfunden wird. Brillenokklusionen sind in unterschiedlicher Dichte erhältlich. Manche Patienten empfinden es als angenehmer, wenn die Abdeckung undurchsichtig ist. Andere bevorzugen eine transparente Abdeckfolie, die wie ein Mattglas aussieht.

> Die Abdeckung eines Auges dient der Doppelbildvermeidung. Bei Erwachsenen wird immer das gleiche Auge abgedeckt.

4.6 Augenmuskellähmungen: Verlauf, Prognose und Patientenführung

»Die Kunst der Medizin besteht darin, den Kranken solange bei Stimmung zu halten, bis die Natur die Krankheit geheilt hat.«
Voltaire

Das Zitat von Voltaire hat für die Begleitung von Patienten mit einer Augenmuskellähmung sehr viel Wahres! Erfahrungsgemäß haben viele Augenmuskellähmungen eine gute Prognose. Sie können sich komplett zurückbilden oder sich deutlich verbessern. Allerdings kann dieser Regenerationsprozess mehrere Monate dauern und in dieser Zeit sind betroffene Patienten durch die Augenbewegungseinschränkung und die Doppelbilder sehr gestört.

Es ist zwar möglich, Doppelbildbeschwerden durch eine Prismenkorrektur oder die Abdeckung eines Auges zu lindern, aber im Hinblick auf den langen Verlauf braucht der Patient mit einer Augenmuskellähmung eine Perspektive.

Gute Aufklärung und Verweis auf die langfristige Prognose

Die recht gute Prognose einer Augenmuskellähmung und den langen Verlauf erklären Sie Patienten von Anfang an und bei den Kontrollen immer wieder. Die doppelte Sicht und die veränderte Lokalisation bei Augenbewegungen sind sehr irritierend und bedeuten für Patienten eine enorme Einschränkung. Daher ist es für sie ermutigend zu hören, dass sich Lähmungen oft von selber erholen. Dass dies mehrere Monate dauern kann, müssen Sie aber unbedingt erwähnen, damit sich die Patienten realistisch auf den Verlauf einstellen können.

Auch erwähnen Sie immer wieder, dass nach Ablauf eines Jahres meist die Möglichkeit einer chirurgischen Korrektur besteht. Die Perspektive, dass sich die Situation von selbst erholt oder sich durch einen Eingriff verbessern lässt, hält die Patienten »im Voltaire'schen Sinne« meist bei Stimmung. Wiederholte Erklärungen zu dieser Situation sind aber wichtig, weil »abwarten und beobachten« eine Haltung ist, die in unserer dynamischen Zeit schlecht ausgehalten wird.

> Es hilft den Patienten, die Prognose und den langen Verlauf von Augenmuskellähmungen zu kennen.

Bewegungsübungen bei gelähmten Augenmuskeln

Die Aufklärung über die Prognose von Augenmuskellähmungen befriedigt nicht alle Patienten. Sie möchten selber etwas tun und fragen oft nach Trainingsmöglichkeiten. Das ist ein nachvollziehbares Bedürfnis, zumal in vielen Rehabilitationssituationen Üben und Trainieren ganz entscheidende Faktoren sind. Den Sonderstatus des Augenpaares sollten Sie dann unbedingt erklären. Ein gelähmter Augenmuskel, der im Alltag über die Bewegung des Partnerauges Nervenimpulse erhält, ist nicht lahmgelegt und benötigt somit keine zusätzlichen Impulse, um sich zu erholen.

Das Bedürfnis nach einem aktiven Training ist bei vielen Patienten aber vorhanden, weshalb es Bestrebungen gibt, ihnen »etwas« anzubieten, obwohl es keine Evidenz für die Wirksamkeit von Training bei Augenmuskellähmungen gibt (Resch, 2018).

Bei kleinen Fallzahlen und teilweise schwer kognitiv und motorisch eingeschränkten neurologischen Patienten fehlt auch in anderen Bereichen (vgl. CVI und Balint-Syndrom) eine wissenschaftliche Evidenz für die Wirksamkeit eines Trainings. Umso wichtiger erscheint es uns, dass angewandte Übungen einen plausibel erscheinenden Wirkungsmechanismus haben.

Das gesteigerte Bewegen eines gelähmten Augenmuskels, der ohnehin während der gesamten wachen Zeit in Aktion ist, bietet aus unserer Sicht kaum zusätzlichen Nutzen.

Im Gespräch mit den Patienten können Sie die Situation mit einem alten Indianersprichwort erläutern: »Das Gras wächst nicht schneller, wenn man daran zieht.«

> Bewegungsübungen werden von Patienten manchmal gewünscht. Sie haben bei gelähmten Augenmuskeln keinen nachgewiesenen Effekt. Sie vermitteln Patienten aber das Gefühl, etwas getan zu haben.

Übungen zur Erweiterung des Fusionsfeldes

Augenmuskellähmungen verursachen ein Schielen, das sich je nach Blickrichtung verändert. In ungünstigen Blickrichtungen ist der Doppelbildabstand sehr groß. In günstigen Blickrichtungen kann das Augenpaar aber parallel stehen oder so wenig schielen, dass das Gehirn die Augenstellung kompensieren kann.

In dieser Situation ist meist ein sehr kleiner Bereich von Blickbewegungen vorhanden, in dem das beidäugige Sehen gelingt. Dies nennt man Fusionsfeld, weil die Bilder beider Augen fusioniert werden können.

Wenn ein Fusionsfeld vorhanden ist, sind Übungen zu dessen Vergrößerung durchaus nützlich. Sie verbessern nicht die Kraft des gelähmten Muskels, sondern die Fähigkeit des Gehirns, kleine Ungenauigkeiten der Augenstellung zu korrigieren.

Falls ein Patient mit einer Augenmuskellähmung eine Blickrichtung findet, in der er einfach sieht, kann er eine Übung zur Verbesserung des Fusionsfeldes durchführen. Dabei wird er angeleitet, etwas zu fixieren und seinen Kopf so zu halten, dass er einfach sieht. Dann soll er den Kopf sehr langsam in Richtung der Doppelbildzone bewegen und versuchen, das fixierte Objekt möglichst lange einfach zu sehen. Sobald das fixierte Objekt doppelt gesehen wird, dreht er seinen Kopf wieder in die Richtung, die ein Einfachsehen ermöglicht und beginnt von neuem.

Diese Übung sollte nur im Sitzen durchgeführt werden, damit der Wechsel von Einfach- zu Doppelsehen nicht zu Unsicherheiten führt, die beim Laufen ungünstig wären. Sehr gut eignet sich das Fernsehen, da der Patient sitzt und ein fixes Objekt anschaut.

Das Ziel der Übung ist das Aufrechterhalten des beidäugigen Einfachsehens. Die Übung kann dazu beitragen, dass bei geringgradigen Lähmungen die eher kleine Schielstellung im Alltag besser kompensiert wird und sich der Bereich des Einfachsehens vergrößert.

> Wenn in einer Blickrichtung beidäugiges Einfachsehen vorhanden ist, kann die Größe des Fusionsfeldes trainiert werden.

Übungen bei mechanischen Augenmuskeleinschränkungen

Nach einer Orbitafraktur, bei der die Muskelfunktion nicht durch eine Einklemmung, sondern durch Schwellungen und Verklebungen in der Augenhöhle eingeschränkt wird, können Übungen helfen.

Dafür bewegt der betroffene Patient beide Augen immer wieder in alle extremen Blickrichtungen, d. h. er schaut so weit er kann nach oben, unten, links oben, rechts unten und so weiter. Extreme Augenbewegungen werden im Alltag nicht ausgeführt, sind aber erforderlich, um Verklebungen zu lösen. Hier kann das einäugige Üben von extremen Augenbewegungen hilfreich sein.

Bei mechanischen Augenmuskeleinschränkungen können Übungen mit großen Augenbewegungen Verklebungen lösen.

Die langfristige Perspektive: Prismenbrille oder Schieloperation

Im besten Fall hat sich die Augenmuskellähmung im Laufe von einigen Wochen oder Monaten zurückgebildet und es sind keinerlei Maßnahmen mehr erforderlich. Wenn nach Ablauf eines Jahres jedoch weiterhin eine störende Schielstellung besteht, werden die behandelnden augenärztlichen und orthoptischen Fachpersonen die Augenstellung und -beweglichkeit analysieren und entscheiden, ob eine definitive Prismenbrille oder eine Augenmuskeloperation nützlich sind. In den meisten Fällen können störende Doppelbilder durch Prismen oder eine Operation dauerhaft gebessert werden. Diese Perspektive ist für die Patienten wichtig! Die Behandelbarkeit von lähmungsbedingten Schielstellungen unterscheidet sich deutlich von der Lähmung eines Armes oder eines Beines. Bei einer Halbseitenlähmung können Sie dem Patienten leider nicht in Aussicht stellen, dass man die Folgen der Lähmung langfristig durch eine Operation verbessern kann. Bei einer Augenmuskellähmung besteht diese Perspektive hingegen in den meisten Fällen. Besprechen Sie dies mit den Patienten.

Wenn Augenmuskellähmungen sich nicht zurückbilden, besteht nach Ablauf eines Jahres oft die Möglichkeit, die Sehsituation mit einer Prismenbrille oder einer Augenmuskeloperation zu verbessern.

Fazit

- Störungen der Augenbeweglichkeit und Bewegungssteuerung sind häufige Phänomene in der Neurorehabilitation.
- Die Bewegungssteuerung des Augenpaares als Doppelorgan ist eine Besonderheit im menschlichen Körper.
- Ein Muskeltraining bei Augenmuskellähmungen ist nicht nötig.
- Doppelbilder werden mit Prismen korrigiert oder durch die Abdeckung eines Auges ausgeschaltet.
- Der lange Verlauf, die oft günstige Prognose und die Möglichkeit einer chirurgischen Korrektur sollten den Patienten als Perspektive erklärt werden.

5 Gesichtsfeldausfälle und Neglect

Was erwartet Sie?

Sie befassen sich mit den verschiedenen Gesichtsfeldausfällen, die Sie in der neurologischen Rehabilitation vorfinden. Sie lernen Unterscheidungsmerkmale der Gesichtsfeldausfälle und das subjektive Erleben der betroffenen Patienten kennen. Sie verstehen den Halbseitenneglect als multimodale Aufmerksamkeitsstörung und unterscheiden ihn von einem Gesichtsfeldausfall.

Hemianopsie oder Neglect? Eine oft gestellte Frage.

Ein Patient beachtet nach einem Hirnschlag die linke Raumhälfte nicht. Er übersieht Gegenstände links von ihm und reagiert auf Personen auf seiner linken Seite nur verzögert. Beim Lesen lässt er Wörter am Zeilenanfang aus und bei Computer-Arbeiten nimmt er Informationen der linken Bildschirmhälfte nicht wahr. Darum stellt sich die Frage, ob der Patient die linksseitigen Informationen nicht sieht, weil er einen Gesichtsfeldausfall hat? Oder reagiert er zu wenig aufmerksam auf die linke Seite aufgrund eines Neglectes (halbseitige Aufmerksamkeitsstörung)? Oder hat er sowohl einen Neglect als auch einen Gesichtsfeldausfall? Je nach Situation eines Patienten, seinem Allgemeinzustand und seiner Kooperationsfähigkeit ist diese Frage nicht einfach zu beantworten. Aber dazu später mehr.

Befassen wir uns also zunächst mit den Gesichtsfeldstörungen, ihren Ursachen und der Einteilung der verschiedenen Gesichtsfeldeinschränkungen. Dann folgen die Charakteristika des Neglectes und wir versuchen, Kriterien der Unterscheidung zu finden.

5.1 Gesichtsfeld

Die Sehbahn – von der Netzhaut in den Hinterhauptlappen des Gehirns

Unter Gesichtsfeld versteht man die Gesamtheit der Wahrnehmung bei unbewegtem Auge.

Dies bedeutet, dass man bei ruhiger Fixation eines Objektes, über eine weite Ausdehnung der Wahrnehmung verfügt und nicht nur einen kleinen Ausschnitt sieht. Die Ausdehnung des Gesichtsfeldes entspricht jener der Netzhaut, wobei die linke Seite des Gesichtsfeldes in beiden Augen rechts auf der Netzhaut abgebildet wird. Entsprechend wird die rechte Gesichtsfeldhälfte links auf der Netzhaut beider Augen wahrgenommen. Beide Sehnerven transportieren die Informationen der Netzhaut bis zur Sehnervenkreuzung (Chiasma opticum). Hier kreuzen die nasalen (nasenwärts gelegenen) Sehnervenfasern auf die andere Seite und verlaufen mit den temporalen (schläfenwärts gelegenen) Fasern des Partnerauges. Dies bedeutet, dass die nasalen Sehnervenfasern des linken Auges, die die Informationen der linken Gesichtsfeldhälfte transportieren, sich mit den temporalen Sehnervenfasern des rechten Auges vereinen, die ebenfalls die Informationen der linken Gesichtsfeldhälfte weiterleiten. Für die Verarbeitung der rechten Gesichtsfeldhälfte funktioniert es gegengleich.

> Das rechte Gesichtsfeld wird in der linken Hirnhälfte verarbeitet, das linke Gesichtsfeld in der rechten Hirnhälfte.

Nach der Sehnervenkreuzung spricht man nicht mehr vom Sehnerv, sondern von Tracus opticus (Sehtrakt). Der Tractus opticus transportiert die visuellen Informationen bis zu der nächsten Umschaltstelle, dem Corpus geniculatum laterale (seitlicher Kniehöcker). Hier werden die Nervenfasern umgeschaltet. Die Fasern fächern sich auf und ziehen als Sehstrahlung bis in den Hinterhauptlappen. Die Verbindung zwischen der Netzhaut und den visuellen Zentren im Hinterhauptlappen wird als Sehbahn bezeichnet.

Die linken Gesichtsfelder beider Augen werden also in der rechten Hirnhälfte, die rechten Gesichtsfelder in der linken Hirnhälfte verarbeitet.

Diese etwas kompliziert anmutende Verschaltung ist erforderlich, damit die Bilder beider Augen im Gehirn miteinander verarbeitet werden können. Nur so ist beidäugiges Sehen möglich.

Die anatomische Länge der Sehbahn macht deutlich, warum Gesichtsfelddefekte so häufig nach Hirnverletzungen auftreten. Ein langer neuronaler Weg ist störanfällig! Infarkte der Arteria cerebri posterior (hintere große Hirnarterie) und teilweise auch Infarkte der Arteria cerebri media (mittlere große Hirnarterie) schädigen Teile der Sehbahn und verursachen Gesichtsfeldausfälle. Zudem kann die Sehbahn durch Tumore, Entzündungen oder Traumata beeinträchtigt werden.

In der Analyse von 656 Patienten mit unterschiedlichen Hirnläsionen litten 70 % der untersuchten Patienten an Gesichtsfelddefekten (Neumann et al., 2016).

> Aufgrund der anatomischen Länge der Sehbahn, sind Gesichtsfeldausfäll ein häufiges Symptom nach einer Hirnverletzung.

Gesichtsfeldausfälle in der neurologischen Rehabilitation – womit muss man rechnen?

Neben Sehbahndefekten können auch Erkrankungen oder Verletzungen im Auge oder im Sehnerv Gesichtsfeldausfälle verursachen. Diese Ausfälle zeigen sich ausschließlich im Gesichtsfeld des betroffenen Auges. Wird beispielsweise der Sehnerv des rechten Auges zerstört, ist das rechte Auge blind. Das linke Auge ist davon nicht betroffen und zeigt keine Gesichtsfeldstörung. Augen- oder sehnervenbedingte Gesichtsfelddefekte sind in der neurologischen Rehabilitation nicht der Schwerpunkt und kommen eher selten vor.

Homonyme Hemianopsien und Quadrantenanopsien

In der neurologischen Rehabilitation ist man vor allem mit homonymen Hemianopsien und Quadrantenanopsien befasst. Homonym bedeutet gleichseitig und meint, dass das Gesichtsfeld an beiden Augen zur selben Seite beeinträchtigt ist. Anopsie bedeutet nicht sehen.

Hemianopsie besagt also, dass eine Hälfte des Gesichtsfeldes gestört oder ganz ausgefallen ist. Quadrantenanopsie heißt, dass die Störung ein Viertel des Gesichtsfeldes betrifft. Der Gesichtsfelddefekt ist immer auf der Gegenseite der Hirnschädigung. Ein Defekt in der rechten Sehbahn verursacht Störungen im linken Gesichtsfeld. Störungen in der linksseitigen Sehbahn führen zu Ausfällen im rechten Gesichtsfeld.

Homonyme Gesichtsfeldstörungen sind der weitaus größte Anteil der Gesichtsfeldstörungen in der neurologischen Rehabilitation.

> Homonyme Gesichtsfeldausfälle betreffen die Gesichtsfelder beider Augen zur gleichen Richtung. Sie treten sehr häufig nach einer Hirnverletzung auf.

Heteronyme Gesichtsfeldausfälle

Eine Schädigung im Bereich der Sehnervenkreuzung, beispielsweise ein Hypophysentumor, betrifft ebenfalls die Gesichtsfelder beider Augen. Der Gesichtsfeldausfall ist dann heteronym (Ausfall an beiden Augen zu unterschiedlichen Seiten). Störungen in der Sehnervenkreuzung führen meistens zu bi-temporalen Gesichtsfeldeinschränkungen. An beiden Augen fällt die temporale, also die zur Schläfe gelegene Gesichtsfeldhälfte aus. So entsteht ein Scheuklappen-Gesichtsfeld.

Bitemporale Gesichtsfeldausfälle sind deutlich seltener vertreten als homonyme Gesichtsfeldstörungen.

> Heteronyme Gesichtsfeldstörungen betreffen die Gesichtsfelder beider Augen in unterschiedlichen Seiten. Sie sind deutlich seltener als homonyme Gesichtsfeldausfälle.

5 Gesichtsfeldausfälle und Neglect

Beidseitige Schädigungen der Sehbahn

Durch beidseitige Hirnläsionen wie beispielsweise einem beidseitigen Infarkt der Arteria cerebri posterior (große hintere Hirnarterie), entstehen Störungen in beiden Gesichtsfeldern. So kann ein Röhrengesichtsfeld, also ein tunnelartiger zentraler Gesichtsfeldrest verbleiben. Im schlimmsten Fall ist eine zerebrale Erblindung möglich. (▶ Abb. 5.1)

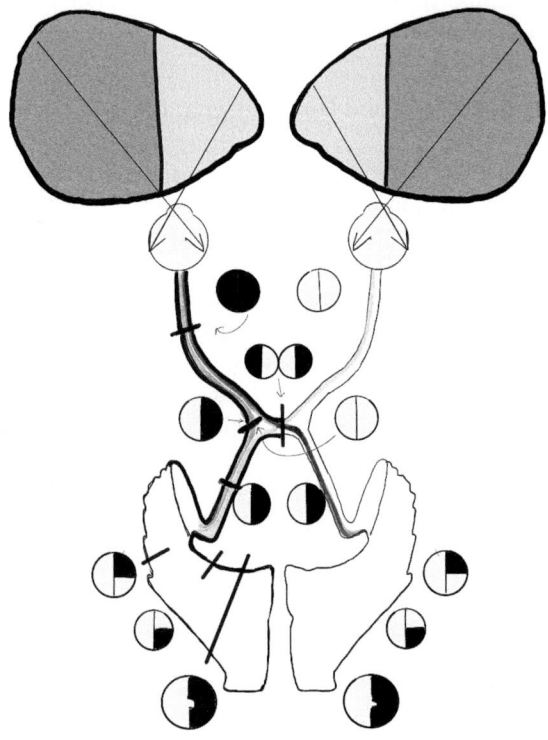

Abb. 5.1: Sehbahn mit diversen Gesichtsfeldstörungen (Kathrin Althaus)

 Beidseitige Sehbahnläsionen betreffen die beiden Gesichtsfeldhälften beider Augen. Sie verursachen eine schwere Sehbehinderung bis hin zur Erblindung.

Quantität und Qualität einer Gesichtsfeldstörung

Der Begriff homonyme Gesichtsfeldstörung meint, dass die Gesichtsfelder beider Augen zur gleichen Seite von der Störung betroffen sind. Die genaue Ausdehnung und die Qualität des Ausfalles werden mit dem Begriff »homonym« nicht beschrieben.

Komplette homonyme Hemianopsie ohne zentrale Aussparung

Die homonyme Halbseitenblindheit kann komplett sein, dann fällt die komplette rechte oder linke Hälfte des Gesichtsfeldes weg. Der Ausfall geht durch die Gesichtsfeldmitte. Rechts oder links ab dem Zentrum findet keine Wahrnehmung statt. (▶ Abb. 5.2a; ▶ Abb. 5.2b)

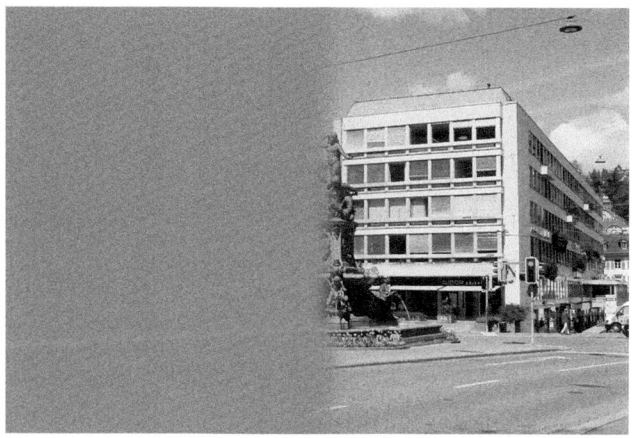

Abb. 5.2a: Komplette Hemianopsie (eigene Darstellung)

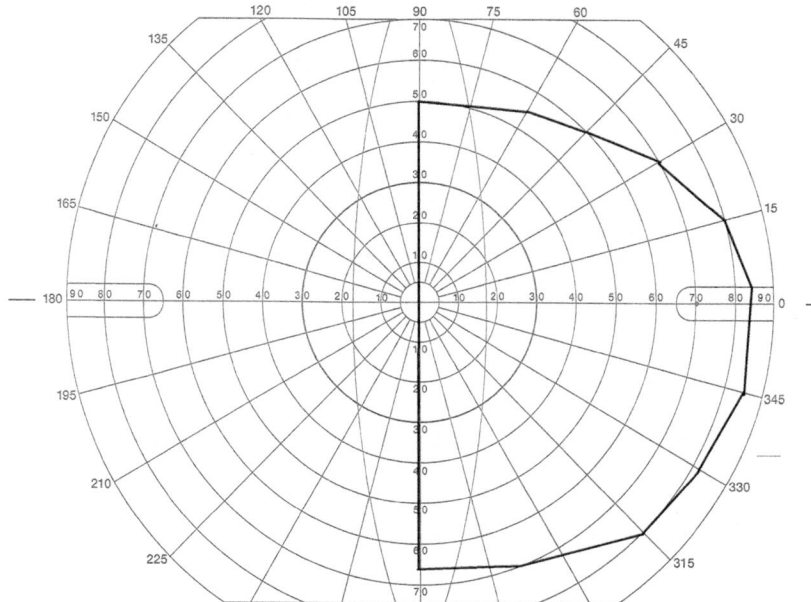

Abb. 5.2b: Gesichtsfeld-Schema komplette Hemianopsie nach links (eigene Darstellung)

5 Gesichtsfeldausfälle und Neglect

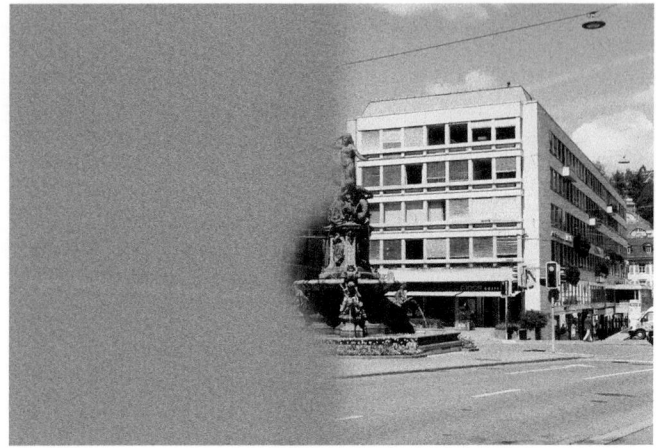

Abb. 5.3a: Hemianopsie nach links mit zentraler Aussparung (eigene Darstellung)

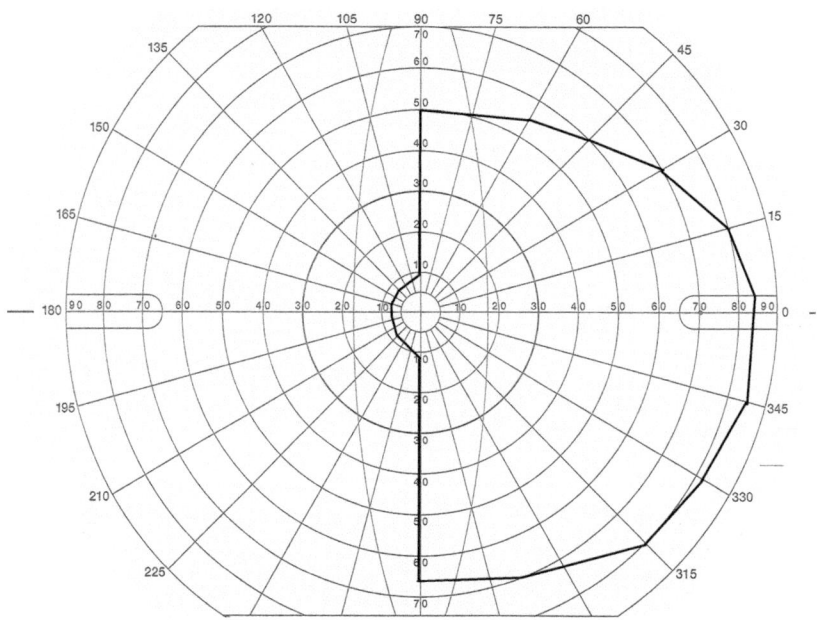

Abb. 5.3b: Gesichtsfeld-Schema Hemianopsie nach links mit zentraler Aussparung (eigene Darstellung)

Homonyme Hemianopsie mit zentraler Aussparung

Eine Gesichtsfeldhälfte ist ausgefallen, wobei das Gesichtsfeldzentrum intakt geblieben ist. Im Netzhautzentrum besteht dann eine Wahrnehmung von wenigen Graden im ausgefallenen Halbfeld.

Dieser zentrale Gesichtsfeldanteil ist für die Alltagskompetenz sehr wertvoll. Von den Betroffenen wird der zentrale Anteil als größer empfunden als er eigentlich ist. Dies liegt daran, dass die zentralen Netzhautanteile in der Sehrinde überproportional groß repräsentiert sind.

Insbesondere für die Lesefähigkeit ist es bedeutend, ob man in der Gesichtsfeldmitte noch eine intakte Wahrnehmung von 5° nach beiden Seiten hat oder nicht. Eine zentrale Aussparung des Gesichtsfeldausfalles ermöglicht ein brauchbares Lesegesichtsfeld, in dem genügend Buchstaben abgebildet werden, um diese gleichzeitig und damit als Wort zu erkennen. (▶ Abb. 5.3a; ▶ Abb. 5.3b)

Ein zentrales Restgesichtsfeld ist wichtig für die Lesefähigkeit.

Inkomplette homonyme Gesichtsfeldausfälle

Der Begriff inkomplett beschreibt einerseits, dass die Ausdehnung des Gesichtsfeldausfalles nicht komplett ist. Andererseits kann damit gemeint sein, dass die Wahrnehmung innerhalb des Gesichtsfeldausfalles nur gemindert und nicht komplett ausgefallen ist.

Bei homonymen Hemi- oder Quadrantenanopsien ist nicht immer die komplette Hälfte oder das gesamte Viertel eines Gesichtsfeldes ausgefallen. Gesichtsfeldanteile können über die Mittellinie in den ausgefallenen Bereich ragen oder es bestehen Sehinseln im Gesichtsfeldausfall. Die Größe der erhaltenen Gesichtsfeldanteile variiert dabei von wenigen Graden bis hin zu großen Aussparungen. Für die Betroffenen können diese erhaltenen Gesichtsfeldanteile einen relevanten praktischen Nutzen haben, da in diesem Bereich die Wahrnehmung ganz oder teilweise erhalten ist. Insbesondere intakte Gesichtsfeldanteile in den unteren Gesichtsfeldquadranten sind günstig, da beim Laufen weniger Hindernisse übersehen werden.

Prognostisch haben wir den Eindruck, dass homonyme Hemi- oder Quadrantenanopsien eine etwas bessere Rückbildungstendenz zeigen, wenn der Gesichtsfeldausfall von Anfang an inkomplett ist.

Der inkomplette Qualitätsverlust

Innerhalb eines Gesichtsfeldausfalles kann die gesamte Wahrnehmung ausgefallen sein. Es werden dann weder Formen, Farben, Licht oder Bewegung innerhalb des Gesichtsfelddefektes wahrgenommen. Man spricht dann von einem absoluten Ausfall aller visuellen Wahrnehmungen.

Partiell erhaltene Wahrnehmungen im Gesichtsfeldausfall sind möglich. Beispielsweise können Patienten im Gesichtsfeldausfall grobe Bewegungen oder flackernde Lichtreize wahrnehmen. Formen, Farben oder die Bewegungsrichtung, können aber nur ungenau angegeben werden. Man nennt dieses Phänomen zerebrale Amblyopie oder auch Hemiamblyopie, da typischerweise ein Halbfeld betroffen ist (Zihl, 1998). Allerdings darf die zerebrale Amblyopie nicht mit dem ophthalmologischen Begriff Amblyopie verwechselt werden. Dieser beschreibt die

Schwachsichtigkeit eines oder beider Augen aufgrund einer Entwicklungsstörung im Kindesalter durch Schielen, hohe Refraktionsfehler oder unzureichende visuelle Stimulation.

Die partiell erhaltene Wahrnehmung im Gesichtsfeld ist im klinischen Alltag oft nicht nachweisbar. Nur wenige hirnverletzte Menschen können die feinen Unterschiede in der Wahrnehmung genau beschreiben. Sie bemerken vielmehr, dass sie im betroffenen Halbfeld »irgendwie schlechter« sehen. Man spricht hier von einem relativen Gesichtsfeldausfall.

> Inkomplett kann heißen, dass Gesichtsfeldanteile erhalten sind oder dass nur Teile der Wahrnehmung ausgefallen sind.

Das Riddoch-Phänomen

Einige Patienten können in Teilen des Gesichtsfeldausfalls bewegte Reize wahrnehmen, unbewegte hingegen nicht. Diese Situation wird als Riddoch-Phänomen oder auch als stato-kinetische Dissoziation bezeichnet (Mildenberger, 1999). Am manuellen Goldmann-Perimeter lässt sich das Phänomen untersuchen, indem man Lichtmarken statisch anbietet. Wenn sie nicht gesehen werden, werden sie leicht bewegt. Löst die Bewegung eine Wahrnehmung aus, ist das Riddoch-Phänomen nachgewiesen.

Ein Riddoch-Phänomen beobachten wir vor allem bei homonymen Gesichtsfelddefekten, die sich in Rückbildung befinden. (▶ Abb. 5.4a; ▶ Abb. 5.4b)

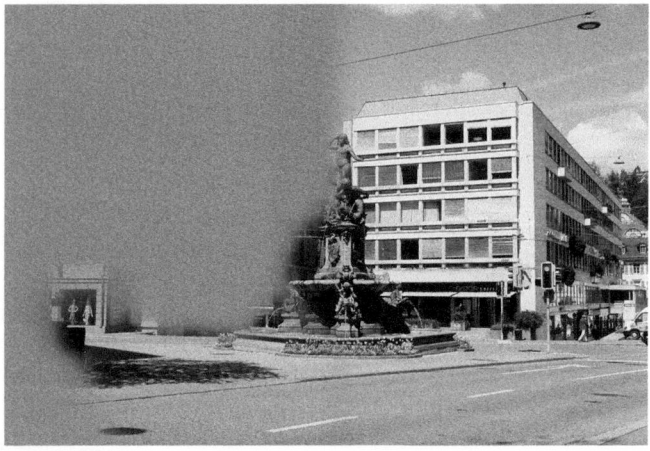

Abb. 5.4a: Inkomplette Hemianopsie (eigene Darstellung)

> Riddoch-Phänomen bedeutet, dass bewegte Reize im gestörten Gesichtsfeld wahrgenommen werden, unbewegte hingegen nicht.

5.1 Gesichtsfeld

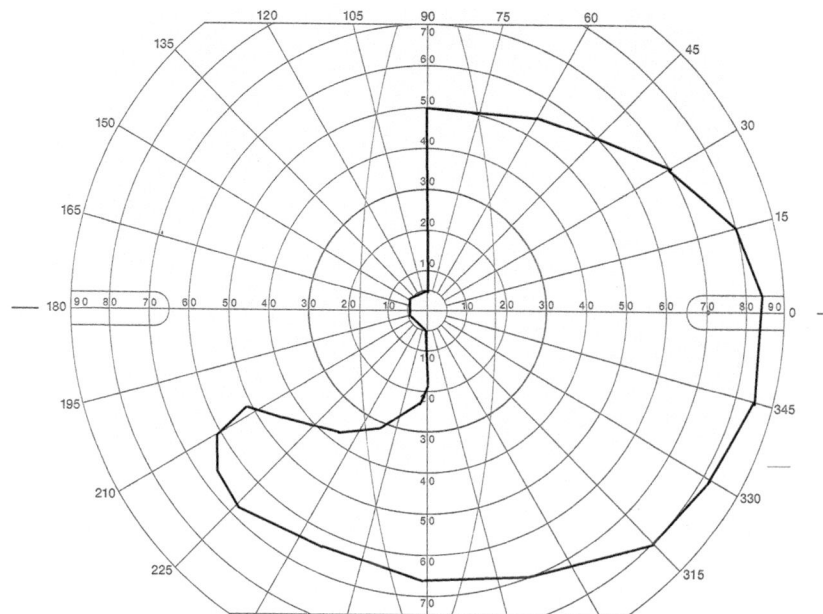

Abb. 5.4b: Gesichtsfeld-Schema inkomplette Hemianopsie (eigene Darstellung)

Homonyme Skotome

Unter Skotom versteht man einen fleckförmigen Ausfall im Gesichtsfeld, in dem die Wahrnehmung ganz oder teilweise ausgefallen ist. Die Gesichtsfeldaußengrenzen sind dabei erhalten.

Homonyme Skotome sind die Folge eines Sehbahndefektes und betreffen die Gesichtsfelder beider Augen. Ihre Lage im Gesichtsfeld und ihre Intensität hängen vom Ausmaß des Sehbahndefektes ab. Je zentrumsnäher ein Skotom liegt, umso mehr wird es von den Betroffenen als störend bemerkt. Das Sehen wird als verschwommen wahrgenommen. Beim Lesen verschwinden Buchstaben im Skotom, was den Lesefluss erheblich stört.

Da die Außengrenzen des Gesichtsfeldes intakt sind, werden homonyme Skotome mit einem konfrontativen Gesichtsfeldscreening meist nicht entdeckt. Zentrumsnahe Skotome können von den Patienten aber oft am Amsler-Netz angegeben werden. Die präziseste Methode, Größe und Tiefe eines Skotoms auszumessen, ist die Perimetrie. (▶ Abb. 5.5a; ▶ 5.5b)

Skotome sind Flecken im Gesichtsfeld bei erhaltenen Gesichtsfeldaußengrenzen. Sie fallen in Screening-Tests oft nicht auf.

5 Gesichtsfeldausfälle und Neglect

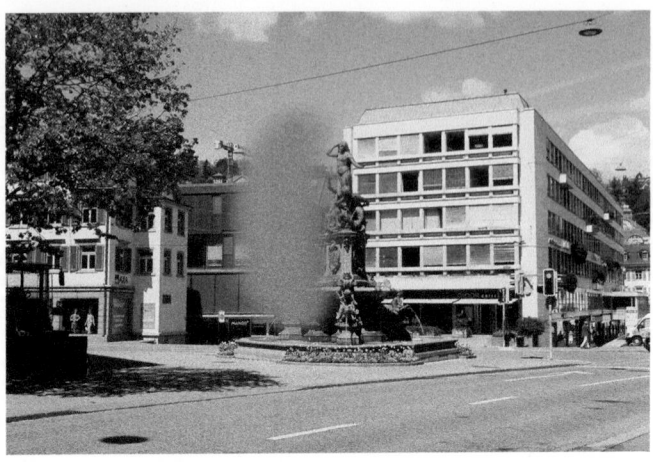

Abb. 5.5a: Homonymes Skotom (eigene Darstellung)

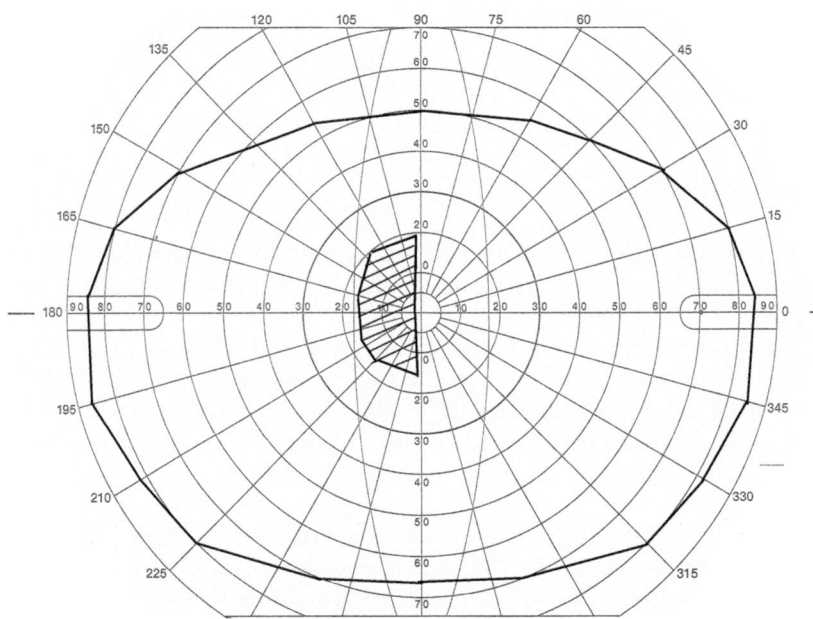

Abb. 5.5.b: Gesichtsfeld-Schema homonymes Skotom nach links (eigene Darstellung)

Bilden sich Gesichtsfeldstörungen im Verlauf zurück?

Gesichtsfeldausfälle können sich zurückbilden, wie andere neurologische Einschränkungen auch. Die Rückbildung geschieht vor allem in den ersten Monaten nach der Hirnschädigung. Nach Ablauf eines halben Jahres liegen die Chancen auf eine Gesichtsfeldverbesserung nur noch bei ca. 20 % und sind somit eher gering (Zhang et al., 2006).

Wie wird eine Gesichtsfeldstörung von den Betroffenen wahrgenommen?

Die subjektive Wahrnehmung der Gesichtsfeldstörung wird von den Betroffenen unterschiedlich geschildert und kann sich auch im Verlauf verändern. Patienten mit einer weitgehend vollständigen homonymen Hemianopsie oder Quadrantenanopsie beschreiben diese als Einschränkung des »Blickwinkels«. Sie bemerken, dass in der Wahrnehmung etwas fehlt. Oft testen sie sich fingerperimetrisch selber und beschreiben den Unterschied zwischen dem intakten und dem eingeschränkten Gesichtsfeld. Empfunden wird der Gesichtsfeldausfall oft als dunkler Schatten.

Viele Patienten meinen, das Auge auf der Seite des Halbseitenausfalls sei ausgefallen. Sie realisieren zunächst nicht, dass der homonyme Gesichtsfeldausfall beide Augen betrifft. (▶ Abb. 5.6; ▶ Abb. 5.7; ▶ Abb. 5.8; ▶ Abb. 5.9; ▶ Abb. 5.10)

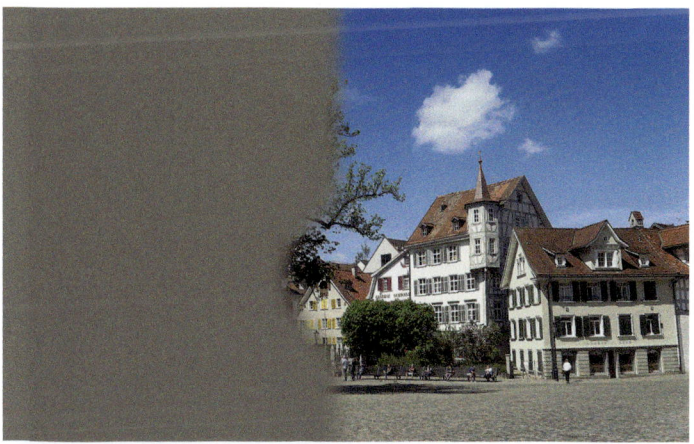

Abb. 5.6: Hemianopsie nach links (eigene Aufnahme)

Die subjektive Empfindung des Gesichtsfeldausfalles ist unterschiedlich.

Wie beschreiben Aphasiker eine Hemianopsie?

Aufgrund der Sprachdominanz der linken Hirnhälfte, verursachen linksseitige Läsionen Störungen der Sprache (Aphasie). Je nach Ausprägung der Aphasie können die Betroffenen keine verständlichen sprachlichen Angaben machen und sollten sie eine Halbseitenblindheit nach rechts haben, könnten sie sie im Anamnesegespräch nicht benennen.

Viele Aphasiker behelfen sich, indem sie mit einer Hand vor ihrem rechten Auge eine Art Begrenzung gestikulieren und signalisieren, dass dort etwas nicht stimmt.

5 Gesichtsfeldausfälle und Neglect

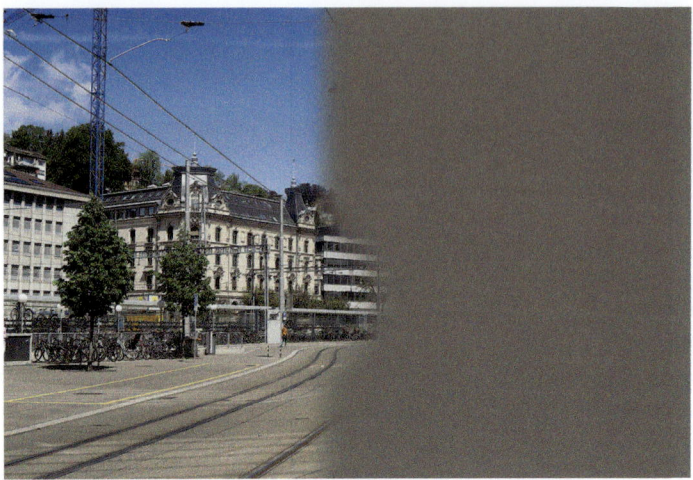

Abb. 5.7: Hemianopsie nach rechts (eigene Aufnahme)

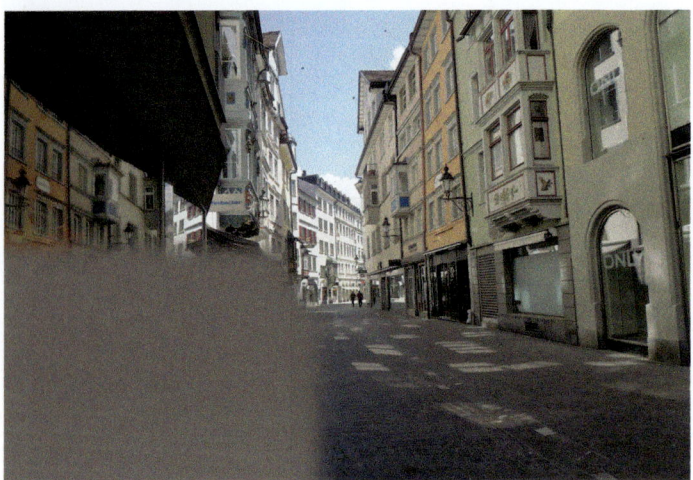

Abb. 5.8: Quadrantenanopsie nach links unten (eigene Aufnahme)

 Gestikuliert ein Aphasiker vor seinem rechten Auge: suchen Sie nach einer homonymen Hemianopsie nach rechts!

Visuelle Reizerscheinungen bei homonymen Gesichtsfeldstörungen

Farbige Pünktchen, Flimmern oder Lichtblitze, die im ausgefallenen Gesichtsfeld gesehen werden, nennt man visuelle Reizerscheinungen. Diese Phänomene können auch in Form von geometrischen Figuren, Gegenständen oder grellen Farben auftreten. Sie entstehen im visuellen Kortex und sind Ausdruck einer spontanen

5.1 Gesichtsfeld

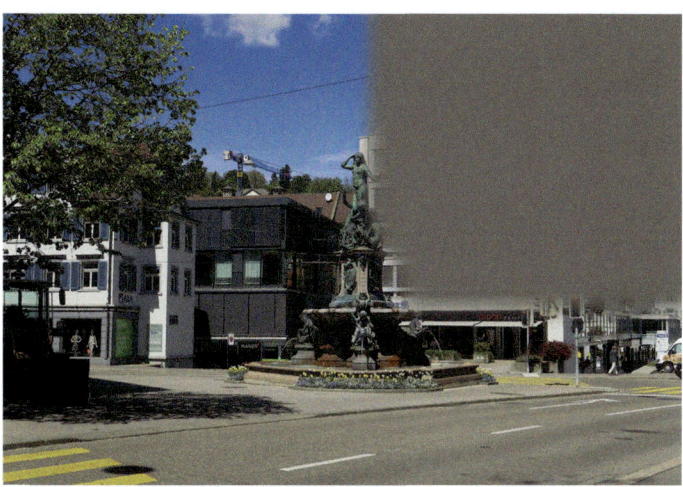

Abb. 5.9: Quadrantenanopsie nach rechts oben (eigene Aufnahme)

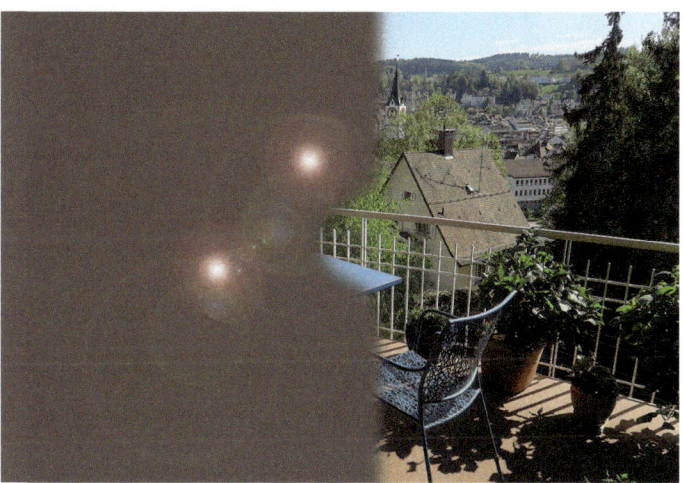

Abb. 5.10: Hemianopsie mit visuellen Reizerscheinungen (eigene Aufnahme)

Zellaktivität. Sie treten vor allem in den ersten Wochen nach der Hirnverletzung auf und verschwinden meist im Verlauf (Zihl, 2006). Vereinzelt berichten Hemianopsie-Patienten aber auch, dass sie erst im Verlauf solche Erscheinungen im ausgefallenen Gesichtsfeld bemerken.

Der nicht reale Charakter dieser visuellen Phänomene wird von den Patienten meistens erkannt. Oft sind Patienten aber durch die Reizerscheinungen sehr irritiert, vor allem, wenn diese in Form von Gegenständen oder Lebewesen auftreten. »Ich spinne doch nicht«, denken die Betroffenen und verschweigen die irritierenden Scheinbilder.

Es bewährt sich, Patienten im Anamnesegespräch darauf anzusprechen und zu betonen, dass diese Phänomene nach einer Hirnverletzung auftreten können und kein Ausdruck einer psychiatrischen Störung sind.

Während eines Hemianopsie-Trainings, wenn Patienten zunehmend in einer besseren Verfassung sind und eine vertrautere therapeutische Beziehung entstanden ist, kann nochmals nach den Reizerscheinungen gefragt werden. Zuweilen werden diese Phänomene auch dann erst geschildert. Die Therapeuten können Ängste nehmen und die zu erwartende gute Prognose für das Verschwinden der visuellen Störphänomene erklären.

Sprechen Sie visuelle Reizerscheinungen an, um Ängste zu nehmen.

Manche Patienten erhoffen sich, dass die visuellen Reizerscheinungen einen günstigen Verlauf der Gesichtsfeldstörung ankündigen. Sie nehmen an, dass sich die Zellen der Sehbahn besser erholen könnten, da Aktivität in Form von Reizerscheinungen vorhanden ist. Diese Hoffnung bestätigt sich in unserer klinischen Erfahrung jedoch nicht.

Optische Hilfsmittel bei visuellen Reizerscheinungen

Wenn visuelle Reizerscheinungen als sehr störend empfunden werden, können Gelbfilter als Brillenvorhänger versucht werden. Die Reizerscheinungen entstehen zwar im visuellen Kortex, verändern sich aber erfahrungsgemäß bei einigen Patienten, wenn man das ins Auge einfallende Licht durch Farbfilter verändert. Im klinischen Alltag versuchen wir mit Patienten immer wieder verschiedene Farbfilter und befragen sie nach dem Einfluss auf die visuellen Reizerscheinungen. Dabei stellt sich heraus, dass vor allem Gelbfilter eine Verbesserung bringen können.

Vorhänger mit einem gelben Glas werden dann auf die Brille geklippt und können bei Bedarf genutzt werden. Dabei handelt es sich nicht um ein dauerhaftes optisches Hilfsmittel. Es kann phasenweise getragen und im Verlauf dann wieder weggelassen werden.

Bei störenden visuellen Reizerscheinungen können Sie einen Gelbfilter als Vorhänger ausprobieren.

Palinopsie bei Hemianopsie

Palinopsie bezeichnet das erneute Auftreten visueller Bilder, nachdem der Stimulus entfernt wurde. Palinopsie wird auch als visuelle Perseveration bezeichnet, da man Dinge, die man gesehen hat, nach einem Blickwechsel oder nach Entfernung des Objektes nochmals sieht. Diesem Phänomen liegt eine Irritation des visuellen Kortexes zugrunde (Kömpf,1998).

5.1 Gesichtsfeld

Das merkwürdige Phänomen der Palinopsie wird vereinzelt von Patienten mit einer Hemianopsie berichtet. Erfahrungsgemäß sprechen die Patienten erst darüber, wenn sie ein Vertrauensverhältnis aufgebaut haben, aus Angst, die Störung könnte als psychiatrisches Symptom fehlgedeutet werden.

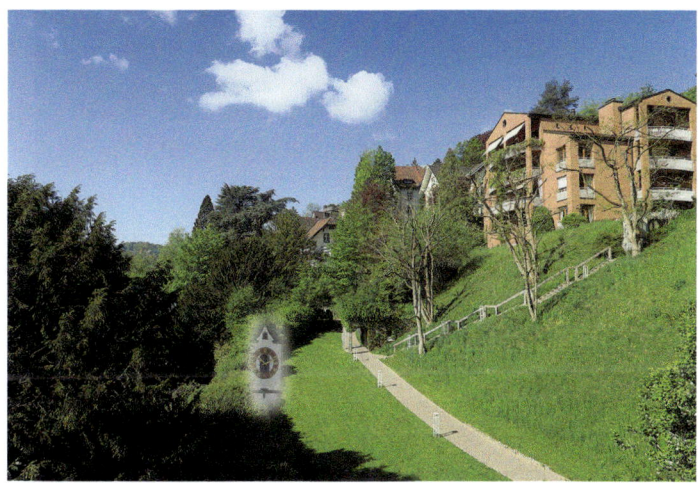

Abb. 5.11: Palinopsie (eigene Aufnahme)

Auch haben wir den Eindruck, dass die Palinopsie durch die erhöhte Aufmerksamkeitszuwendung auf den hemianopen Bereich angestoßen wird. Sie kommt in Situationen vor, in denen mit häufiger Wiederholung Sehobjekte erkannt oder gesucht werden müssen, also beispielsweise bei der Visusprüfung oder dem Sakkadentraining. (▶ Abb. 5.11)

Palinopsie bedeutet, dass Gegenstände, die man gesehen hat, nach einem Blickwechsel oder nach Entfernen der Gegenstände wieder auftauchen, ohne tatsächlich vorhanden zu sein.

Filling-in-Phänomene: das Gehirn füllt den Gesichtsfeldausfall auf.

Kleinere Skotome (inselförmige Gesichtsfelddefekte) werden oft nicht als Fleck im Gesichtsfeld wahrgenommen. Das Gehirn füllt die fehlenden visuellen Anteile mit plausiblen Bildern auf (Grehn, 2012, S. 44). Es handelt sich um eine Art »zerebrale Photoshop-Funktion«, die einen Makel im Bild korrigiert.

Ein Filling-in-Phänomen kann man auch in gesundem Zustand beobachten, indem man sich ein Auge zuhält und mit dem anderen etwas fixiert. Eigentlich müsste 15° auf der temporalen Seite des Fixierpunktes im Gesichtsfeld eine Lücke erkennbar sein. Hier tritt der Sehnerv ins Auge ein und an dieser Stelle besteht ein natürliches Skotom, auch blinder Fleck genannt, das man jedoch aufgrund der zerebralen Auffüllung nicht wahrnimmt.

Filling-in-Phänomene können bei hemianopen Skotomen auftreten. Die Patienten nehmen ihre Skotome nicht als Ausfallsphänomen wahr, weil ihr Gehirn den Gesichtsfeldausfall mit visuellen Eindrücken auffüllt. Ein Patient mit zentrumsnahen, linksseitigen Skotomen berichtete über eine merkwürdige Veränderung seiner Wahrnehmung:

- Prominentenportraits konnte er problemlos erkennen. Er empfand die Gesichter aber als verändert.
- Beim Betrachten einer Landkarte empfand er die Form der Schweiz als fremd. Das Land wirkte »gestaucht«. Und ein am Horizont fliegendes Flugzeug erschien ihm als viel zu tief.

Wir erklärten uns diese Beobachtungen damit, dass das Gehirn die Leerstellen zwar visuell ausgefüllt hatte, die Proportionen der eingefügten Bildanteile jedoch nicht stimmten.

> Die zahlreichen homonymen und die eher seltenen heteronymen Gesichtsfeldausfälle sind Folgen eines Sehbahndefektes. Durch die Unterbrechung der Nervenweiterleitung wird die Wahrnehmung bestimmter Netzhautareale nicht im Gehirn verarbeitet. Der Gesichtsfeldausfall kann komplett oder inkomplett sein.

5.2 Homonyme Gesichtsfeldstörungen im Alltag

Der Ausfall einer Gesichtsfeldhälfte oder eines Viertels führt zu erheblichen Einbußen im Alltag. Gegenstände oder Menschen werden übersehen und Abzweigungen verpasst. Die Orientierung fällt vor allem in unbekannter Umgebung schwer und das vermeintlich plötzliche Auftauchen von Personen oder Fahrzeugen aus dem blinden Bereich erschreckt und verunsichert die betroffenen Menschen.

Auch die Lesefähigkeit wird durch den Gesichtsfeldausfall erheblich gestört. Durch das Übersehen des Zeilenanfangs bei linksseitiger Hemianopsie und durch das Verschwinden des Wort- und Zeilenendes bei rechtsseitiger Hemianopsie ist der Lesefluss gestört und die Lesegeschwindigkeit verlangsamt (▶ Kap. 9)

Alltagsschwierigkeiten sind durch die Gesichtsfelduntersuchung nicht beurteilbar, sondern bedürfen einer eigenen Testung (▶ Kap. 2). Auch die präzise Perimetrie liefert keine Hinweise darauf, wie der Betroffene mit seiner Sehstörung im Alltag zurechtkommt.

> Ein homonymer Gesichtsfeldausfall hat Auswirkungen auf die Orientierung und die Lesefähigkeit. Die Gesichtsfelduntersuchung gibt aber keine Auskunft über die Alltagskompetenzen des Patienten.

Selbstversuch

Eine Hemianopsie kann zumindest teilweise erlebt werden, indem man auf einer Brille bei beiden Gläsern die rechte oder die linke Hälfte abklebt. Dafür sollten ausschließlich beim Optiker erhältliche Okklusionsfolien benutzt werden, die die Beschichtung der Brillengläser nicht beschädigen. Grenzen sind dabei gesetzt, weil sich die Brille bei Augenbewegungen nicht mitbewegt. Man hat also die Chance, an dem Gesichtsfeldausfall vorbei zu schauen, was bei einer tatsächlichen Halbseitenblindheit nicht funktioniert.

Einen sehr guten Eindruck vermittelt der informative Film »Blinde Flecken«. Der Filmemacher Anders Lang erlitt einen Schlaganfall und hatte in der Folge Gesichtsfeldausfälle. Im Film lässt er andere Betroffene und Fachleute zu Wort kommen. Verschiedene Gesichtsfeldausfälle werden in Alltagssituationen gezeigt und vermitteln einen sehr guten Eindruck von den Schwierigkeiten und der Verunsicherung in einem bewegten Alltag (Blinde Flecken, 2021).

5.3 Der Neglect – ein häufiges Phänomen nach einer Hirnverletzung

Sämtliche Facetten des Neglects, die Theorien zur Ätiologie und zur Wirksamkeit der verschiedenen Therapieverfahren werden in diesem Buch nicht vollständig erwähnt. Ausführliche Beschreibungen finden sich an anderer Stelle (vgl. Kerkhoff & Schmidt, 2018; Kerkhoff et al., 2020).

Was ist ein Neglect?

Das Wort Neglect kommt vom lateinischen »neglegere« und bedeutet vernachlässigen.

In der Neurologie meint Neglect die Nichtbeachtung von Reizen in der der geschädigten Hirnhälfte gegenüberliegenden Raum- oder Körperhälfte. Nach einer rechtshirnigen Schädigung werden Reize auf der linken Seite nicht beachtet. Ist die Hirnschädigung links, werden rechtsseitige Reize vernachlässigt. Man spricht auch von Hemineglect oder halbseitiger Aufmerksamkeitsstörung. Die halbseitige Vernachlässigung betrifft nicht nur das Sehen, sondern kann Sinnesfunktionen wie Hören, Fühlen und Riechen ebenfalls beeinträchtigen (Kerkhoff & Schmidt, 2018).

Die Ursache für einen Neglect ist in den meisten Fällen ein Infarkt der Arteria cerebri media (Große mittlere Hirnarterie).

Eine Nichtbeachtung visueller Informationen führt also dazu, dass Personen, Möbelstücke oder relevante Informationen auf einer Seite übersehen werden. Dieses Phänomen beobachten wir auch bei Patienten mit einer Halbseitenblindheit. Und doch sind die zugrunde liegenden Mechanismen unterschiedlich. Der Neglect ist eine Aufmerksamkeitsstörung, die neben den visuellen Informationen auch andere Sinnesfunktionen betrifft. Die Hemianopsie hingegen ist eine Sehstörung, bei der in bestimmten Netzhautarealen keine Wahrnehmung stattfindet.

> Mit einer Hemianopsie sieht man eine Gesichtsfeldhälfte nicht.
> Mit einem Neglect interessiert man sich für eine Raum- oder Körperhälfte nicht.

Merkmale des Neglectes

Wieso ist meistens vom linksseitigen Neglect die Rede?

Der linksseitige Neglect kommt wesentlich häufiger vor als der rechtsseitige. Zudem ist der linksseitige Neglect erfahrungsgemäß ausgeprägter und hält länger an als der rechtsseitige Neglect. Dies erklärt sich damit, dass die rechte Hirnhälfte Funktionen für die linke, aber auch die rechte Raumwahrnehmung steuert. Die linke Hirnhälfte hat jedoch nur Funktionen für die rechte Raumhälfte, sie kann in einem Schadensfall also teilweise durch die rechte Hirnhälfte unterstützt werden. Umgekehrt funktioniert dies aber nicht.

Man geht davon aus, dass ca. ein Drittel der rechtshemisphärisch geschädigten, aber nur ein Achtel der linkshemisphärisch geschädigten Patienten in der postakuten Phase einen visuellen Neglect aufweisen (Kerkhoff & Schmidt 2018, S. 17).

> Der linksseitige Neglect ist wesentlich häufiger und länger anhaltend als der rechtsseitige Neglect.

Das Ausmaß des Neglectes variiert

Der Neglect ist eine Aufmerksamkeitsstörung, die verschiedene Sinnesfunktionen betrifft. Aufmerksamkeit hängt auch bei gesunden Menschen von diversen Faktoren ab. Einerseits sind wir sehr aufmerksam für Dinge, Personen oder Situationen, die uns interessieren. Auch die Beachtung von gesehenen Elementen hängt von der Aufmerksamkeit ab. Wir sehen oft nur das, was uns interessiert oder wonach wir aktiv suchen (vergleiche Gorilla-Experiment, ▶ Kap. 1).

Die Aufmerksamkeit ist somit keine festgelegte Größe, sondern unterliegt auch bei gesunden Menschen erheblichen Schwankungen. Sind wir ausgeruht, gut gelaunt und motiviert, sind unsere Aufmerksamkeitsleistungen deutlich besser. Bei Müdigkeit, Ablenkung oder unter komplexen Bedingungen lässt unsere Aufmerksamkeit nach.

Dementsprechend zeigen auch Neglect-Patienten ihre halbseitigen Aufmerksamkeitsdefizite nicht immer in gleichem Ausmaß. Dabei muss man unterscheiden: Patienten in einer frühen Rehabilitationsphase mit einem sehr schweren, meist

5.3 Der Neglect – ein häufiges Phänomen nach einer Hirnverletzung

linksseitigen Neglect, bringen keine Aufmerksamkeitszuwendung für die linke Seite zustande, egal wie die Bedingungen sind.

Menschen mit einem weniger ausgeprägten Neglect sind je nach Komplexität einer Situation unterschiedlich von ihrer Halbseitenaufmerksamkeitsstörung betroffen. In einem bekannten Umfeld mit vertrauten, klar strukturierten Aufgaben, fällt die Halbseitenvernachlässigung oft nur wenig auf. Je vielschichtiger und unstrukturierter eine Situation aber wird, umso mehr macht sich der Neglect bemerkbar. Auch hier spielen Faktoren wie Müdigkeit und Motivation eine Rolle. Ausgeruht und mit einer Situation vertraut, kann ein Neglect-Patient bessere Leistung bringen, als in einem komplizierten Umfeld, das ihn stresst, ablenkt und ermüdet.

> Das Ausmaß eines Neglectes ist variabel. Es hängt von der Schwere der Hirnverletzung, aber auch von den Umweltbedingungen ab.

Patientenbeispiel: Neglect ist situationsabhängig

Herr Dudli (83) hatte vor sechs Wochen einen Infarkt der mittleren rechten Hirnarterie erlitten. Er zeigte eine Hemiparese links und war auf den Rollstuhl angewiesen. Sehschärfe und Gesichtsfeld waren unauffällig, aber Herr Dudli zeigte einen linksseitigen Neglect. In der Orthoptik fanden deshalb Übungen zur visuellen Exploration statt. Herr Dudli war außerordentlich motiviert und bearbeitete die PC-Übungen mit sportlichem Ehrgeiz. Er fühlte sich in der Orthoptik sichtlich wohl und kam sehr gerne in die Therapie. Außerdem war Herrn Dudli immer klar: In der Orthoptik geht es ums Sehen!

Vor diesem Hintergrund machte Herr Dudli deutliche Fortschritte. Bei den orthoptischen Übungen konzentrierte er sich meist gut auf die linke Seite. Bei den Suchaufgaben am PC war kaum mehr eine Vernachlässigung der linken Bildschirmhälfte feststellbar.

Ganz anders die Situation in der Ergotherapie. Der bekennende Morgenmuffel Dudli hatte in der Ergotherapie-Küche ein Frühstück für sich und seinen Mitpatienten zubereiten sollen. Und dabei zeigte sich der Neglect wieder in vollem Ausmaß! Herr Dudli rammte den linksstehenden Tisch mit seinem Rollstuhl. Die Kaffeemaschine, ebenfalls links in der Küche, fand er nur mit Hilfe der Therapeutin. Das Geschirr musste er in der ihm unbekannten Küche suchen und übersah dabei die Teller auf der linken Seite des Schrankes. Zum Aufwärmen der Milch schaltete er zwar die Herdplatte auf der linken Herdseite an, aber nicht wieder ab.

Müdigkeit und komplexere Alltagshandlungen in einer unbekannten Küche hatten den Neglect wieder voll gezeigt.

Extinktion

Der Begriff Extinktion kommt aus dem Lateinischen und bedeutet »Auslöschung«. Im Zusammenhang mit dem Neglect bedeutet dies, dass einseitig dargebotene Reize korrekt wahrgenommen werden können, bei gleichzeitiger Darbietung in beiden Gesichtsfeldhälften der Reiz auf der Neglect-Seite aber nicht oder weniger beachtet wird (Kerkhoff & Schmidt, 2018; Goldenberg, 2017). Der Reiz auf der gesunden Seite löscht sozusagen die Beachtung des Reizes auf der Neglect-Seite aus.

In Alltagssituationen sind wir immer wieder darauf angewiesen, die Aufmerksamkeit auf Reize rechts und links in unserer Umwelt zu richten und den Blick sehr schnell zu wechseln. In aller Regel passiert auch gleichzeitig im rechten und linken Gesichtsfeld etwas. So wird ein Neglect aufgrund des Extinktionsphänomens im Alltag umso deutlicher, je mehr sich auf der gesunden Gesichtsfeldseite abspielt.

Eine Situation, in der Neglect-Patienten oft relativ gut auf die Reize der vernachlässigten Seite reagieren können, ist hingegen die Perimetrie. Das Fixieren eines Punktes innerhalb einer weißen Halbkugel, stellt eine reizarme Umgebung dar. Es muss nur auf ein Licht reagiert werden, sodass keine Konkurrenz zwischen gleichzeitiger rechts- und linksseitiger Aufmerksamkeit entsteht.

 Bei gleichzeitigen Reizen auf beiden Seiten des Gesichtsfelds, werden Reize auf der Neglect-Seite mehr vernachlässigt, als bei einseitiger Darbietung.

Das Konzept für die eigene Erkrankung

Neglect Patienten zeigen oft kein angemessenes Verständnis für die eigene Erkrankung. Zuweilen sind sie sich der Störung gar nicht bewusst oder sie beurteilen sie nicht realistisch. Einige Patienten nehmen zwar Veränderungen wahr, setzen diese aber nicht in Bezug auf die eigene Person.

Dieses Phänomen wird als Anosognosie (mangelnde Krankheitseinsicht) bezeichnet. Hemianopsie-Patienten können zwar in der Akutphase der Erkrankung auch eine unzureichende Krankheitseinsicht zeigen, bei Neglect-Patienten gehört sie aber fast immer zum Krankheitsbild dazu (Kerkhoff & Schmidt, 2018).

Die Anosognosie sollte immer wieder in diagnostische oder therapeutische Überlegungen einbezogen werden, damit die Angaben und das Verhalten von Neglect-Patienten richtig interpretiert werden können. Keinesfalls darf man die Fehlinterpretationen oder falsche Selbsteinschätzung der Neglect-Patienten als bewusste Täuschung oder als absichtliches Negieren der Krankheitssymptome interpretieren. Sie ist Teil der Erkrankung. Dies ist für Angehörige belastend und sollte ihnen gut erklärt werden.

Durch die unzureichende Krankheitseinsicht entstehen immer wieder Situationen, die man mit gesundem Verstand nicht nachvollziehen kann. Bewusstsein und Selbsteinschätzung sind zerebrale Leistungen, die durch die Hirnverletzung in Mitleidenschaft gezogen wurden.

Beispiele für die gestörte Krankheitseinsicht

In der Anamnese wird gefragt: Übersehen Sie Dinge links und stoßen Sie häufig links an?

»Nein, ich stoße nicht an. Aber ich werde in der letzten Zeit so oft angerempelt. Die Leute sind so rücksichtslos.«

Ein Patient lässt in einer Leseprobe zahlreiche Wörter am Zeilenanfang aus. Dadurch ist der Text komplett unverständlich. Er wird gefragt, wie er seine Leseleistung einschätzt.

»Das ging problemlos.«

Ein Patient stößt mit dem Rollstuhl mehrfach an Möbelstücke und Türrahmen auf der linken Seite an, worauf er von der Therapeutin jedes Mal hingewiesen wird. Am Ende der Therapie fragt er: »Meinen Sie, dass ich bald wieder Autofahren kann?«

Die *Unawareness* gehört zum Krankheitsbild des Neglects.

Neglect und die vermeintliche »Blicklähmung«

Bei Neglectpatienten wird oft eine »Blicklähmung« auf die vernachlässigte Seite beschrieben. Damit ist gemeint, dass die Neglect-Patienten ihre Augen nicht auf die vernachlässigte Seite bewegen, also meist nach links. Der Begriff »Blicklähmung« ist dabei nicht korrekt, da eine Blicklähmung eine Störung der blickmotorischen Steuerung ist und im Falle einer horizontalen Blicklähmung im Blickzentrum im Pons zu suchen wäre. Patienten mit einer echten Blicklähmung können ihre Augen nicht nach links bewegen, weil der Impuls aus dem Blickzentrum fehlt.

Neglect-Patienten könnten ihre Augen ganz normal bewegen. Sie tun es auf die vernachlässigte Seite aber nicht, weil diese Raumhälfte für sie praktisch nicht existiert.

Neglect-Patienten haben keine Blicklähmung. Sie schauen nicht auf die vernachlässigte Seite, weil sie diese nicht beachten.

5.4 Gesichtsfeldstörung oder Neglect? Oder beides?

Diese in der Neurorehabilitation oft gestellte Frage, lässt sich vor allem in der Frühphase bei schwer ausgeprägten Neglect-Syndromen nicht immer beantworten. Bei linksseitigem schwerem Neglect halten diese Patienten ihre Augen im Rechtsblick und reagieren kaum auf Reize, die sich links neben ihrer Blicklinie befinden.

Wenn die Blicklinie 20° nach rechts gerichtet ist, liegt ein Objekt, das sich nur 10° im rechten Raum befindet, bereits zu weit links. Der Neglect ist in dieser Situation offensichtlich. Ob zusätzlich eine Gesichtsfeldstörung vorliegt, lässt sich in dieser Situation nicht untersuchen, weil der schwer betroffene Patient auch bei Screening-Tests keine verlässlichen Angaben machen kann.

Andererseits muss in dieser Phase auch nicht unbedingt geklärt werden, ob das Gesichtsfeld intakt ist. So oder so steht die Behandlung des Neglectes im Vordergrund.

Bei weniger ausgeprägtem Neglect ist in aller Regel eine Gesichtsfeldtestung möglich und kann Informationen liefern.

> Bei einem schweren Neglect-Syndrom lässt sich meist keine Aussage über das Gesichtsfeld machen.

5.5 Gesichtsfeldtestung am Perimeter bei Neglect-Patienten

Die Perimeter-Halbkugel ist eine reizarme Umgebung, die Neglect-Patienten entgegenkommt. Zudem müssen sie nur auf einen Reiz reagieren, sodass sich kein Extinktionsphänomen bemerkbar macht.

Erfahrungsgemäß ist eine Perimetrie bei sehr schwer betroffenen Patienten nicht möglich. Meist scheitert es schon daran, den hemiparetischen und pushenden Patienten korrekt am Perimeter zu platzieren.

Mittelgradig betroffene Patienten können in aller Regel am Perimeter untersucht werden. Oft können sie bei dieser monofokalen Aufgabe auch recht zuverlässige Angaben machen, die es ermöglichen, das Gesichtsfeld zuverlässig zu beurteilen.

Manche Neglect-Patienten liefern aber neglect-typische Antworten, die eine inkomplette Gesichtsfeldstörung vortäuschen. Sie reagieren auf der nicht betroffenen Seite, also meistens rechts, mit korrekten und reproduzierbaren Antworten, sodass sich zuverlässige Gesichtsfeldgrenzen bestimmen lassen. Auf alle Reize, die von der Neglect-Seite kommen, also meistens links, reagieren sie unregelmäßig. Zeitweise bemerken sie die Lichtmarke bereits weit peripher, dann wieder verpassen sie die Lichtmarke und reagieren stark verzögert, sodass die Gesichtsfeldgrenze eine Zickzacklinie wird. Diese unregelmäßige Gesichtsfeldbegrenzung entspricht nicht der Anatomie der Sehbahn und kann nicht als Gesichtsfeldeinschränkung interpretiert werden, sondern als Neglect-Phänomen.

> Die Antworten in der Perimetrie sind auf der Neglect-Seite oft unregelmäßig und dürfen nicht als Gesichtsfeldausfall interpretiert werden.

5.6 Die Hemianopsie ist diagnostiziert. Besteht zusätzlich ein Neglect?

Diese Frage stellt sich immer wieder bei Patienten, bei denen man den Eindruck hat, dass sie über die Gesichtsfeldstörung hinaus eine Raumhälfte stark vernachlässigen. Im therapeutischen Alltag ist es oft nicht möglich, trennscharf abzugrenzen, welcher Anteil an Übersehen der Hemianopsie geschuldet ist und welcher Anteil einen Hinweis auf einen Neglect gibt.

Der Neglect als Aufmerksamkeitsstörung zeigt sich oft in verschiedenen Situationen und die Diagnose setzt sich aus verschiedenen diagnostischen Facetten und Verhaltensbeobachtungen zusammen. Die folgende Tabelle (▶ Tab. 5) liefert dafür Hinweise.

Tab. 5: Charakteristika Gesichtsfelddefekte und Neglect

Merkmale	Hemianopsie/Quadrantenanopsie	Neglect
Visuelle Explorationsstörung	• Initial meist mittelgradige Explorationsstörung. • Im Verlauf Verbesserung der Explorationsfähigkeit.	• Bei schwerem Neglect hochgradige Vernachlässigung. • Bei mittelgradigem Neglect deutliche Vernachlässigung. • Bei Restneglect visuelle Vernachlässigung je nach Komplexität einer Situation.
Lesestörung	• Bei linksseitiger Hemianopsie Probleme beim Finden des Zeilenanfangs. • Bei rechtsseitiger Hemianopsie Fehler am Wortende und deutlich verlangsamte Lesegeschwindigkeit. In Kombination mit aphasischen Störungen oft Leseunfähigkeit.	• Neglect-Dyslexie. • Übersehen des Zeilenanfangs und links gelegener Wortanteile.
Awareness/Krankheitseinsicht	• In der Akutphase manchmal reduziert, vor allem bei linksseitigen Gesichtsfeldstörungen. • Im Verlauf meist vorhanden. • Inkomplette Quadrantenanopsien nach oben werden oft nicht bemerkt.	• Deutlich gestört. • Oft kein angemessenes Konzept für die eigene Erkrankung.
Extinktionsphänomen	Nicht oder selten vorhanden.	Häufig vorhanden.
Visuelle Reizerscheinungen	In der Akutphase häufig.	Nein.
Linienhalbierung	Verschiebung eher in Richtung Hemianopsie.	Verschiebung in Richtung gesunde Seite

Tab. 5: Charakteristika Gesichtsfelddefekte und Neglect – Fortsetzung

Merkmale	Hemianopsie/Quadrantenanopsie	Neglect
Augenposition	Unauffällig.	• Oft Blick auf die Seite der Läsion. • Der Neglect-Patient schaut den Herd an.
Augenbeweglichkeit	Intakt. In der Akutphase wenig spontane Blickbewegungen in den hemianopen Bereich.	Motorisch intakt. Folgebewegungen können auf die Neglect-Seite kaum ausgelöst werden. Vortäuschung einer Blickparese.
Äußeres Erscheinungsbild	Unauffällig.	• Gesichtshälfte auf der Neglectseite oft nicht geschminkt/rasiert. • Der Brillenbügel sitzt nicht hinter dem Ohr auf der Neglect-Seite.
Zeitmanagement	Unauffällig.	Oft gestört. Neglect-Patienten kommen häufig zu früh oder spät in die Therapie.
Leidensdruck	Oft deutlich spürbar. Zukunftssorgen, vor allem wegen der Fahreignung und Arbeitsfähigkeit.	Oft nicht spürbar.

Fazit

- Homonyme Gesichtsfeldausfälle und Neglect-Syndrome sind häufige Phänomene in der neurologischen Rehabilitation.
- Bei Gesichtsfeldausfällen handelt es sich um einen Sehbahndefekt, beim Neglect um eine multimodale Aufmerksamkeitsstörung.
- Gesichtsfeldausfälle und Neglect können zusammen auftreten.
- Gesichtsfeldausfälle und ein Neglect verursachen Störungen in der visuellen Exploration und in der Lesefähigkeit.

6   Therapieverfahren bei Gesichtsfeldausfällen und visuellem Neglect

Was erwartet Sie?

Sie bewerten den Unterschied zwischen Restitutions- und Kompensationsverfahren in der Gesichtsfeldrehabilitation. Sie befassen sich mit Verfahren zur Verbesserung der visuellen Orientierungsleistungen. Sie lernen in der Praxis bewährte Verfahren für verschiedene Trainingsniveaus kennen, die die visuellen Explorationsleistungen bei Gesichtsfeldeinschränkungen und Neglect verbessern. Hinweise zu Trainingsverfahren bei Lesestörungen werden Sie im Kapitel 9 (▶ Kap. 9) bekommen.

»Zum Erfolg gibt es keinen Lift, man muss die Treppe benutzen.«
Emil Oesch

Therapie bei Gesichtsfeldstörungen – Restitution versus Kompensation

Die schlechte Nachricht zuerst: Gesichtsfeldausfälle lassen sich mit therapeutischen Verfahren nicht sicher verbessern. Wie verlockend wäre es, eine Halbseitenblindheit mit gezielten Trainingsverfahren heilen zu können. Mit dem Ziel, eine Gesichtsfeldstörung zu verbessern, wurden in den letzten Jahrzehnten immer wieder Stimulationsverfahren versucht. Die Patienten fixieren dabei den Mittelpunkt eines Computerbildschirms und sollen auf aufleuchtende Stimuli in der Grenzregion zwischen dem ausgefallen und dem intakten Gesichtsfeld reagieren. Solche Verfahren haben eine Restitution des Gesichtsfeldes, also eine Wiederherstellung zum Ziel (Kasten et al.,1998).

Die damit vermeintlich erreichten Gesichtsfeldverbesserungen hielten jedoch einer Überprüfung mit präzisen Perimetrie-Methoden nicht stand (Reinhard et al., 2004; McFadzean, 2006). Wir wenden deshalb keine Restitutionsverfahren für die Behandlung von Gesichtsfeldstörungen an. Nicht nur fehlt die wissenschaftlich nachgewiesene Wirksamkeit, die Restitutionsverfahren sind für Gesichtsfeldpatienten zudem auch kontraproduktiv, da sie Augenbewegungen unterbinden. Bei Restitutionsverfahren fixieren die Patienten einen Punkt auf dem Bildschirm und sollen dabei keine Augenbewegungen machen. Dies verhindert das Erlernen der kompensatorischen Augenbewegungen, die im Alltag erforderlich sind, um den ausgefallenen Gesichtsfeldbereich zu überblicken.

Restitutionsverfahren zur Gesichtsfeldverbesserung sind nicht zu empfehlen.

6.1 Kompensation – Trotz Gesichtsfeldausfall den Alltag bewältigen

Das Prinzip der Kompensationsverfahren besteht darin, große Blickbewegungen in dem ausgefallenen Gesichtsfeldbereich zu erlernen. Ziel ist es, über die Veränderung der Blickrichtung das gestörte Gesichtsfeld zu überblicken, also den Ausfall über Augenbewegungen zu kompensieren. Da große, schnelle Augenbewegungen Sakkaden heißen, wird dieses Training auch als Sakkadentraining bezeichnet. Dabei ist die Blicksakkade aber nur das Mittel zum Zweck, um im Alltag trotz Gesichtsfeldausfall einen guten visuellen Überblick zu erreichen.

Das Prinzip der Ausfallkompensation mag banal erscheinen. Die Betroffenen schauen bewusst in den ausgefallenen Gesichtsfeldbereich und verschaffen sich so einen Überblick. Die Umsetzung dieses Prinzips ist aber sehr anspruchsvoll, da Blicksakkaden normalerweise dann ausgelöst werden, wenn ein Sehreiz im Gesichtsfeld erscheint. Dies ist aber gerade bei einer homonymen Hemi- oder Quadrantenanopsie nicht der Fall.

Bei Trainingsbeginn erfordert es daher eine ständige Konzentrationsleistung und Übung, bis die kompensatorischen Augenbewegungen automatisiert sind. Den günstigen Einfluss auf die Alltagsleistungen kann man im Verlauf der Therapie bei Gesichtsfeldpatienten immer wieder gut beobachten. Wissenschaftlich wurde die Wirksamkeit des Kompensationstrainings in einer randomisierten, kontrollierten Studie nachgewiesen (Roth et al., 2009). (▶ Abb. 6.1a; ▶ Abb. 6.1b; ▶ Abb. 6.1c)

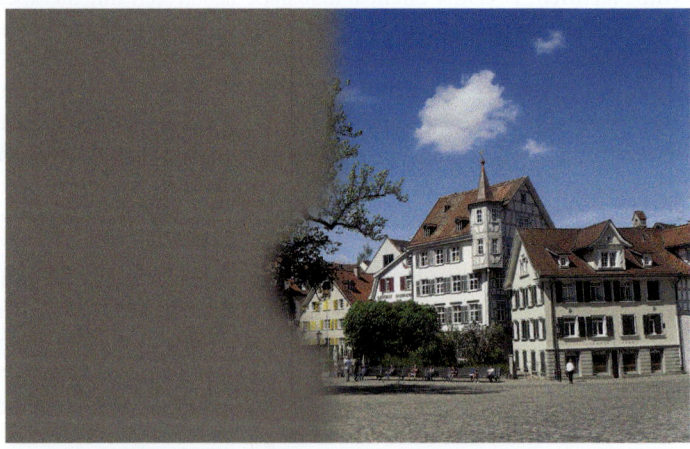

Abb. 6.1a: Hemianopsie links ohne Blickbewegung (eigene Darstellung)

 Kompensationsverfahren verbessern die Alltagsleistung. Ihre Wirksamkeit wurde wissenschaftlich nachgewiesen.

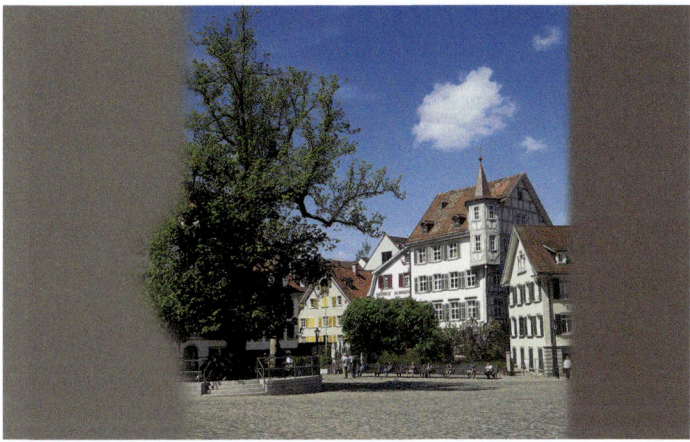

Abb. 6.1b: Hemianopsie Blickbewegung 1 (eigene Darstellung)

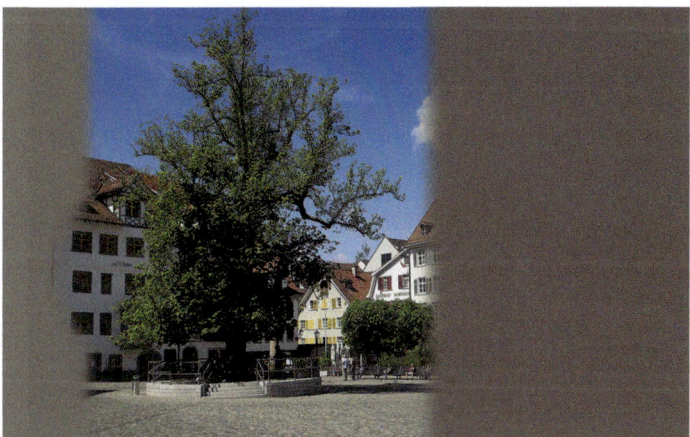

Abb. 6.1c: Hemianopsie Blickbewegung 2 (eigene Darstellung)

Grundgedanken zum visuellen Explorationstraining

Störungen der visuellen Orientierung, wie das Übersehen von Gegenständen oder Menschen, die verzögerte Suche und das Vernachlässigen von visuellen Informationen einer Raumhälfte können von homonymen Gesichtsfeldstörungen wie Hemi- oder Quadrantenanopsien und von Neglect-Syndromen verursacht werden. Die zugrunde liegenden Ursachen von Gesichtsfeldausfällen und Neglect sind zwar unterschiedlich (▶ Kap. 5), ihre Auswirkung auf den Alltag hat aber doch eine gewisse Ähnlichkeit. Daher wird bei der Beschreibung von Therapieverfahren nicht mehr trennscharf zwischen Gesichtsfeldstörung und Neglect unterschieden. Im therapeutischen Alltag überschneiden sich beide Krankheitsbilder nur allzu oft und nicht wenige Patienten sind sowohl von einer Gesichtsfeldstörung als auch von einem Neglect betroffen.

> Visuelles Explorationstraining wird bei homonymen Gesichtsfeldstörungen und bei visuellem Neglect eingesetzt.

Training der visuellen Alltagskompetenzen

Visuelle Explorationsleistungen sind ständig gefragt. Ob wir uns in der eigenen Wohnung bewegen und möglichst nicht über herumliegende Spielsachen stolpern sollten oder ob wir ein Restaurant betreten und nach einem Bekannten Ausschau halten, wir müssen uns visuell orientieren.

Das Ziel des visuellen Explorationstrainings besteht darin, im Alltag einen zuverlässigen Überblick zu erreichen. Das tägliche Leben erfordert ständig ein rasches Wahrnehmen von Situationen für die das Gesichtsfeld relevante Informationen liefert. Sobald ein Bereich des Gesichtsfeldes ausgefallen ist, fallen dessen Informationen weg. Und auch die Einbuße von Aufmerksamkeitsleistungen für eine Raumhälfte aufgrund eines Neglectes ist ein erhebliches Hindernis für den Überblick im Alltag.

Das visuelle Explorationstraining hat zum Ziel, auf der Alltagsebene trotz Gesichtsfeldausfall oder Neglect für eine zuverlässige Orientierung zu sorgen.

Dabei ist es wichtig zu beachten, dass das Gesichtsfeld selbst durch die Kompensationsverfahren nicht beeinflusst wird. Dies sollten Sie den Patienten und ihren Angehörigen deutlich erklären.

> Alltagskompetenzen werden trainiert. Die Gesichtsfeldstörung wird durch das Kompensationstraining nicht verbessert.

Eine Verhaltensänderung ist erforderlich.

Um eine Hemianopsie zu kompensieren oder einen Umgang mit einem visuellen Neglect zu finden, müssen die betroffenen Menschen eine Verhaltensänderung erlernen.

Mit großen Blickbewegungen immer wieder dorthin zu schauen, wo man nichts sieht, ist ein Verhalten, das wir in gesundem Zustand nicht brauchen und somit nicht entwickelt haben. Und wohl niemand musste sich in gesundem Zustand immer wieder sagen »Du solltest an die linke Seite denken«. Somit müssen Hemianopsie- und Neglectpatienten ein Alltagsverhalten erlernen, für das sie keine Vorerfahrung mitbringen.

Die Verhaltensänderung therapeutisch begleiten

Bei Gesichtsfeldeinschränkungen und visuellem Neglect ist die Verhaltensänderung das Trainingsziel. Patienten erlernen Strategien, mit denen sie einen visuellen Überblick erreichen. Sie üben mit therapeutischer Unterstützung die Umsetzung in den Alltag.

Ein visuelles Explorationstraining beschränkt sich daher nicht auf ein streng strukturiertes Sakkadentraining mit abstrakten Vorlagen. Vielmehr müssen Blickbewegungen und eine bewusste Beachtung der hemianopen oder vernachlässigten Seite im Alltag trainiert werden. Es nützt wenig, wenn ein Patient zwar am Bildschirm seine Reaktionszeiten für zu suchende Objekte verbessert, nach Therapieende aber in einen Türpfosten läuft. Ein Patient erwirbt keine Alltagskompetenz, wenn er bei Ausstreichübungen ein Blatt Papier vollständig bearbeitet, sich aber nicht in einen Supermarkt traut, weil ihn seine Halbseitenblindheit in unbekannter Umgebung massiv beeinträchtigt.

Ähnlich wie im Sport brauchen die Technik und die Umsetzung der neuen Blickstrategien Anleitung und Coaching. Eine Verhaltensänderung erlernen die meisten Hirnverletzten am besten in therapeutischer Begleitung. Leichter betroffene Patienten, mit einem Gesichtsfeldausfall als einzigem Defizit, profitieren auch von einem computergestützten Eigentraining. Im besten Fall gelingt es ihnen auch, die erlernten Blickstrategien in ihrem Alltag selbstständig umzusetzen, sobald sie das Trainingsprinzip verstanden haben. Komplexer betroffene Hirnverletzte brauchen aber eine therapeutische Anleitung und wiederholte Übungen, um eine grundlegende Änderung des Blickverhaltens zu erlernen.

Und wie es in anderen Lernprozessen auch ist: Verhaltensänderungen brauchen Zeit!

Hemianopsie- und Neglectpatienten müssen eine Verhaltensänderung erlernen. Dies erfordert Zeit und Übung.

Patientenbeispiel Hemianopsie – Unsicherheit beim Laufen

Frau Isenring war eine zierliche Dame von 73 Jahren. Sie war kulturell sehr interessiert und sportlich aktiv.

Nach einem Hirnschlag (Infarkt der Arteria cerebri posterior rechts) vor zehn Tagen trat sie in die Rehabilitationsklinik ein. Obwohl sie keine motorischen Einschränkungen hatte, war sie beim Laufen außerordentlich unsicher. Sie bewegte sich in ihrem Zimmer vom Bett ins Badezimmer, indem sie sich am Nachttisch und an der Wand festhielt. Den Weg von ihrem Zimmer in den Speisesaal traute sie sich alleine nicht zu.

Wir stellten eine vollständige homonyme Hemianopsie (Halbseitenblindheit) nach links fest. In visuellen Suchaufgaben auf DIN-A4-Blättern arbeitete die sehr disziplinierte Frau Isenring konzentriert mit und lieferte recht gute Ergebnisse ab. Lediglich wenige Zeichen am linken unteren Rand hatte sie übersehen.

Den Zihlschlachter Explorationstest fasste sie als eher unterhaltsame Diashow auf und machte sich unbefangen ans Werk. Sie kommentierte munter Gegenstände und verschaffte sich einen Überblick. Allerdings nur in der rechten Bildhälfte! Selten machte sie eine Blickbewegung über die Mittellinie in die linken Bildbereiche. Schlussendlich erreichte sie im Zihlschlachter Explorationstest rechts 76 Punkte und links 8. Dieses Blickverhalten zeigte die deutliche Störung im Alltag. Da Frau Isenring die linksseitige Hemianopsie noch nicht kompensieren konnte, nahm sie Informationen der linken Raumhälfte kaum wahr. Dies verursachte die ausgeprägte Unsicherheit beim Laufen.

6.2 Die Wahl der richtigen Trainingsmethode

Die verschiedenen Methoden und Trainingsvorlagen des Sakkadentrainings haben sich in den letzten Jahren stetig weiterentwickelt. Während in den 90iger Jahren des letzten Jahrhunderts vorwiegend mit Papier-Bleistift-Aufgaben und ersten einfachen Computer-Programmen gearbeitet wurde (Münssinger & Kerkhoff, 1995; Paul, 1995; Steinmetz, 1988), sind in den letzten Jahren zunehmend raffiniertere PC-Programme (Freshminder, 2021; VISIOcoach, 2021) entwickelt worden.

Die Spannbreite der visuellen Aufgaben reicht also von einfachen Suchaufgaben mit realen Gegenständen am Tisch bis hin zu rasch wechselnden Items auf dem PC, die unter Multitasking-Bedingungen bearbeitet werden müssen. Die Möglichkeiten sind enorm und es fordert Ihr therapeutisches Geschick, sie dem Niveau des Patienten und entsprechend seiner Fähigkeiten einzusetzen.

Wir lassen uns dabei gerne von zwei Prinzipien lenken:

1. Trainingsprinzip: Das Niveau muss dem Patienten entsprechen.

> »Der Wurm muss dem Fisch schmecken und nicht dem Angler.«
> Marketing-Weisheit

Nichts ist so motivierend wie Erfolg. Therapeutische Übungen so zu wählen, dass ein Patient eine gute Chance hat, erfolgreich zu sein, ist dabei die hohe Kunst. Zunächst werden Trainingsszenarien auf bewusst einfach gehaltenem Niveau angeboten. In einem ersten Schritt geht es nicht darum, intellektuell raffinierte Herausforderungen zu wählen. Vielmehr möchten Sie dem hirnverletzten Patienten ein Trainingsszenario bieten, in dem er erfolgreich visuelle Leistungen erbringen kann. Das kann bedeuten, dass Sie Übungen wählen, bei denen nur wenige Objekte auf den Tisch oder dem Bildschirm gesucht werden müssen. Wenn er die Aufgabe bewältigen kann, wird der Patient das als Erfolg wahrnehmen. Und wenn die Aufgabe viel zu einfach für ihn war, können Sie dies motivierend kommentieren »jetzt habe ich Sie aber unterschätzt!«, und können ein schwierigeres Niveau wählen.

> Das Trainingsniveau muss es dem Patienten ermöglichen, erfolgreich zu sein.

2. Trainingsprinzip: Die Methode richtet sich an die Alltagsstörung.

»Wenn ich jemandem Klavierspielen beibringen möchte, nehme ich dafür ein Klavier und keine Geige.«
Detlef Marks, Physiotherapeut in Zihlschlacht

Je nach Situation brauchen wir unterschiedliche visuelle Alltagsleistungen. Einen Supermarkt zu überblicken, einen Lastwagen zu steuern oder auf dem Computer-Bildschirm die Spalten eines Buchhaltungsprogramms akribisch zu kontrollieren, all das fordert sehr verschiedene visuelle Strategien. Je nach Ausprägung einer Hirnverletzung machen sich visuelle Defizite ebenfalls unterschiedlich bemerkbar. Die einen Patienten bemerken, dass sie sich nicht gut orientieren können. Vor allem beim Laufen sind sie unsicher, weil sie den hemianopen Bereich nicht überblicken. Solche Patienten profitieren wenig davon, auf kleinformatigen Blättern Zahlen, Sternchen oder Sonstiges durchzustreichen zu müssen. Unsicherheiten beim Laufen müssen durch Explorationsübungen beim Laufen trainiert werden.

Ein Buchhalter hingegen, der bemerkt, dass er Zahlenkolonnen nicht mehr kontrollieren kann, weil er mehrstellige Zahlen nicht mehr vollständig erfasst, profitiert nicht von einem Mobilitätstraining in unbekannten Räumen. Er muss mit Zahlenmaterial trainieren, wie es seinem persönlichen Alltag entspricht.

> Die Therapie-Methoden sollten auf das Alltagsproblem abgestimmt sein.

Was nichts nützt: die Sache mit der Kopfdrehung

Patienten mit einer Halbseitenblindheit wird zuweilen von Angehörigen oder Laien empfohlen, doch einfach den Kopf in die Richtung des Gesichtsfeldausfalles zu drehen. Dieser Ratschlag mag gut gemeint sein, leider bringt er aber keinen Nutzen und ist nicht effizient.

Wenn man etwas fixiert und dabei den Kopf dreht, bleibt die Blickrichtung auf das Fixationsobjekt gerichtet. Eigentlich wird dabei nur der Kopf um die Augen herumgedreht (vestibulo-okulärer Reflex). Es erfolgt keine Veränderung der Blickrichtung, man hat also keine zusätzlichen visuellen Informationen erfasst.

Wenn ein Mensch nun generell den Kopf in Richtung Hemianopsie dreht, hat er möglicherweise ein bisschen mehr Aufmerksamkeit in Richtung Hemianopsie verlagert. Wenn er aber versucht, den hemianopen Bereich über eine Kopfbewegung zu überblicken, ist dies nicht effizient, da Kopfbewegungen viel langsamer sind als Augenbewegungen.

Abgesehen davon ist eine stete Kopfdrehung unbequem und kann zu Verspannungen führen.

Von einer Kopfdrehung zur Gesichtsfeldkompensation wird abgeraten.

Blickbewegungen sind effizient

Augenbewegungen sind sehr viel schneller als Kopfbewegungen. Sakkaden erreichen eine Geschwindigkeit bis zu 700° pro Sekunde (Bynke, 2000), was wir mit einer Kopfbewegung niemals schaffen würden. Daher werden Hemianopsie-Patienten vor allem zu Trainingsbeginn instruiert, den Kopf relativ ruhig zu halten und den hemianopen Bereich mit Blickbewegungen abzusuchen. Diese Technik ist nötig, um den Einsatz von großen Blicksakkaden zu gewährleisten. Die Blickbewegung bewirkt eine rasche Veränderung der Blickrichtung und ermöglicht, Sehobjekte im ausgefallenen Bereich zu entdecken. Eine große Blickwendung ist dafür erforderlich. Dauerhaft die Augen in eine weit periphere Blickposition zu halten ist aber unbequem. Daher drehen Patienten ihren Kopf, nachdem sie die Blickbewegung ausgeführt haben. Das machen sie von selbst, um sich eine bequeme Blickposition zu verschaffen.

Die optimale Strategie besteht also darin, erst die Augen mit einer weiten Sakkade zu bewegen. Dann kann der Kopf gedreht werden, um eine komfortable Augenposition zu nutzen.

 Erst die Augen bewegen, dann den Kopf drehen.

Der richtige Zeitpunkt: Es ist nie zu spät und selten zu früh

In der ersten Phase nach einer akuten neurologischen Erkrankung bestimmen die medizinische Behandlung und der möglicherweise schlechte Gesundheitszustand eines Patienten das Geschehen. Schwerer betroffenen Patienten werden im Anschluss an die Akutbehandlung meist in eine Rehabilitationsklinik überwiesen. Das visuelle Training ist dann Teil des Therapieprogramms und setzt ein, sobald der Allgemeinzustand des Patienten es zulässt.

Leichter betroffene Patienten, fallen hingegen oft durch die Maschen, vor allem wenn die Gesichtsfeldstörung das einzige Symptom ist. Da die Patienten ganz fit wirken, gehen manche Behandler davon aus, dass sie zu Hause schon zurechtkommen und sich an eine Halbseitenblindheit gewöhnen werden. Dann wird es oft verpasst, ein visuelles Training zu organisieren. Im Verlauf können aber erhebliche Probleme den Alltag erschweren. Neben einer Selbstgefährdung im Straßenverkehr und einer erhöhten Sturzgefahr durch übersehene Hindernisse, kommt es bei manchen Patienten auch zu einer depressiven Verarbeitung der Situation.

Erhalten Patienten mit größerer zeitlicher Verzögerung ein Training, konnte nachgewiesen werden, dass sie ihre Explorationsleistungen auch Monate und Jahre nach der Erkrankung noch verbessern können (Roth et al., 2009). Es ist also nie zu spät.

Zu früh kann ein Training allenfalls in den ersten Wochen nach dem Ereignis einsetzen, wenn eine Gesichtsfeldstörung in Rückbildung ist. Möglicherweise bilden sich die Hemianopsie oder Quadrantenanopsie so schnell zurück, dass kein Training mehr nötig ist. Dies bemerken Sie aber rasch, sodass Sie keine relevanten Therapie-Ressourcen verschwenden werden.

Ein visuelles Explorationstraining sollte rechtzeitig begonnen werden. Es wirkt aber auch noch nach zeitlicher Verzögerung.

Patientenbeispiel: Hemianopsie, 6 Monate ohne Training.

Herr Galli (76) war ein pensionierter Buchhändler, der ein aktives Rentnerleben führte. In den Ferien erlitt Herr Galli einen Hirnschlag im Versorgungsgebiet der hinteren rechten Hirnarterie.

Zurück in der Schweiz wurde eine vollständige Hemianopsie nach links festgestellt. Herr Galli hatte große Schwierigkeiten, sich zu orientieren. Er übersah Hindernisse auf der linken Seite, lief in Möbelstücke und auch das Lesen machte ihm Probleme, da er oft Wörter am Zeilenanfang ausließ.

»Kaputt ist kaputt«, war der wenig einfühlsame Kommentar des Augenarztes, den das Ehepaar konsultierte. Man könne an der Gesichtsfeldstörung nichts machen, Herr Galli müsse sich daran gewöhnen, so der Augenarzt.

In den folgenden Monaten konnte sich Herr Galli mit der Situation nur schlecht abfinden. Er war deutlich verunsichert und traute sich nicht mehr, die Wohnung alleine zu verlassen. Wegen der zunehmend depressiven Stimmung konsultierte das Ehepaar den Hausarzt, der den Patienten dann für ein kompensatorisches Gesichtsfeldtraining anmeldete.

Sechs Monate nach dem Hirnschlag zeigte Herr Galli am Goldmann-Perimeter eine vollständige homonyme Hemianopsie nach links. Nach der Gesichtsfeldtestung mit unbewegten Augen, baten wir Herrn Galli, nun die Augen in der Perimeterkugel zu bewegen (▶ Kap. 2, Blickfeld am Perimeter). Auch wenn ihm Augenbewegungen erlaubt wurden, führte er kaum welche nach links aus, was für eine unzureichende Hemianopsie-Kompensation sprach.

Im Zihlschlachter Explorationstest erreichte er rechts 52 und links 26 Punkte. In den sechs Monaten nach dem Hirnschlag hatte sich Herr Galli also keine Blicktechnik angewöhnt, um die linke Seite effizient abzuscannen. Einzig die Lesestörung hatte sich in den vergangenen Wochen verbessert. Herr Galli hatte gelernt, den Zeilenanfang zuverlässig zu suchen und ließ keine Wörter mehr aus.

Das Ziel der ambulanten Therapie war also die zuverlässige visuelle Orientierung in bekannter und unbekannter Umgebung.

Wir übten mit dem Programm *VISIOcoach* Blicksakkaden und instruierten ihn, zu Hause mit dem Programm eigenständig zu arbeiten. In der Klinik nutzten wir unseren Beamer und ließen ihn große Alltagsszenen systematisch abscannen. Der Patient wurde angeleitet, bei jeder neuen Szene zuerst nach links zu schauen, um sich so einen raschen Überblick zu verschaffen. Erst dann sollte er auch die rechte Bildhälfte anschauen. Dahin zuerst zu schauen, wo er nichts sieht, verlangte Herrn Galli so einiges ab. Er brauchte mehrere Sitzungen, aber dann klappte es gut. Anschließend ging es in den Alltag. Wir liefen mit Herrn Galli zunächst die bekannten Wege in der Klinik ab. Dabei ging die Orthoptistin links von ihm und projizierte mit einem Laserpointer mal rechts und sehr viel häufiger links einen roten Punkt in die Umgebung. Herr Galli war aufgefordert beim Laufen, den roten Punkt mit einer Augenbewegung zu entdecken. Er musste sich also auf das Laufen, die Klinikumgebung und den roten Punkt konzentrieren. Anfangs verpasste er den Punkt auf der linken Seite relativ oft, zumal er sehr zügig lief.

»Laufen Sie doch bitte langsamer. Das lässt Ihnen mehr Zeit für das Überblicken der linken Seite«, instruierten wir ihn.

»Ich kann doch nicht so langsam durch die Gegend schleichen«, konterte der sportliche Patient, ein Argument, das man häufiger hört.

»Wissen Sie, das ist wie beim Skifahren,« holte die Orthoptistin den Patienten auf der sportlichen Ebene ab. »Sobald Sie die Technik beherrschen, werden Sie automatisch schneller«.

So erlernte Herr Galli zunächst in bekannten Klinikarealen, dann in unbekannten Bereichen eine sichere Technik, um die linke Seite zu überblicken. Bei jedem Richtungswechsel wurde er instruiert, sofort die linke Seite abzuscannen. Mit der Zeit gelang es sogar, den Patienten beim Laufen gleichzeitig in ein Gespräch zu verstricken. Herr Galli hatte die Blicksakkaden nach links verinnerlicht und führte sie immer selbstverständlicher aus.

Die Abschlusstestung nach 19 Sitzungen zeigte – wie erwartet – am Perimeter die unveränderte vollständige Hemianopsie nach links. Bei der Prüfung des Blickfeldes, also der Wahrnehmung der Lichtreize mit bewegten Augen, schnitt Herr Galli nun aber sehr gut ab. Er erwischte durch die Blickbewegung Reize ab 30° Linksblick. Im Zihlschlachter Explorationstest war er nicht nur schneller geworden, sondern zeigte keine Vernachlässigung der linken Seite mehr. Er erreichte rechts 33 und links 42 Punkte.

Neben den objektiv verbesserten Testergebnissen, erfreute uns vor allem, was Herr Galli aus seinem Alltag berichtete: »Ich war letzte Woche auf dem Jahrmarkt! Dort war ich alleine unterwegs und habe mich sehr sicher gefühlt!«

6.3 Therapiemethoden auf unterschiedlicher Schwierigkeitsstufe

Das Spektrum visueller Explorationsleistungen im Alltag ist sehr breit. Der Blickwechsel bei Tisch vom Teller zur Tasse ist bereits eine einfache visuelle Explorationsleistung. Am Zürcher Hauptbahnhof zu Stoßzeiten durch die Bahnhofshalle zu laufen, ohne jemanden anzurempeln, ist ebenfalls eine visuelle Explorationsleistung, jedoch ungleich komplexer.

6.3 Therapiemethoden auf unterschiedlicher Schwierigkeitsstufe

Im Folgenden werden Therapiemethoden unterschiedlicher Schwierigkeitsgrade beschrieben, die der unterschiedlichen Leistungsfähigkeit hirnverletzter Patienten entsprechen. Wie gesagt, der Wurm muss dem Fisch schmecken und nicht dem Angler. Wir brauchen daher für jedes Patientenniveau individuelle Trainingsmöglichkeiten.

Einfache Sakkadenübungen ohne Computer

Für eine erste Kontaktaufnahme und für Frührehapatienten setzen Sie am besten Methoden ein, für die Sie keinen Computer brauchen. Der Kontakt ist direkter und die Aufmerksamkeit kann besser stimuliert werden.

Fingerzählen

Der Patient und Sie sitzen sich gegenüber. Sie heben eine Hand und strecken einige Finger aus. Der Patient wird gebeten die Finger zu zählen. Dies wiederholen Sie mehrfach mit einer unterschiedlichen Anzahl ausgestreckter Finger. Mal bieten Sie die Hand rechts, mal links an. Dies fordert immer Blickbewegungen des Patienten.

Komplexität steigern:

- Setzen Sie beide Hände gleichzeitig ein. Dies kann ein Extinktionsphänomen bewirken (▶ Kap. 5).
- Instruieren Sie den Patienten, zuerst auf die hemianope oder vernachlässigte Seite zu schauen.
- Mögliche Beobachtungen:
- Am Anfang lassen Patienten die Hand auf der hemianopen oder vernachlässigten Seite aus oder sie zählen die Finger auf dieser Seite nicht vollständig.
- Für Hemianopsie-Patienten ist es sehr instruktiv zu erleben, dass sie sich mit einer einfachen Blickbewegung einen Überblick über die hemianope Seite verschaffen können.

Landoltringe explorieren

Statt Finger auszustrecken, können Sie eine Karte mit einem Landoltring (Der SZB LCS-Test bietet das Material dazu; ▶ Kap. 2) in die mittlere Gesichtsfeldperipherie des Patienten halten. Er wird gebeten, die Richtung der Öffnung zu benennen oder zu zeigen. Dies wiederholen Sie mehrfach, wobei Sie die Karte im rechten und linken Gesichtsfeld anbieten und die Richtung der Ringöffnung immer wieder ändern.

- Komplexität steigern:
- Bieten Sie die Karten gleichzeitig rechts und links an.
- Wählen Sie Karten mit kleinen Landoltringen.

- Instruieren Sie den Patienten, zuerst auf die hemianope oder vernachlässigte Seite zu schauen.

Übungen am Tisch

Für visuelle Suchübungen am Tisch sind der Fantasie keine Grenzen gesetzt. Patient und Therapeut sitzen sich gegenüber, sodass Sie die Kopfhaltung und die Augenbewegungen des Patienten beobachten können. Gegenstände, Plastikpunkte, Spielsteine, geometrische Figuren oder Memory-Karten werden auf den Tisch gelegt. Zunächst werden sie nur wenig auf der vernachlässigten Seite präsentiert und ihr Abstand zueinander ist gering. Der Patient hat die Aufgabe, die Figuren, zu zeigen, zu zählen, zu benennen oder zu greifen.

Vorschläge für nützliche Materialien und mögliche Aufgaben:

- Kleinere Alltagsgegenstände, z. B. Kugelschreiber, Schlüssel, Löffel etc.
- Geometrische Figuren, selbst erstellt oder Material der Lightbox (SZBlind 2021):
  - Nach bestimmten Kriterien suchen lassen, z. B. wo ist eine runde Form? Wie viele Dreiecke sehen Sie? Wie viele Figuren sind rot/blau/gelb ...
- Spielwürfel
  - Welcher Würfel zeigt die höchste Punktzahl?
- Dominosteine
  - Welcher Stein zeigt eine bestimmte Punktzahl?
  - Welche Steine könnte man aneinanderlegen?
- Memory-Karten
  - Von jedem Paar liegt nur eine Karte auf dem Tisch. Die Partnerkarte wird gezeigt: Wo sehen Sie das gleiche Bild auf dem Tisch?
  - Welches Bild auf dem Tisch zeigt Landschaften/Tiere/Menschen/Häuser etc.
  - Die Bildpaare liegen unsortiert auf dem Tisch. Die Aufgabe besteht darin, Paare zu suchen.

Komplexität steigern:

- Steigern Sie die Anzahl der Objekte.
- Vergrößern Sie die Ausdehnung der gelegten Objekte.
- Lassen Sie den Patienten aus einer Auslegeordnung Objekte nach bestimmten Kriterien suchen.
- Wählen Sie Objekte mit höherer Visusanforderung, z. B. Dominosteine, Spielkarten, Memory-Bilder.

> **Tipp**
>
> Museumsshops sind eine Fundgrube für erwachsenengerechtes Therapiematerial.

Papier-Bleistift-Aufgaben

Für Suchübungen oder Ausstreichaufgaben stehen diverse Therapiematerialien zur Verfügung. Eine gute Auswahl bietet das Buch Ergotherapie bei Gesichtsfeldausfällen (Pauli & Paul, 2020).

Sakkadentraining und Suchaufgaben am Computer

Auch für Übungen am PC gilt: einfach einsteigen und dann die Komplexität steigern. Einfachste Sakkadenübungen bestehen darin, jeweils nur ein einzelnes Zeichen auf dem Bildschirm zu präsentieren und durch einen Positionswechsel Sakkaden zu fordern. Dabei handelt es sich um ein Frührehaniveau, das für schwer betroffene Neglect-Patienten in Frage kommt.

PowerPoint-Präsentation mit einzelnen Zeichen

Da uns ein verlässliches Programm fehlte, das einzelne Items präsentiert, haben wir eigene PowerPoint-Präsentationen erstellt. In Serien von jeweils 30 Folien werden Buchstaben, Zahlen oder Symbole präsentiert. Damit haben Sie die Möglichkeit, die Zeichen schrittweise von rechts nach links zu zeigen, um schweren Neglect-Patienten den Einstieg zu erleichtern. Im Verlauf können Sie Varianten wählen, bei denen die Zeichen unregelmäßig auf dem Bildschirm erscheinen.

Download:

(▶ Zusatzmaterial 9–12 PowerPoint-Präsentationen für Sakkadenübungen)

Der Vorteil einer PowerPoint-Präsentation besteht darin, dass die Folien mit wenig Aufwand auf die jeweiligen Visus-Bedürfnisse eines Patienten angepasst werden können. Sie können sowohl am PC als auch über einen Beamer präsentiert werden. Der Nachteil liegt darin, dass die Reaktionszeiten pro Zeichen nicht messbar sind.

Download:

PowerPoint-Serien für Blicksakkaden

Der nächste Schritt: mehrere Zeichen gleichzeitig

Explorieren von einzelnen Zeichen ist ein sinnvoller Einstieg bei schwerbetroffenen Patienten. Bald möglichst sollte aber ein minimal schwierigeres Trainingsmaterial angestrebt werden, das gleichzeitig mehrere Zeichen anbietet. Neglectpatienten zeigen Extinktionsphänomene, das heißt gleichzeitig auf der gesunden Seite präsentierte Objekte löschen die Wahrnehmung auf der vernachlässigten Seite aus. Daraus folgt die therapeutische Überlegung, dass Neglect-Patienten lernen sollen, mindestens zwei, im Verlauf besser noch mehrere, Objekte zu explorieren. Ziel ist, dass sie auch bei Reizen auf der gesunden Seite, die vernachlässigte Seite beachten.

Sobald es der Kooperationsfähigkeit eines Patienten entspricht, nutzen wir die benutzerdefinierte Version des Therapieprogrammes *VISIOcoach*. Sie ermöglicht es, die Suchzeichen sehr groß darzustellen und ihre Anzahl auf zehn pro Suchbildschirm zu reduzieren.

VISIOcoach

Als Grundbaustein für ein visuelles Explorationstraining hat sich im klinischen Alltag das Programm *VISIOcoach* (VISIOcoach, 2021) bewährt. Es wurde von der Sehbehindertenambulanz der Universitätsklinik Tübingen für die Verbesserung von visuellen Explorationsstörungen bei homonymen Gesichtsfeldstörungen entwickelt. Seine Wirksamkeit ließ sich in einer kontrollierten Studie nachweisen (Roth et al., 2009). Das Trainingsprinzip besteht darin, dass der Proband mit ruhiger Kopfhaltung aus einer Vielzahl von Symbolen, Zahlen, Buchstaben oder Objekten bestimmte Zeichen suchen soll. Sobald er ein Zielzeichen mit dem Maus-Cursor berührt, ertönt ein Geräusch und das Zeichen verwandelt sich in ein rotes Dollarzeichen. Ist das letzte vorhandene Zielzeichen gefunden, verwandelt es sich in ein blaues Eurozeichen. Sofort erscheint die Auswertung der Suchrunde in Form von Punkten. Dann startet eine neue Runde.

Die Aufgabe ist nahezu selbsterklärend. Für die Patienten ist es offensichtlich, dass es um den visuellen Überblick geht. Die unmittelbare Rückmeldung erlaubt es, die eigene Leistung sofort einzuschätzen, was sehr motivierend wirkt. Die eigene Leistungssteigerung wird dabei unmittelbar erlebt und Patienten entwickeln zuweilen einen geradezu sportlichen Ehrgeiz im Training. Trotz der intellektuell wenig raffinierten Aufgabe wird *VISIOcoach* als Therapiemethode sehr gut angenommen.

Am Ende jeder Trainingssitzung erscheint eine Auswertung der Reaktionszeiten pro Bildschirmquadrant, was für eine Verlaufsdokumentation sehr nützlich ist.

Seit Jahren wird *VISIOcoach* stetig weiterentwickelt. Derzeit bietet es eine Erwachsenenversion mit drei Standardeinstellungen für verschiedene Schwierigkeitsstufen sowie eine Kinderversion mit kindgerechten Suchsymbolen. Zudem besteht die Möglichkeit, in einer benutzerdefinierten Version, Größe und Anzahl der Suchobjekte zu gestalten. Auch die Größe des Cursors und die Hintergrundfarbe können verändert werden. Dies bietet die Möglichkeit einerseits für schwerbetroffene Patienten vereinfachte Suchaufgaben mit wenigen großen Zeichen zu wählen. Andererseits kann für leicht betroffene und leistungsfähige Patienten ein komplexes Szenario mit Doppelzeichen in hoher Dichte erstellt werden. (▶ Abb. 6.2; ▶ Abb. 6.3; ▶ Abb. 6.4)

VISIOcoach kann von leichter betroffenen Patienten zu Hause als Eigentraining durchgeführt werden.

6.3 Therapiemethoden auf unterschiedlicher Schwierigkeitsstufe

Für den klinischen Alltag ist es mit seinen verschiedenen Trainingsstufen sehr gut einsetzbar.

Instruktion der Patienten:

- Achten Sie darauf, ihren Kopf möglichst gerade zu halten und die Sucharbeit mit den Augen zu erledigen.
- Bewegen Sie Ihre Augen und nicht den Kopf. Schließlich wollen Sie die Augen trainieren und nicht den Hals. (Humor ist erlaubt!)
- Beginnen Sie die Suchübung möglichst auf der »schwierigen« (hemianopen oder vernachlässigten) Seite. Dies verbessert die Aufmerksamkeitszuwendung für diese Seite.
- Machen Sie große Augenbewegungen. Der rasche Überblick ist gefragt und nicht das akribische Fixieren jedes einzelnen Zeichens.
- Gehen Sie nicht zeilen- oder spaltenförmig vor. Eine kleinliche Suchstrategie entspricht nicht dem, was Sie im Alltag brauchen. Große Augenbewegungen verschaffen Ihnen einen besseren Überblick.

Komplexität steigern:

- Wählen Sie das nächst höhere Trainingsniveau oder gestalten Sie das Trainingsniveau in der benutzerdefinierten Version.
- Lassen Sie *VISIOcoach* über einen Beamer laufen, damit eine grosse Fläche überblickt werden muss. Nützlich ist dabei eine Funkmaus, damit der Patient in grösserem Abstand zum Computer die Maus bedienen kann.
- Führen Sie während des *VISIOcoach*-Trainings ein Gespräch mit dem Patienten, um aus dem Training eine Dual-Task Aufgabe zu machen.

Abb. 6.2: VISIOcoach standard (eigene Darstellung)

6 Therapieverfahren bei Gesichtsfeldausfällen und visuellem Neglect

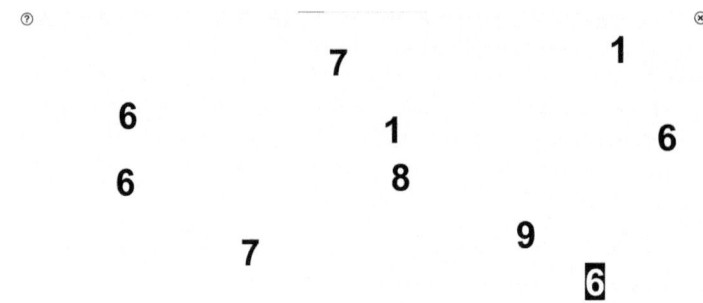

Abb. 6.3: VISIOcoach benutzerdefiniert einfach (eigene Darstellung)

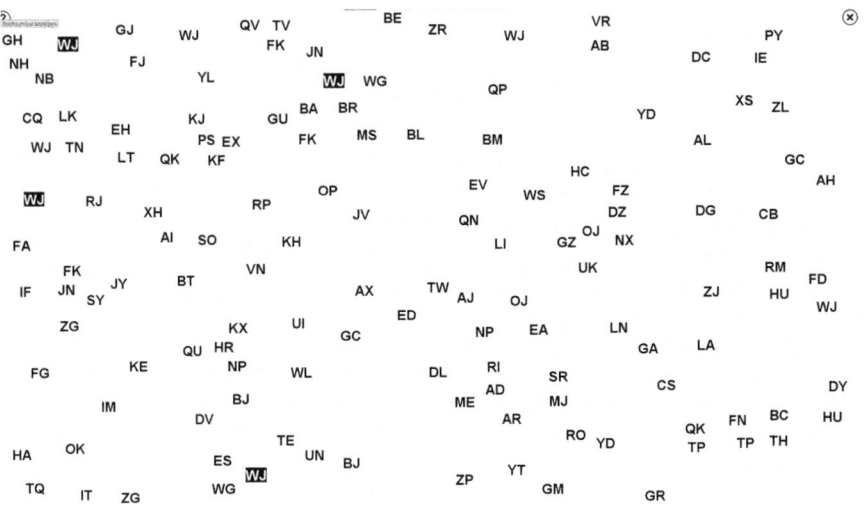

Abb. 6.4: VISIOcoach hochkomplex (eigene Darstellung)

> *VISIOcoach* erfüllt die Qualitätskriterien:
>
> - Direkte Rückmeldung zur Suchleistung an den Patienten.
> - Berechnung der tatsächlichen Suchgeschwindigkeit unter Berücksichtigung der Zeichenanzahl.
> - Auswertung für alle Quadranten.
> - Wirksamkeitsnachweis in einer kontrollierten Studie (Roth, 2009).

Komplexere Trainingsaufgaben am Computer

Neuropsychologische Trainingsprogramme bieten oft Therapiematerial, das neben der visuellen Exploration auch Anforderungen an das Arbeitsgedächtnis sowie die selektive und geteilte Aufmerksamkeit stellt. Gute Erfahrungen machen wir mit den bedienerfreundlichen und optisch ansprechenden Fresh-Minder-Programmen (Fresh Minder 2021). Diese neuropsychologische Trainingssoftware bietet Übungen, die im visuellen Explorationstraining gut eingesetzt werden können.

Fresh Minder 2

Symbole suchen

Aus einer variierenden Anzahl von Symbolen muss ein bestimmtes Symbol gesucht werden. Die Symbole ändern sich in jeder Runde. Das Ergebnis wird als Punktwert mitgeteilt. Diese Aufgabe hat ein ähnliches Trainingsprinzip wie *VISIOcoach*, wobei sich Darstellung und Auswertung unterscheiden. Trainiert werden mit dieser Übung unter anderem die selektive Aufmerksamkeit, Verarbeitungsgeschwindigkeit und die visuelle Diskriminierung (Fresh Minder, 2021).

Ballonjagd

Auf dem Bildschirm steigen vor einer Hintergrundlandschaft unterschiedlich große farbige Luftballone auf, die mit der Maus zum Platzen gebracht werden sollen. Gleichzeitig erscheinen wechselnde Anweisungen, welche Farbe jeweils nicht abgeschossen werden darf. Durch das ständige Beachten der Anweisung müssen geteilte Aufmerksamkeitsleistungen erbracht werden. Die Aufgabe ist sehr spielerisch und der Bildschirm muss gut überblickt werden. Trainiert werden unter anderem die geteilte Aufmerksamkeit, Reaktionsgeschwindigkeit, Visuomotorik und das räumliche Vorstellungsvermögen (Fresh Minder, 2021).

Das Ergebnis wird nach jeder Runde in Form von Punkten mitgeteilt. Eine Auswertung pro Bildschirmquadrant ist leider nicht möglich.

Fresh Minder 3

Bilderreihe

Auf dem Bildschirm erscheint eine Reihe mit gut erkennbaren Fotos von Gegenständen oder Tieren. Der Trainierende muss sich die Reihenfolge merken. In einem nächsten Schritt wird die Reihenfolge verändert und man muss die ursprüngliche Reihenfolge wiederherstellen. Konzipiert wurde diese Übung unter anderem für das Training von Lern- und Merkfähigkeit, selektiver Aufmerksamkeit, visueller Wahrnehmung und Visuomotorik (Freshminder, 2021).

Da das Absuchen der Bilderreihen aber auch visuelle Explorationsleistungen fordert, nutzen wir sie auch gerne für Hemianopsie- und Neglectpatienten.

Bildinterpretation

Die Abbildung einer Alltagsszene ist auf der linken Bildschirmseite zu sehen. Rechts im Bildschirm werden Wörter angeboten, deren Anzahl variierbar ist. Der Trainierende klickt den Begriff an, der zu dem jeweiligen Bild am besten passt. Trainiert werden damit unter anderem das Sprachverständnis, die visuelle Wahrnehmung, selektive Aufmerksamkeit, Arbeitsgedächtnis und logisches Denken (Fresh Minder, 2021).

Da das Foto auf der linken Seite, je nach den vorgeschlagenen Begriffen, eine genaue Beachtung der Details erfordert, setzen wir diese Übung gerne bei Patienten mit einem leichteren visuellen Neglect links ein.

Perlenfische

Der Bildschirm zeigt eine Unterwasserwelt. Auf einer Seite befindet sich eine Box, von der anderen Seite schwimmen Fische auf die Box zu, von denen einige eine Perle verschluckt haben. Die Fische mit der Perle sind zunächst grau, während alle anderen orange sind. Die Perlenfische muss sich der Trainierende rasch merken, denn sie wechseln nach einiger Zeit ihre Farbe und sind dann nicht mehr von den Fischen ohne Perle zu unterscheiden. Sobald die Perlenfische über der Box sind, klickt man sie an, damit sie die Perlen in die Box fallen lassen. Dann erscheinen wieder weitere Fische. Am Schluss wird die Leistung mit Punkten belohnt. Die Anzahl der Fische, ihre Geschwindigkeit sowie die Größe der Box lassen sich mit großer Spannbreite variieren. Neben der visuellen Exploration trainiert diese Übung unter anderem das Arbeitsgedächtnis, die selektive und die geteilte Aufmerksamkeit (Fresh Minder, 2021). (▶ Abb. 6.5a; ▶ Abb. 6.5b)

Doppelspiel

Auf dem ganzen Bildschirm verteilt werden Zahlenfelder gezeigt, die je nach Zahlenwert mit der rechten oder der linken Maustaste weggeklickt werden müssen. Gleichzeitig sind Tierbilder zu sehen, die bei entsprechend ertönendem Tiergeräusch angeklickt werden müssen. Je nach Niveau erklingen zudem Glockentöne, deren Anzahl zu zählen ist. Es handelt sich um eine äußerst komplexe Aufgabe.

Trainiert werden unter anderem die geteilte Aufmerksamkeit, Aufmerksamkeitswechsel, Auditive Wahrnehmung, Arbeitsgedächtnis, Reaktionsfähigkeit, Selektive Aufmerksamkeit und Visuomotorik (Fresh Minder 2021).

Diese sehr anspruchsvolle Übung setzen wir bei fortgeschrittenen und leistungsfähigen Patienten mit einer bereits gut kompensierten Hemianopsie oder mit einem Restneglect ein.

6.3 Therapiemethoden auf unterschiedlicher Schwierigkeitsstufe

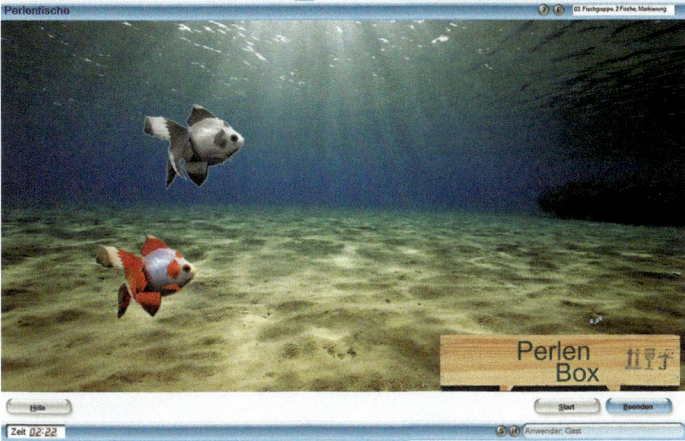

Abb. 6.5a: Freshminder 3, Perlenfische einfach (mit freundlicher Genehmigung von Fresh Minder-Vertrieb Dr. Ralf Hoffmann)

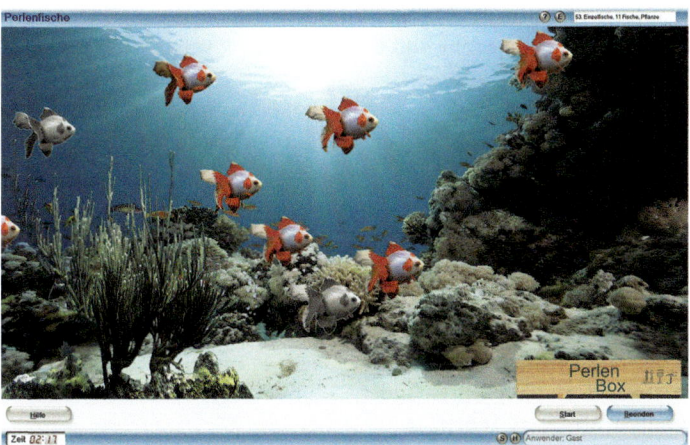

Abb. 6.5b: Freshminder 3, Perlenfische komplex (mit freundlicher Genehmigung von Fresh Minder-Vertrieb Dr. Ralf Hoffmann)

Die Auswertung erscheint in einer Rückmeldung von richtigen und falschen Angaben, aus denen Punkte berechnet werden. Eine Auswertung pro Quadrant ist nicht möglich. Sollte ein Patient eine Bildschirmseite deutlich vernachlässigen, können Sie ihm einen Printscreen als Feedback zeigen. (▶ Abb. 6.6)

Training mit Alltagsbildern am Beamer

Um bei Hemianopsie- oder Neglectpatienten das Überblicken von rasch wechselnden Alltagsszenen zu verbessern, arbeiten wir mit Alltagsfotos, die wir über einen Beamer großflächig projizieren. Die Patienten sehen eine »Diashow« und bekom-

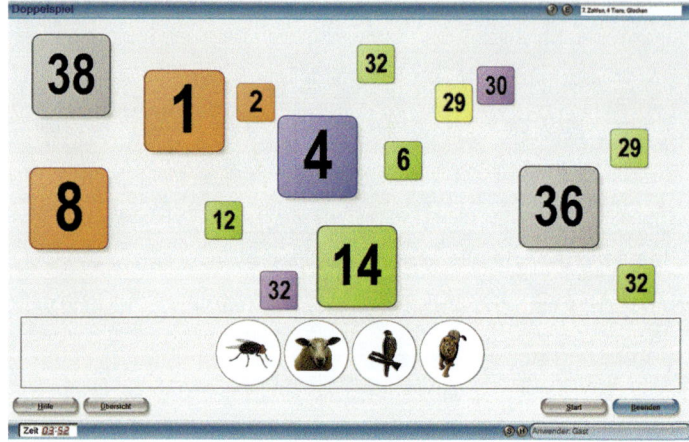

Abb. 6.6: Freshminder 3, Doppelspiel (mit freundlicher Genehmigung von Fresh Minder-Vertrieb Dr. Ralf Hoffmann)

men Suchaufgaben, wobei nicht jedes Bild die zu suchenden Objekte enthält. Der Patient muss sich also bei jedem Bild einen Überblick verschaffen und entscheiden, ob und wo er die Suchobjekte sieht.

Das therapeutische Ziel leuchtet den meisten Patienten sofort ein. Sie wissen, dass sie im Alltag einen Überblick brauchen, um z. B. im Straßenverkehr möglichst kein Auto zu übersehen.

Als Suchaufgaben bieten sich folgende Aufforderungen an:

- Zeigen Sie bitte alle Autos.
- Zeigen Sie bitte alle Verkehrsmittel.
- Zeigen Sie bitte alle Gebäude.
- Zeigen Sie bitte alle Verkehrsschilder.
- Ist irgendwo Wasser zu sehen?

Komplexität steigern:

- Mehrere Objekte suchen lassen.
- Die Diashow schneller laufen lassen.

 Download

(▶ Zusatzmaterial 13–22). Die 10 Serien mit Therapiefotos bieten die Möglichkeit, das Überblicken von Alltagsszenen zu üben.

6.3 Therapiemethoden auf unterschiedlicher Schwierigkeitsstufe

Übungen beim Gehen oder Rollstuhlfahren

Unser Alltag ist selten statisch. Vielmehr sind wir oft in Bewegung, sei es zu Fuß oder – nach einer Hirnverletzung – mit dem Rollstuhl. Um eine sichere visuelle Exploration während der Fortbewegung zu erreichen, bewähren sich Explorationsübungen beim Gehen oder Rollstuhlfahren.

Im Gebäude: Laserpointer explorieren

Sie gehen auf der hemianopen oder vernachlässigten Seite und projizieren mit einem Laserpointer einen Punkt, den der Patient mit einer Augenbewegung entdecken soll. Den Ort des Punktes benennt er oder zeigt einfach mit dem Finger darauf, um zu signalisieren, dass er ihn gesehen hat.

Wichtig dabei ist, den Punkt in Bereiche des Gebrauchsblickfeldes zu projizieren, also in die Bereiche, die man im Alltag über Blickbewegungen abscannt. Es würde keinen Sinn machen, den Punkt an die Decke oder in extreme Blickpositionen zu platzieren. Sie achten bei dieser Übung darauf, dass Sie den Punkt unterhalb der Augenhöhe von allenfalls entgegenkommenden Personen projizieren, damit Sie kein Risiko eingehen, jemandem in die Augen zu leuchten.

Sinn und Zweck der Laserpointerübung sind für Patienten gut ersichtlich, sodass sie sich gut darauf einlassen können.

Komplexität steigern:

- Laufen Sie in Gebäudebereichen, die der Patient nicht kennt.
- Verstricken Sie den Patienten gleichzeitig in ein Gespräch.
- Laufen Sie auf der gesunden Seite, was sehr ablenkend wirkt.
- Laufen Sie auf der gesunden Seite und verstricken Sie den Patienten zusätzlich in ein Gespräch.

> **Tipp**
>
> Projizieren Sie den Punkt nochmals am Ende der Therapie, nachdem Sie sich bereits verabschiedet haben. Die Trainingszeit ist damit eigentlich beendet und es ist oft sehr spannend zu sehen, wie sich Patienten dann verhalten. In der Anfangsphase eines Explorationstrainings neigen Patienten dazu, nach dem Therapieende wieder schneller zu laufen und die explorierenden Blickbewegungen einzustellen.

Im Freien: Landoltring explorieren.

Legal erhältliche Laserpointer funktionieren im Freien nicht. Daher nutzen wir draußen Karten mit Landoltringen (vgl. SZB LCS Test, ▶ Kap. 2). Sie gehen dabei auf der hemianopen oder vernachlässigten Seite und halten alle paar Schritte die

Karte mit dem Landoltring in das periphere Gesichtsfeld des Patienten. Die Richtung der Öffnung wechselt dabei und der Patient muss immer wieder die Karte entdecken und die Richtung des Ringes angeben. Wenn Sie dabei den Ring in einem Rhythmus von 4 bis 6 Schritten anbieten, entwickeln Patienten im Verlauf eine entsprechende Blickstrategie. Alle paar Schritte machen sie Blickbewegungen in das ausgefallene Gesichtsfeld oder die vernachlässigte Raumhälfte. Auf diese Weise verbessern Hemianopsie-Patienten ihre visuelle Exploration während des Gehens, indem sie eine »Blickroutine« entwickeln.

Komplexität steigern:

- In unbekanntem Gelände laufen.
- Orientierungsaufgaben stellen, z. B. »Das Ziel ist die Bäckerei, suchen Sie bitte den Weg.«
- Den Patienten in ein Gespräch verstricken.

»Panzerfahren« – eine Übung für Rollstuhlfahrer

Der martialische Name »Panzerfahren« bezieht sich auf das Steuern jener Militärfahrzeuge. Derjenige, der den Panzer lenkt, sieht nichts und ist auf die Angaben einer sehenden Person angewiesen. Analog dazu können Sie rollstuhlfahrenden Patienten mitteilen, dass Sie sie fahren, dabei aber Ihre Augen schließen. Der Patient hat somit die Aufgabe, Ihnen genaue Angaben zu geben, damit Sie steuern können.

Diese Übung können Sie beispielsweise bei stationären Patienten gegen Therapieende einsetzen, indem Sie sie mit dieser Technik zurück in ihr Zimmer fahren. »Ich mache die Augen zu« ist dabei eine kleine Notlüge. Sie lassen Ihre Augen bitte offen, um grobe Unfälle zu vermeiden.

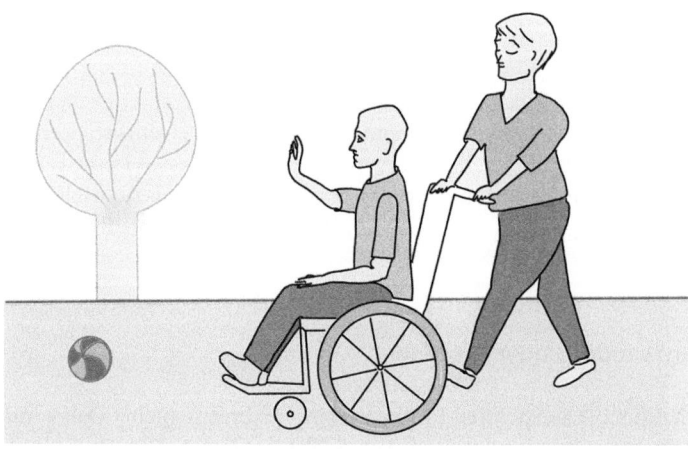

Abb. 6.7: Übung »Panzerfahren« (Kathrin Althaus)

Die Übung bewirkt, dass der Patient im Rollstuhl nicht passiv gefahren wird, sondern sich aktiv orientiert. Er soll den Rückweg richtig planen, Abzweigungen finden und Hindernisse beachten. Diese aktive Rolle führt zu einer Stimulation der Raumwahrnehmung und der visuellen Exploration. Interessant ist auch der Rollenwechsel. Der Patient gibt Ihnen Anweisungen, die Sie befolgen. Sie können dabei beobachten, dass Patienten oft gerader sitzen, sehr aufmerksam wirken und den Rollenwechsel sichtlich genießen. (▶ Abb. 6.7)

Die Fitlights – ein Trainingstool aus dem Leistungssport

Die Fitlights sind runde Sensoren mit einem Durchmesser von ca. 12 cm, die in sechs verschiedenen Farben aufleuchten können. Im Training soll auf das Aufleuchten des Sensors möglichst rasch reagiert werden.

Durch eine Berührung oder nur das Annähern eines Köperteils wird das Licht des Sensors gelöscht und diese Reaktionszeit wird gemessen. Es sind Trainingssets mit unterschiedlicher Anzahl Sensoren erhältlich, die über ein mitgeliefertes Tablet oder über eine Handy-App gesteuert werden. Dabei können Trainingssets in beliebigen Varianten programmiert werden.

Die Sensoren können in ihrer ganzen Fläche aufleuchten oder nur in Teilbereichen. Das Licht kann konstant erscheinen oder blinken. Die Lichtfarbe kann gewählt werden sowie die Dauer des Aufleuchtens als auch das Intervall zwischen dem Aufleuchten der verschiedenen Sensoren.

Die Fitlight-Sensoren sind äußerst stabil, können drinnen und draußen eingesetzt und mit einer Klettvorrichtung auch an der Wand befestigt werden. Da sie über einen Ladekoffer geladen werden, brauchen sie kein Kabel und sind im Raum frei positionierbar.

Auf diese Weise lassen sich für Patienten mit visuellen Explorationsstörungen Trainingsszenarien unterschiedlicher Komplexität programmieren. Indem rechts- und linksseitige Gruppen definiert werden, können die Reaktionszeiten für die gesunde und die hemianope oder vernachlässigte Seite dokumentiert und im Verlauf verglichen werden.

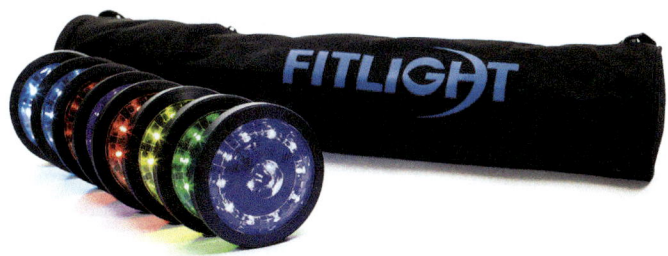

Abb. 6.8: Fitlight-System (mit freundlicher Genehmigung der Firma VISUS)

Beispiele für Fitlightszenarien auf unterschiedlichem Patientenniveau:

Schwerer linksseitiger Neglect

Zwei Fitlights liegen nahe beieinander auf dem Tisch. Die Gesamtfläche des Sensors leuchtet auf und die Lichtzeit ist auf eine Minute programmiert.

Der Patient hat die Aufgabe, die aufleuchtenden Sensoren zu berühren, damit löscht er das Licht und erlebt dies als Erfolg.

Komplexität steigern:

- Vergrößern Sie den Abstand zwischen den Sensoren.
- Verkürzen Sie die Beleuchtungszeit der Sensoren.
- Erhöhen Sie die Anzahl der Sensoren.

Mittelgradig kompensierte Hemianopsie

- Zwei Gruppen à 4–8 Sensoren sind auf dem Tisch und an der Wand verteilt.
- Die Beleuchtungszeit beträgt weniger als 5 Sekunden.
- Der Abstand zwischen den Sensoren ist groß und erfordert ein Hin- und Herlaufen des Patienten.

Zwischen dem einfachsten Niveau mit zwei Sensoren und langer Beleuchtungszeit und einem komplexen Niveau mit bis zu 24 Sensoren und kurzer Beleuchtungszeit, lassen sich diverse Zwischenschritte programmieren. Der Vorteil der Fitlights liegt darin, dass sie im freien Raum visuelle und motorische Reaktionen fordern, die einen spielerisch-sportlichen Charakter haben. Die Patienten werden durch das unmittelbare Erleben ihrer Handlung motiviert. Das Messen der Reaktionszeiten und der Anzahl verpasster Reaktionen ermöglicht eine Rückmeldung an die Patienten und eine Verlaufsdokumentation in der Krankenakte. (▶ Abb. 6.8)

Virtuelle Realität (VR)

Die Möglichkeit, mit einer VR-Brille andere Welten zu erleben, sich unter Wasser zu befinden, zu fliegen oder an Autorennen teilzunehmen, ist eine faszinierende Erfahrung – für gesunde Personen!

Visuelle Explorationsleistungen in einer virtuellen Realität zu trainieren, ist zwar ein verlockender Gedanke. Der Vorteil des virtuellen Erlebens besteht darin, dass eine komplexe Umgebung gesehen wird, bei der sich die Perspektive je nach Verschiebung des eigenen Körpers verändert und motorische Handlungen ausgeführt werden können. Ohne eine reale Gefahr können ungewöhnliche, riskante und dynamische Situationen erlebt werden.

Das Virtuelle dieser Realität führt jedoch dazu, dass visuelle Signale nicht mit den vestibulären und muskulären Informationen des Körpers übereinstimmen. Beispielsweise gaukelt die visuelle Wahrnehmung dem Probanden durch die VR-Brille vor, dass er durch eine Unterwasserwelt schwebt. Der Gleichgewichtssinn und die Muskeln melden aber, dass der Körper ruhig im Rollstuhl sitzt. Die Diskrepanz zwischen verschiedenen Sinneswahrnehmungen löst häufig Schwindel aus. So verursachter Schwindel oder Unwohlsein werden als Cybersickness bezeichnet. Daher ist der Einsatz einer Virtuellen Realität bei hirnverletzten Personen meist nicht sinnvoll, zumal diese Patienten ohnehin oft an Gleichgewichtsstörungen leiden. Ein weiterer Punkt ist, dass bei vielen Systemen die Betrachtung der virtuellen Realität durch eine Kopfbewegung mit der Brille gesteuert wird (Dr. Liliana Paredes, mündliche Mitteilung). Hemianopsiepatienten sollen aber zuerst Blickbewegungen ausführen, um ihren Gesichtsfeldausfall zu kompensieren. Sie erlernen im Training den Kopf eher ruhig zu halten und die Augen zu bewegen.

Ein Bedürfnis der Patienten nach ausgeklügelteren Therapiemethoden im Explorationstraining erleben wir zudem selten. Die Spannbreite der vorhandenen Übungen im Raum und am PC-Bildschirm ist sehr breit, sodass wir bisher auf den eher problematischen Einsatz von VR-Brillen verzichtet haben.

Nicht zu vergessen, das Ziel des visuellen Explorationstrainings ist die visuelle Kompetenz im wirklichen Leben. Daher trainieren wir sie auch in der physischen Wirklichkeit.

Die virtuelle Realität ist im visuellen Explorationstraining problematisch, da sie Schwindel auslösen kann.

6.4 Die Verhaltensänderung im täglichen Leben

»Das beste Training liegt immer noch im selbständigen Machen.«
Cyril Northcote Parkinson

Ziel aller Explorationsübungen ist der zuverlässige Überblick im Alltag. Dafür müssen die in der Therapie erlernten Blicksakkaden und Explorationsleistungen aber auch im Alltag umgesetzt werden. Und wie so oft, das eigene Verhalten zu verändern ist gar nicht so einfach.

Wir beobachten bei Patienten immer wieder, dass sie trotz motiviertem Einsatz in der Therapiesitzung, die nötigen Strategien im Alltag nicht einsetzen. In solchen Situationen versuchen wir, freundlich darauf hinzuweisen.

Hier ein Beispiel:

Bei Therapiebeginn wartet der Patient im Wartebereich und geht in das Behandlungszimmer, ohne zu explorieren.

Mögliche Interventionen:

- Machen Sie den Patienten freundlich darauf aufmerksam. Wiederholen Sie mit ihm die Situation.
- Benennen sie dabei das Lernziel: »Sie sollen sich angewöhnen, rasch auf die ausgefallene Seite zu schauen, sobald Sie loslaufen. Damit es zur Routine wird, wiederholen wir es nochmals.«
- Setzten Sie bei der Begrüßung des Patienten einen Laserpointer ein. Sobald der Patient startet, soll er den Laserpointer-Punkt entdecken.
- Tipps, die Sie Ihren Patienten beim Gehen geben können:
- Gehen Sie bitte bewusst langsamer, das erinnert Sie daran, dass Sie vermehrt die rechte/linke Seite anschauen müssen.
- Wenn Sie langsamer laufen, haben Sie mehr Zeit zum Schauen.
- Motto: Langsam laufen – schnell schauen!
- Es ist wie in vielen Sportarten, erst muss die Technik stimmen. Schneller wird man dann automatisch.
- Wenn Sie zu einer Tür reinkommen und einen neuen Raum betreten, schauen Sie zuerst nach rechts/links, also zur ausgefallenen oder vernachlässigten Seite.
- Bei jedem Richtungswechsel schauen Sie sofort nach rechts/links.
- Tipps für die Kommunikation:
- Teilen Sie das Ziel der Explorationsübung mit.
- Wählen Sie für Erklärungen attraktive Analogien. »Gesichtsfeldkompensation ist wie Skifahren lernen. Es braucht Zeit und wenn die Technik stimmt, geht es ganz leicht.«

6.5 Optische Hilfsmittel bei homonymen Gesichtsfeldstörungen

Ein eingeschränktes Gesichtsfeld über optische Vorrichtungen wie Prismen oder Spiegel zu vergrößern, ist ein reizvoller Gedanke. In diesem Bereich sind verschiedene Methoden bekannt, um beispielsweise mit Press-on-Prismen eine Bildverschiebung zu erreichen. Dabei wird ein Prisma mit einer starken Wirkung (30–40 Prismendioptrien) auf das Brillenglas der hemianopen Seite geklebt (Peli, 2000). Das Prisma verschiebt Bildanteile des ausgefallenen Gesichtsfeldes in das gesunde Gesichtsfeld. Das bedeutet jedoch nicht, dass der hemianope Patient ganz unkompliziert eine Gesichtsfelderweiterung erlebt. Vielmehr überlagern sich auf diese Weise auf der Netzhaut der intakten Gesichtsfeldseite zwei Seheindrücke, nämlich der Eindruck des gesunden Gesichtsfeldes und der verschobene Eindruck des ausgefallenen Gesichtsfeldes. Zwei ungleiche Bilder, die sich überlagern, führen zu einer Konfusion, die von den meisten hirnverletzten Patienten nicht vertragen wird. Nach einigen enttäuschenden Versuchen mit interessierten Patienten sind wir daher wieder davon abgekommen.

6.6 Der Spezialfall bitemporale Gesichtsfeldstörung

Ursache und klinisches Bild

Läsionen im Bereich der Sehnervenkreuzung führen zu einer heteronymen Gesichtsfeldstörung. An beiden Augen fallen temporale Gesichtsfeldanteile aus, die sich nicht überlagern, also nehmen beide Augen die nach außen gelegene Gesichtsfeldhälfte nicht wahr. Auf diese Weise entsteht eine Art Scheuklappengesichtsfeld.

Bei einer vollständigen bitemporalen Hemianopsie ist die beidäugige Gesichtsfeldausdehnung größer als bei einer vollständigen homonymen Hemianopsie. An beiden Augen sind die nasalen Gesichtsfelder intakt, sodass bei beidäugiger Sichtweise nach rechts und links eine Gesichtsfeldausdehnung von 40° bis 50° besteht. Dies erscheint zwar besser als das Gesichtsfeld eines Hemianopen, der zur gesunden Seite ein Gesichtsfeld von 80° bis 90° hat und zur heminaopen Seite im schlimmsten Fall ein Gesichtsfeld von 0°, die Schwierigkeit ist hier aber eine andere.

Bei der homonymen Hemianopsie korrespondieren die vorhandenen Gesichtsfeldhälften miteinander. Das heißt, die Gesichtsfeldhälfte des rechten Auges wird mit der Gesichtsfeldhälfte des linken Auges zu einem beidäugig wahrgenommenen Gesichtsfeld verschmolzen. Anders bei der bitemporalen Hemianopsie: zwei nicht korrespondierende Gesichtsfeldhälften stehen nebeneinander. Die beiden vorhandenen nasalen Gesichtsfeldhälften können sich aufgrund der fehlenden beidäugigen Verankerung verschieben, was als Hemifield-Slide-Phänomen bezeichnet wird (Huber, 1998).

Wenn beide Augen äußerst präzis und jederzeit punktgenau gleich fixieren, ergänzen sich die Gesichtsfeldhälften an der Schnittstelle und der Betroffene hat ein nach rechts und links vorhandenes Gesichtsfeld zur Verfügung. Leider ist die beidäugige Zusammenarbeit aber selten so präzis und stabil. Kleinere Ungenauigkeiten und latente Schielabweichungen sind eher die Regel als die Ausnahme. Bei intaktem beidäugigem Sehen hat das Gehirn Ausgleichsmechanismen zur Verfügung, die Ungenauigkeiten korrigieren und die Bilder beider Augen fusionieren. Bei bitemporalen Hemianopsien greift dieser Mechanismus nicht, da zwei nicht korrespondierende Gesichtsfeldhälften nebeneinanderstehen und nicht verschmolzen sind.

Dadurch kann zwischen den verbliebenen Gesichtsfeldhälften ein Spalt entstehen, in dem Sehanteile verschwinden. Oder die Gesichtsfeldanteile überlagern sich. Dies führt zu Bildverschiebungen mit Doppelbildern oder dem Verlust von Bildanteilen (Mildenberger, 2002). (▶ Abb. 6.9)

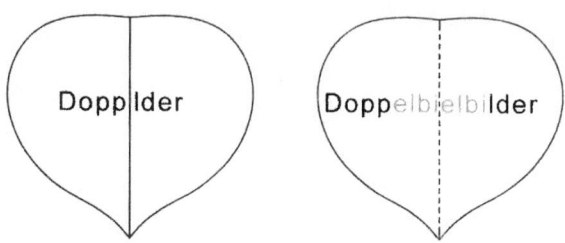

Abb. 6.9: Wahrnehmung bei bitemporaler Hemianopsie. Links bei konvergenter Augenstellung, rechts bei divergenter Augenstellung. (mit freundlicher Genehmigung des Berufsverband Orthoptik Deutschland e. V.)

Bitemporale Hemianopsien werden als Scheuklappengesichtsfeld empfunden. Da die intakten Gesichtsfelder nicht beidäugig verschmolzen werden können, stehen sie oft nicht stabil nebeneinander.

Therapie bei bitemporaler Hemianopsie

Wie auch bei homonymen Gesichtsfeldstörungen werden die Alltagsleistungen analysiert. Visuelle Explorationsstörungen sind eher nicht zu erwarten, sollten aber doch Unsicherheiten vorhanden sein oder eine Raumhälfte vernachlässigt werden, kommt ein Explorationstraining in Frage. Das größere Problem dürfte aber das Hemifield-Slide-Phänomen sein. Hier ist die Orthoptik gefragt.

Die Augenstellung muss für Ferne und Nähe gemessen werden. Kleinere Schielabweichungen sollten präzis prismatisch korrigiert werden, um die beiden Gesichtsfeldhäften möglichst genau nebeneinander zu platzieren. Dabei ist es oft erforderlich, die Prismenstärke immer wieder anzupassen. Auch brauchen die betroffenen Patienten oft unterschiedliche Korrekturen für Ferne und Nähe. Handelt es sich um größere Schielstellungen, kommt eine Augenmuskeloperation in Frage.

Ein prismatischer Ausgleich von Augenstellungsfehlern ist wichtig, damit die vorhandenen Gesichtsfelder möglichst präzis nebeneinanderstehen.

6.7 Der Spezialfall Röhrengesichtsfeld

Ursachen

Eine konzentrische Gesichtsfeldeinschränkung bis auf wenige Grade wird als Röhrengesichtsfeld oder Tunnelblick bezeichnet. Neurologisch kann eine solche Situa-

6.7 Der Spezialfall Röhrengesichtsfeld

tion bei beidseitigen okzipitalen Hirnläsionen auftreten, beispielsweise nach einem beidseitigen Infarkt der Arteria cerebri posterior. Ein Röhrengesichtsfeld kann aber auch bei Augenerkrankungen wie der Retinopathia Pigmentosa oder bei einem fortgeschrittenen Glaukom (grüner Star) vorkommen. (▶ Abb. 6.10)

Auswirkungen auf den Alltag

Bei einem Röhrengesichtsfeld fallen alle Informationen der Gesichtsfeldperipherie weg, sodass eine Orientierung in unbekannter Umgebung nicht möglich ist. Ein Röhrengesichtsfeld muss daher als hochgradige Sehbehinderung eingestuft werden, auch wenn die Sehschärfe im zentralen Gesichtsfeldrest gut sein kann. Die Lesefähigkeit kann bei ausreichender Sehschärfe und einer Gesichtsfeldausdehnung von mindestens 2° nach links und rechts relativ gut funktionieren.
Die visuelle Orientierung hingegen ist mit einem Röhrengesichtsfeld kaum möglich.

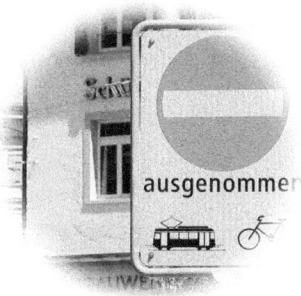

Abb. 6.10: Foto Röhrengesichtsfeld (eigene Aufnahme)

Ein Röhrengesichtsfeld ist eine hochgradige Sehbehinderung, da eine Orientierung im Raum nicht möglich ist.

Therapeutische Interventionen

Das visuelle Abscannen der Umgebung mit einem Röhrengesichtsfeld ist sehr zeitaufwendig. Dennoch profitieren betroffene Menschen oft von einem Explorationstraining. Sie erlernen dabei rasche Augenbewegungen, um die Umgebung durch Augenbewegungen besser erfassen zu können. Ähnlich wie Hemianopsie-Patienten müssen Menschen mit einem Röhrengesichtsfeld eine Verhaltensänderung erlernen. Unbedingt erforderlich ist dabei, dass sie genügend Zeit einplanen. Das bedeutet, erst stehen bleiben und die Umwelt abscannen, dann loslaufen.

Als Hilfsmittel können Sie Patienten mit einem Röhrengesichtsfeld einen weißen Signalstock anbieten. Einerseits erlaubt es der Stock, Niveauunterschiede taktil zu erfassen und Hindernisse auf dem Boden zu spüren. Andererseits signalisiert er der Außenwelt die Sehbehinderung.

Tipp

Bieten Sie den Signalstock immer wieder an. Der Stock ist ein sehr nützliches Hilfsmittel, hat aber ein »Imageproblem«. In einer ersten Phase wird er von sehbinderten Menschen oft abgelehnt, weil er ihre Sehbehinderung offensichtlich macht. Vor allem wenn eine gute Sehschärfe vorhanden ist, lautet der Widerstand oft »Ich bin doch nicht blind!«.

Langfristig profitieren Patienten mit einem Röhrengesichtsfeld oft von einem Orientierungs- und Mobilitätstraining bei einem Langstocktrainer. Daher verweisen Sie für die Nachbehandlung an eine Sehbehindertenorganisation.

Patienten mit einem Röhrengesichtsfeld sollen die Umwelt mit dem Restgesichtsfeld visuell abscannen und als taktile Unterstützung einen Signalstock nutzen.

6.8 Der Spezialfall homonyme Zentralskotome

Bei einer begrenzten Läsion im hinteren Teil des Okzipitallappens entstehen homonyme Skotome, die in beiden Augen nahe am Gesichtsfeldzentrum liegen. Die Gesichtsfeldaußengrenzen sind dabei erhalten. Die Orientierung im Raum funktioniert daher gut. Die Patienten klagen aber darüber, dass sie rechts oder links etwas nicht sehen und dass immer wieder etwas verschwindet. Insbesondere beim Lesen machen sich homonyme Skotome störend bemerkbar. (▶ Abb. 6.11)

Patientenbeispiel: Sehstörungen nach einem Schädelhirntrauma

Frau Nägeli (33) war eine sportliche junge Frau. Bei einer Bergwanderung war sie abgerutscht, sieben Meter in die Tiefe gestürzt und mit dem Hinterkopf aufgeschlagen. Die bewusstlose Patientin wurde mit der Rega (Schweizerische Rettungsflugwacht) in ein Kantonsspital geflogen, wo man ein schweres Schädelhirntrauma und eine Fraktur rechts am Hinterkopf feststellte. Erfreulicherweise erholte sich Frau Nägeli rasch. Sie war etwas verlangsamt, hatte aber keine Lähmungen und konnte nach zehn Tagen in die Rehaklinik verlegt werden. Hier klagte sie über verschwommenes Sehen.

6.8 Der Spezialfall homonyme Zentralskotome

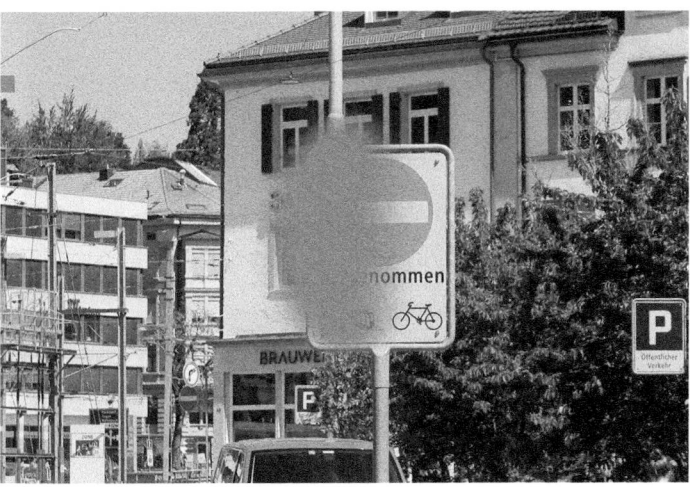

Abb. 6.11: Homonymes Skotom (eigene Aufnahme) (▶ Kap. 5)

Ein erstes orthoptisches Screening zeigte bei der Patientin eine beidseits gute Sehschärfe. Aber sie hatte eine Lähmung des IV. Hirnnerven (Trochlearisparese) links, was zu einem Höherstand des linken Auges führte. Diese Augenfehlstellung nahm sie zwar nicht in Form von Doppelbildern wahr, wir erklärten uns das »verschwommene Sehen« aber mit der störenden Bildverschiebung durch die Schielstellung. Frau Nägeli erhielt daher eine Brille mit einer Abdeckung des linken Auges. Die anderen Screening-Tests waren unauffällig. Frau Nägeli zeigte außer der Trochlearisparese eine gute Augenbeweglichkeit, die Pupillen reagierten normal und in der konfrontativen Gesichtsfeldtestung fanden wir keine Einschränkung.

Bei der Verlaufskontrolle klagte Frau Nägeli weiterhin über verschwommenes Sehen. Vor allem könne sie nicht lesen. Immer wieder würden Buchstaben verschwinden und sie würde immer wieder in den Zeilen verrutschen. Diese Phänomene traten auch mit dem abgedeckten Auge auf. Die Trochlearisparese kam also als Verursacher dafür nicht in Frage. Da Frau Nägeli zunehmend belastbarer wurde, konnten wir eine Gesichtsfelduntersuchung am Perimeter durchführen. Wir fanden ein kleines, homonymes Skotom, das bis ca. 2° links an das Gesichtsfeldzentrum ragte. Dieser Ausfall war vereinbar mit einer rechtsseitigen Läsion am Hinterkopf. Durch die Verletzung am Okzipitalpol war eine punktuelle Verletzung entstanden, die zu dem kleinen, aber sehr störenden Gesichtsfelddefekt führte.

Ein homonymes Skotom fällt bei Screening-Tests oft nicht auf, da die Gesichtsfeldaußengrenzen normal sind.

Therapie bei homonymen, zentrumsnahen Skotomen

Ziel der therapeutischen Übungen ist es, dass Patienten über eine Augenbewegung ihre Skotome so effizient verschieben, dass sie sich mehr visuelle Informationen verschaffen.

Als Trainingsverfahren kommen in Frage:

VISIOcoach

- Wählen Sie Suchaufgaben mit zweistelligen Zahlen oder Buchstabenpaaren.
- Bei Fixation von zweistelligen Suchobjekten verschwindet bei zentrumsnahen Skotomen ein Teil des Suchobjketes im Skotom und muss durch eine Augenbewegung erfasst werden.

Austreichübungen

- Papierbleistift-Suchaufgaben, z. B. Ergotherapie bei Gesichtsfeldausfällen (Pauli & Paul, 2020).
- Häufig vertretene Buchstabenkombinationen in einem Text streichen lassen, im Deutschen z. B. »ein, der, die, das, zu …«.
- Bei Skotomen nach rechts in einem Text jeweils den letzten Buchstaben jedes Wortes streichen lassen.

> **Fazit**
>
> - Visuelle Explorationsstörungen aufgrund von homonymen Gesichtsfeldausfällen und visuellem Neglect sind durch ein Training verbesserbar.
> - Die Übungen auf unterschiedlichem Niveau und das therapeutische Coaching unterstützen die Patienten beim Erlernen einer Verhaltensänderung.
> - Bitemporale Hemianopsien erfordern vor allem eine präzise Korrektur der Augenstellung.
> - Ein Röhrengesichtsfeld stellt eine Sehbehinderung dar. Die Betroffenen profitieren von einem Explorationstraining und von einem weißen Stock.

7 Beidseitige Hirnläsionen: Cerebral Visual Impairment und Balint-Syndrom

Was erwartet Sie?

Sie lernen das variantenreiche klinische Bild des Cerebral Visual Impairments (CVI) und des Balint-Holmes-Syndroms kennen. Sie beachten die verschiedenen visuellen Symptome und suchen nach individuell angepassten Therapiestrategien. Zahlreiche Patientenbeispiele verdeutlichen Ihnen die facettenreichen klinischen Bilder dieser Erkrankungen und die Therapiemöglichkeiten.

Zerebrale Sehstörungen – schlecht sehen trotz gesunder Augen

Zerebral bedingte Sehstörungen entstehen durch beidseitige Störungen im Hinterhauptlappen (Okzipitallappen), wie zum Beispiel beidseitige Hirnschläge, Entzündungen, Tumorerkrankungen oder die posteriore kortikale Atrophie. Häufig ist auch ein Sauerstoffmangel nach einem Herz-Kreislaufstillstand die Ursache für eine zerebrale Sehstörung. Das Ausmaß der Sehstörung reicht von diskreten Einbußen bis hin zur vollständigen Erblindung.

Bei beidseitigen Läsionen im Okzipitalhirn (Hinterhauptlappen) wird die Verarbeitung der Seheindrücke beider Augen gehemmt oder verhindert. Die Augen und die Sehnerven funktionieren dabei störungsfrei. Die Verarbeitung und die Verbindung zwischen den weiterverarbeitenden Zentren im Gehirn sind aber gestört. Der komplexe Analysevorgang, in dem Form, Farbe, Lokalisation und Bewegung, Objekte und Gesichter in den Arealen des Okzipitalhirns aufgeschlüsselt und zu einem ungestörten Gesamtbild zusammengesetzt werden, ist ganz oder teilweise unterbrochen. Daraus resultiert ein facettenreiches klinisches Bild. Einzelne Anteile des Sehens können intakt sein, andere hingegen nicht. Bei vielen Betroffenen ist die Wahrnehmung von Licht, Farbe und Bewegung möglich, nicht aber das Erkennen von Objekten oder Zahlen und Buchstaben. Anderen wiederum gelingt die Objekterkennung, sie können aber nicht einschätzen, wo im Raum sich das Objekt befindet. Manche Patienten können zwar Zahlen und Buchstaben erkennen, aber nur wenn sie einzeln präsentiert werden. Eine Reihe von Zeichen kann nicht erkannt werden. Auch so genannte Plusphänomene, also die Wahrnehmung ohne reales Sehobjekt sind möglich. Betroffene Patienten berichten über Halluzinationen, Pseudohalluzinationen und über Palinopsie (das Wiederauftauchen eines vorher gesehenen Sehobjektes).

Der Begriff Cerebral Visual Impairment, abgekürzt CVI, hat sich in den letzten Jahren als Umschreibung zerebraler Sehstörungen unterschiedlichen Ausmaßes durchgesetzt. Keinesfalls sollte er mit der ebenfalls gängigen Abkürzung CVI für Cerebralen Vaskulären Insult verwechselt werden. Er löst die veralteten Begriffe »Kortikale Blindheit« oder »Rindenblindheit« ab.

> Eine zerebrale Sehstörung ist eine Verarbeitungsstörung in den visuellen Zentren des Gehirns. Deshalb können verschiedene Sehfunktionen unterschiedlich gestört sein.

Ein für die Angehörigen und das Behandlungsteam kaum nachvollziehbares Phänomen ist die visuelle Anosognosie, also die fehlende Krankheitswahrnehmung für die eigene Seheinbuße. Man spricht hier von einem Anton-Syndrom, benannt nach dem österreichischen Neurologen Gabriel Anton (zit. n. Zihl, 1998).

> Das Anton-Syndrom ist ein Nichterkennen der eigenen Blindheit oder Sehbehinderung.

Charakteristisch ist neben den unterschiedlich beeinträchtigten Sehleistungen auch eine zeitliche Wechselhaftigkeit. Die Patienten erleben innerhalb von Minuten, dass visuelle Leistungen einmal möglich sind und dann wieder nicht. Eine konzentrierte, sehr fokussierte Aufmerksamkeitszuwendung kann ihnen oft zu einer verbesserten Erkennensleistung verhelfen (Tegentoff, 1998). Dies unterscheidet sie grundsätzlich von ophthalmologisch Sehbehinderten.

Im langfristigen Verlauf ist eine Verbesserung der Sehleistungen möglich, wobei meist Phasen von unterschiedlichen visuellen Leistungseinbußen durchlaufen werden. Je nach Ausmaß der Hirnläsion und Regenerierung kann sich die Sehfähigkeit komplett erholen. Etwa 6 % der Patienten erleben eine vollständige Rückkehr aller Sehleistungen (Zihl, 1998).

Im schlechtesten Fall bleiben die Sehstörungen oder die Erblindung unverändert bestehen. Eine teilweise Erholung mit partiellen Seheinbußen ist nach unserer klinischen Erfahrung der häufigste Verlauf.

> Eine vollständige oder teilweise Rückbildung der zerebralen Sehstörung ist möglich. Oft bleiben partielle Sehfunktionsstörungen dauerhaft bestehen.

7.1 Visuelle Alltagskompetenzen

Die unterschiedliche Störung verschiedener Sehleistungen und das intakte Funktionieren anderer können zu Alltagsleistungen der zerebral Sehbehinderten führen, die für die Angehörigen und das Behandlungsteam immer wieder überraschend sind.

Patientenbeispiel Alltagskompetenz

Herr Imhof (56) erlitt während eines Freizeitfußballturniers einen Herzkreislaufstillstand und war von seinen Teamkollegen lange reanimiert worden. Der Sauerstoffmangel im Gehirn hatte zu einer zerebralen Erblindung geführt, die sich in den ersten Wochen der Rehabilitation gut zurückbildete. Motorisch war Herr Imhof nicht eingeschränkt.

In einer Phase, in der er Alltagsgegenstände zeitweise und Abbildungen nie erkennen konnte, die Farbwahrnehmung fehlerhaft war und eine Sehschärfenprüfung nicht gelang, da er keinerlei Sehzeichen erkannte, verblüffte er das Behandlungsteam außerordentlich: Herr Imhof konnte in dieser Phase trotz der schwerwiegenden visuellen Störung problemlos Tischtennis spielen!

7.2 Das klinische Bild des Cerebral Visual Impairments

Verschiedene Sehleistungen sind unterschiedlich gestört

Das klinische Bild des CVI ist variantenreich. Unterschiedliche Störungen verschiedener Sehleistungen sind möglich, die sich im zeitlichen Verlauf oft weiter verändern.

Die Verarbeitung in den höheren visuellen Zentren ist äußerst komplex. Die Abbildung der Netzhaut wird über die Sehnerven und die Sehbahn in die primäre Sehrinde im Okzipitalhirn übermittelt und von dort in einem schnellen und komplexen Vorgang weitergeleitet und analysiert. Ausrichtung von Linien, Form, Farbe, Bewegung etc. werden in verschiedenen neuronalen Strukturen analysiert und an höhere Zentren weitergegeben, die für die Zuordnung von Bedeutung und Analyse von Raumwahrnehmung zuständig sind (Goldenberg, 2017, S. 167ff.).

Die selbstverständliche und ungestörte visuelle Wahrnehmung, die wir in gesunden Zeiten nicht hinterfragen, ist das Produkt eines komplexen zerebralen Analysevorgangs mit diversen spezialisierten und interaktiven Zentren, die im Rahmen einer neurologischen Schädigung ganz oder teilweise ausfallen können. Die Wechselhaftigkeit der verschiedenen Sehleistungen erinnert dabei an einen »Wackelkontakt«, bei dem die neuronale Weiterleitung instabil und unpräzis funktioniert. Zudem ist vorstellbar, dass ein Sehimpuls in einem Verarbeitungszentrum so undeutlich ankommt, dass er in der weiteren Analyse falsch interpretiert und weitergeben wird. Dieser visuelle Vorgang der Weitergabe erinnert wiederum an das akustische Kinderspiel »Stille Post«, wobei Begriffe zugeflüstert und falsch weitergeflüstert werden, bis sie schlussendlich sehr weit von dem ursprünglichen Begriff entfernt sind. Analog dazu entstehen durch die labile visuelle Verarbeitungskette kuriose Verkennungen, Verzerrungen oder falsche räumliche Zuordnungen. Auch die Wechselhaftigkeit der visuellen Leistungen können Sie sich mit dieser Analogie gut erklären.

> Das klinische Bild zerebraler Sehstörungen ist sehr variabel, sowohl in den Sehleistungen als auch im zeitlichen Verlauf.

Ein einheitliches Bild des Cerebral Visual Impairments existiert nicht. Daher werden hier die einzelnen möglichen Komponenten beschrieben.

Lichtwahrnehmung

Die Lichtwahrnehmung ist häufig intakt, dementsprechend können Sie auch eine Lichtreaktion der Pupillen beobachten. Patienten können unterscheiden, ob es hell oder dunkel ist.
Die Ortung einer Lichtquelle gelingt hingegen nicht immer.

Bewegungen

Das Sehen von Bewegungen ist oft erhalten. Auch bei einer sehr schweren Ausprägung werden oft grobe Handbewegungen oder das Bewegen einer Taschenlampe erkannt. Bei mittlerer Ausprägung kann das Bewegen von Gegenständen oder Optotypen die Erkennung erleichtern.

Farbensehen

Die Wahrnehmung von Farben kann intakt oder völlig gestört sein. Oft werden kräftige Farben, insbesondere Rot und Gelb wahrgenommen.

Sehschärfe

Das Ausmaß einer Sehschärfenreduktion kann erheblich sein. Im schlimmsten Fall besteht eine vollständige Erblindung. Bei vielen Patienten lässt sich in der Akutphase keine Sehschärfe ermitteln, einerseits weil die Sehschärfe massiv reduziert ist, andererseits weil Patienten wegen ihrer kognitiven Situation bei einem Visustest nicht kooperieren können. Auch ist es möglich, dass die Erkennungsfähigkeit für abstrakte Zeichen wie Zahlen, Buchstaben oder Landoltringe nicht gegeben ist. Wenn Sie im Verlauf eine Sehschärfenprüfung durchführen können, nutzen Sie am besten zunächst einzelne Sehzeichen. Diese werden im Vergleich zu Optotypenreihen besser erkannt.

Kontureninteraktion (Trennschwierigkeiten)

Einzelne Sehzeichen werden besser erkannt als eng benachbarte Sehzeichen. Nahe beieinanderstehende Konturen stören sich gegenseitig, sodass die Erkennung schwerer fällt. Die Sehschärfe für einzelne Zahlen, Buchstaben oder Sehzeichen ist daher besser als für Reihen von Sehzeichen. Die Kontureninteraktion ist ein Phänomen, das Gesunde an ihrer Visusgrenze ebenfalls erleben. Wenn etwas noch knapp erkennbar ist, fällt die Erkennung leichter, wenn nicht zu viele ähnliche Konturen beieinanderstehen. Bei Menschen mit CVI ist die Kontureninteraktion eine Form der visuellen Reizüberflutung. Dies erklärt auch die gestörte Lesefähigkeit, ist ein Text doch eine Anordnung von eng beieinanderstehenden Konturen. (▶ Abb. 7.1a; ▶ Abb. 7.1b)

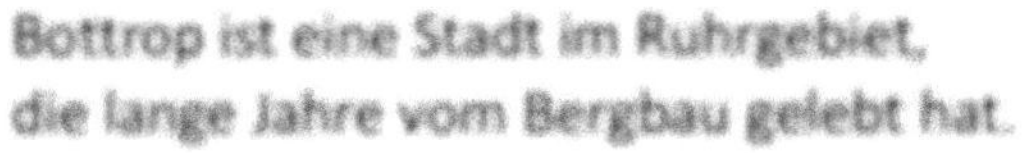

Bottrop ist eine Stadt im Ruhrgebiet,
die lange Jahre vom Bergbau gelebt hat.

Abb. 7.1a: Kontureninteraktion an der Visusgrenze (eigene Darstellung)

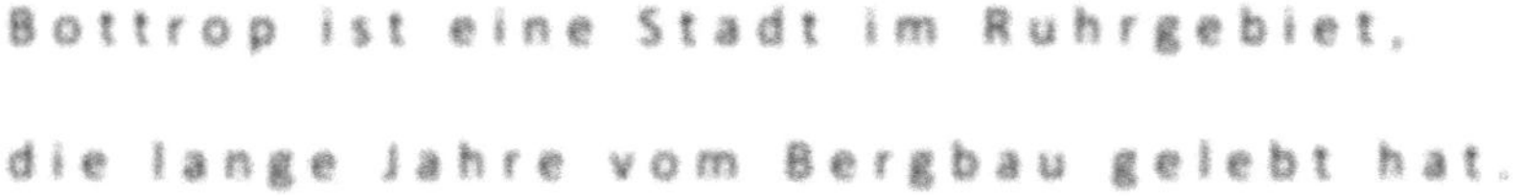

Bottrop ist eine Stadt im Ruhrgebiet,
die lange Jahre vom Bergbau gelebt hat.

Abb. 7.1b: Verschwommensehen und weniger Kontureninteraktionen (eigene Darstellung)

Was und wo: unterschiedlich gestört

Die zerebrale Analyse bei der Erkennung von Gegenständen (was?) und der Lokalisation des Ortes (wo?) verläuft zumindest über zwei, möglicherweise drei verschiedene zerebrale Verarbeitungswege. Vereinfacht gesagt, die von der Sehrinde im Okzipitalhirn in den Temporallappen ziehende Bahn gehört zum System der Objekterkennung, das visuelle Informationen unter dem Kriterium »was ist das?« analysiert.

Die andere Bahn zieht vom Okzipitalhirn in den Parietallappen und gehört zum System der Raumwahrnehmung, das visuelle Inputs unter dem Kriterium »wo ist das?« analysiert, wobei der obere Teil für die visuomotorische Koordination und der untere für die Raumwahrnehmung zuständig ist (Goldenberg, 2017, S. 171 f.).

Diese verschiedenen Verarbeitungswege erklären, warum das Erkennen von Objekten und das Lokalisieren ihres Standortes sowie das gezielte Greifen, sehr unterschiedlich gestört sein können. (▶ Abb. 7.2)

7 Beidseitige Hirnläsionen: Cerebral Visual Impairment und Balint-Syndrom

Patientenbeispiel: Unterschiedliche Was-und-Wo-Störung

Frau Krapf (47) erlitt nach einer komplikationslos verlaufenen Bauchoperation multiple Gefäßspasmen im Gehirn. Niemand konnte sich erklären, wie es dazu gekommen war. Die Folge waren zahlreiche über das ganze Gehirn verteilte Durchblutungsstörungen, also zahlreiche rechts- und linkshirnige Schlaganfälle.

Die schwerst betroffene Patientin war bei Eintritt in die Rehabilitation tetraplegisch und blind. Die Augen machten unkoordinierte Bewegungen und konnten nicht fixieren. Die visuellen Funktionen verbesserten sich stetig. Frau Krapf konnte immer besser fixieren und die Wahrnehmung von Licht, Bewegung und Farbe stellte sich rasch wieder ein. Immer wieder verblüffte Frau Krapf das Behandlungsteam, in dem sie Einzelheiten erkannte, mal das Muster auf einem T-Shirt, mal ein Kalenderbild an der Wand.

Nach einigen Wochen war Frau Krapf sehr sicher in der Erkennung von realen Gegenständen, aber auch von Farbfotos. Wir präsentierten ihr mit dem Beamer Farbfotos von realen Gegenständen, die sich einmal auf der rechten, dann wieder auf der linken Seite befanden. Zielsicher konnte sie nicht nur die übergeordnete Kategorie erkennen, sondern auch diskretere Details. So sagte sie nicht nur »Hund«, sondern »Dackel«, nicht nur »Flasche«, sondern »Champagner« und nicht nur »Kuchen«, sondern »Erdbeertorte«.

Eine auch nur ansatzweise richtige Einschätzung der Bildposition war ihr jedoch nicht möglich. Frau Krapf konnte nicht einschätzen, ob der jeweilige Gegenstand rechts oder links im Bild war. Auch reale Gegenstände, die vor ihr auf dem Tisch lagen, konnte sie zwar bestens erkennen, nicht aber lokalisieren. Dementsprechend konnte sie auch nicht zielgerichtet danach greifen.

Bei Frau Krapf war der »Was-Pfad« offensichtlich intakt, der »Wo-Pfad« jedoch nicht.

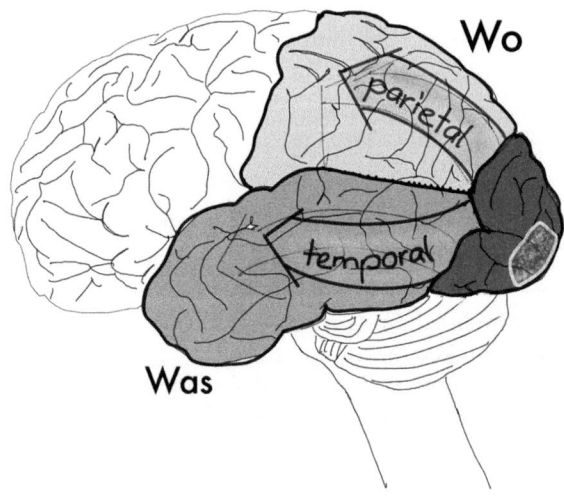

Abb. 7.2: Was-und-Wo-Pfad (Kathrin Althaus)

7.2 Das klinische Bild des Cerebral Visual Impairments

Gestörtes visuelles Erkennen

Die Erkennungsleistungen können auf jeder Ebene gestört sein. Im Verlauf zeigen Patienten mit CVI häufig verschiedene Formen einer visuellen Agnosie. Das Spektrum reicht dabei von einer Unfähigkeit, einfache geometrische Formen oder häufig vorkommende Alltagsgegenstände zu erkennen, bis hin zu subtilen Erkennungsstörungen, bei denen abstrakte Strichzeichnungen nicht erkannt werden.

Wie bei allen visuellen Erkennungsleistungen gilt: reale Gegenstände werden besser erkannt als Fotos. Farbfotos werden besser erkannt als schwarz-weiße Strichzeichnungen. Je vertrauter und häufiger die Ansicht eines Gegenstandes ist, umso besser gelingt die Erkennung. Ungewohnte Perspektiven oder abstrakte Darstellungen werden deutlich schlechter erkannt.

Gesichtserkennung

Oft besteht eine Prosopagnosie, also eine Störung der Gesichtserkennung. Das Erkennen von Gesichtern ist eine spezielle Fähigkeit im Gehirn, die ausfallen kann, auch wenn die Sehschärfe und das visuelle Erkennen von Gegenständen intakt sind. Liegt eine Prosopagnosie vor, ist auch oft die Erkennung von Tieren gestört.

Plusphänomene

Halluzinationen, Pseudo-Halluzinationen und Palinopsie werden von CVI-Patienten oft beschrieben. Auch visuelle Reizerscheinungen, also die Wahrnehmung von imaginären Farben, Formen, Pünktchen oder Lichtblitzen sind möglich. Sie entstehen im visuellen Kortex und sind Ausdruck einer spontanen Zellaktivität (Zihl, 2006). (▶ Kap. 5, visuelle Reizerscheinungen; ▶ Abb. 7.3)

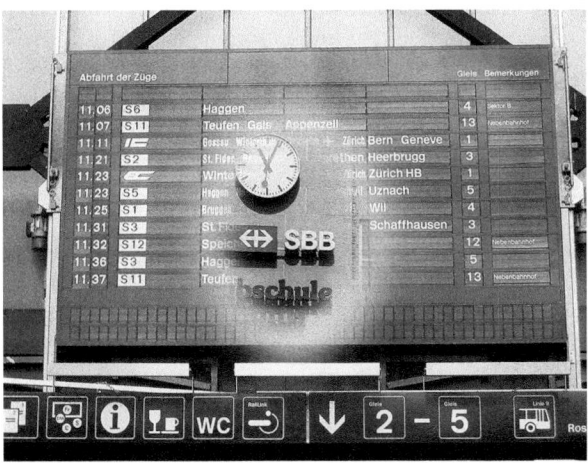

Abb. 7.3: Palinopsie (eigene Darstellung)

Anton-Syndrom – die eigene Sehstörung nicht wahrnehmen

Patienten mit einem CVI sind sich ihrer Sehstörung oft nicht bewusst. Was in gesundem Zustand unvorstellbar ist, nämlich die eigene Sehbehinderung oder Erblindung nicht zu bemerken, gehört bei Menschen mit CVI, insbesondere bei Krankheitsbeginn häufig zum klinischen Bild. Diese besondere Form der Anosognosie (fehlende Krankheitseinsicht) ist mit der gravierenden Hirnverletzung erklärbar. Meist ist das Anton-Syndrom mit einer schwerwiegenden kognitiven Störung und Desorientiertheit vergesellschaftet. Ohne einen spürbaren Leidensdruck schildern die Patienten Seheindrücke. Damit täuschen sie – ohne es zu beabsichtigen – über ihre Sehstörung hinweg. Angehörige oder die behandelnden Personen können sich oft kaum vorstellen, dass der betroffene Patient blind oder schwer sehbehindert ist.

Wie die anderen Komponenten des CVI kann auch ein Anton-Syndrom wechselhaft sein. In der Akutphase der Hirnverletzung ist es oft vorhanden. Im Verlauf kann es variabel auftreten. Die Patienten sind sich in einigen Momenten ihrer Sehstörung bewusst und dann wieder nicht. Im langfristigen Verlauf bildet sich ein Anton-Syndrom bei vielen Patienten komplett zurück. Bleibt ein Anton-Syndrom über längere Zeit hartnäckig bestehen, haben wir den klinischen Eindruck, dass die Prognose für eine Verbesserung der Sehstörung eher ungünstig ist.

Patientenbeispiel Anton-Syndrom

Herr Kalbermatten (78) war ein gepflegter, älterer Herr, der einen beidseitigen Infarkt in den hinteren Hirnarealen erlitt. Er hatte keinerlei Lähmungen und auch sprachlich waren keine Einbußen bemerkbar. Er drückte sich so gewählt aus, wie eh und je.

Bei der Chefarztvisite saß er in einem Sessel und trug – wie immer – seine Brille. Aufgrund der Hirnläsionen vermutete der Chefarzt eine erhebliche visuelle Störung und fragte Herrn Kalbermatten: »Wie geht es Ihnen mit dem Sehen?«

Dieser antwortete freundlich: »Ach, wissen Sie, das ist eine Frage der Ansprüche, die man stellt. Ich persönlich bin mit dem Sehen zufrieden.«

Herr Kalbermatten war praktisch blind. Eine helle Taschenlampe konnte er erkennen, jedoch nur, wenn sie bewegt wurde.

Fazit

- Das klinische Bild des CVI betrifft elementare Sehfunktionen wie Visus, Kontrastsehen, Gesichtsfeld und Farbwahrnehmung. Aber auch komplexe Sehfunktionen wie das Erkennen von Objekten, Gesichtern, Orten und Wegen sind betroffen (Leitlinie visuelle Wahrnehmungsstörungen, 2017).
- Verschiedene Sehfunktionen sind unterschiedlich gestört. Eine vollständige Erblindung ist möglich.
- Oft besteht eine unzureichende oder fehlende Krankheitseinsicht (Anton-Syndrom).

- Die neurologischen Begleitsymptome sind relevant für die Diagnostik und Therapie. Oft findet die Diagnostik begleitend zur Therapie statt und orientiert sich am Verlauf des kognitiven Zustandes (adaptive Diagnostik).

7.3 Therapie bei CVI

Standardisierte Therapieverfahren oder kontrollierte Studien zur Wirksamkeit einzelner Methoden stehen weder bei Kindern noch bei erwachsenen CVI-Patienten zur Verfügung (Zihl & Unterberger, 2016; Leitlinie Visuelle Wahrnehmungsstörungen, 2017) Dies liegt vermutlich daran, dass die Fallzahlen gering sind. Zudem kann das klinische Bild enorm variieren, sowohl was die visuellen Symptome als auch die neurologischen Begleiterscheinungen und die Kooperationsfähigkeit der Patienten angeht. Einzelfallbeschreibungen weisen auf den günstigen Einfluss von Stimulationsverfahren hin (Tegenthoff et al., 1998), was sich auch in unserem klinischen Alltag bestätigt.

Da standardisierte Verfahren fehlen, müssen Sie bei jedem Patienten individuell die Sehstörungen analysieren und seine therapeutisch nutzbaren Ressourcen suchen.

Möglichkeiten des visuellen Trainings

In der Therapie werden die visuellen Leistungen stimuliert und die Herausforderungen möglichst gesteigert, um zu einer Verbesserung der Wahrnehmung beizutragen. Evidenzbasierte Methoden liegen nicht vor. Individuell werden Sie die visuellen Möglichkeiten Ihres Patienten analysieren und dessen Ressourcen nutzen. Wenn eine Sehfunktion vorhanden ist, und sei es nur die Lichtwahrnehmung, können Sie diese als Basis für die Therapie nutzen.

Anregungen für die Therapiegestaltung erhalten Sie in den folgenden Beispielen.

> Das Prinzip des visuellen Trainings besteht darin, vorhandene visuelle Fähigkeiten zu nutzen und sie durch gesteigerte Anforderungen zu stimulieren. Aufmerksamkeitszuwendung bewirkt oft eine Verbesserung der visuellen Wahrnehmung.

Ressource Lichtwahrnehmung

Wenn Licht wahrgenommen wird, können Sie folgende Übungen einsetzen:

- Verändern Sie die Raumbeleuchtung und fragen Sie: Ist es jetzt hell oder dunkel? Können Sie angeben, wann es hell oder dunkel wird?
- Bewegen Sie eine Taschenlampe und fragen Sie: Ist die Bewegung horizontal oder vertikal? Geben Sie an, wenn die Bewegung beginnt, stoppt, schneller oder langsamer wird.
- Lassen Sie die Taschenlampe lokalisieren. Wo ist das Licht jetzt? Die Lokalisation kann auch mit der Lichtbewegung kombiniert werden. Am Ende der Bewegung stoppen Sie und fragen: Wo ist das Licht jetzt?
- Wenn die Position erkannt wird, lassen Sie darauf zeigen.

Das Abschätzen der Lichtposition und der Bewegungsrichtung wirkt aufmerksamkeitsstimulierend.

Steigerung:

- Setzten Sie kleinere Lichtquellen ein.
- Nutzen Sie farbige Lichtquellen und fragen Sie nach der Farbe.
- Ersetzen Sie das Licht durch große, farbige Objekte.

Ressource Bewegung

Wenn bewegte Objekte oder Sehzeichen besser erkannt werden als unbewegte, kann dies genutzt werden.

- Bewegen Sie die Karten des SZC-LCS-Testes, die Landoltringe unterschiedlicher Größe zeigen (▶ Kap. 2). Bitten Sie den Patienten, während der Bewegung oder nach Stoppen der Bewegung die Ausrichtung des Ringes zu erkennen.
- Bewegen Sie Objekte auf dem Tisch und fordern Sie den Patienten auf, in der Bewegung oder nach Stoppen der Bewegung zu erkennen, worum es sich handelt.
- Ein großer, rollender Würfel auf dem Tisch wirkt sehr stimulierend. Sobald der Würfel zu liegen kommt, bitten Sie den Patienten, die Punkte zu erkennen.

Ressource Formwahrnehmung

Werden einfache Formen erkannt, kann dies mit zunehmender Komplexität geübt werden. Als Unterlage kann ein Tisch, aber auch die Lightbox genutzt werden:

- Bieten Sie verschiedene Formen unterschiedlicher Größe an.
- Fragen Sie nach verschiedenen Kriterien: Zeigen Sie bitte alle runden, eckigen, roten, blauen etc. …

Steigerung:

- Ersetzen Sie Formen durch reale Objekte.

Ressource Aufmerksamkeit

CVI-Patienten können ihre visuelle Wahrnehmung oft mit einer gezielten Aufmerksamkeitszuwendung verbessern. Dies unterscheidet sich grundsätzlich von Sehbeeinträchtigungen, die im Auge oder Sehnerv entstanden sind.
Daher kommen bei CVI-Patienten aufmerksamkeitsstimulierende Übungen am Tisch in Frage:

- Lassen Sie Formen oder Gegenstände zählen.
- Fordern Sie den Patienten auf, einen Gegenstand oder eine Form lange zu fixieren und zu versuchen, zu erkennen um was es sich handelt.
- Bei mehreren Gegenständen fragen Sie nach einer Unterscheidung: Welches ist ein Dreieck? Wo sehen Sie einen Löffel etc.

Patientenbeispiel: Aufmerksamkeitsfokussierung

Bei Herrn Möckli (68) traten nach der Operation eines gutartigen Hirntumors Komplikationen auf. Herr Möckli erlitt einen Herzkreislaufstillstand und musste reanimiert werden. Durch den Sauerstoffmangel im Gehirn entstand eine zerebrale Sehstörung. In der ersten Zeit in der Akutklinik war Herr Möckli blind. Er empfand alles als schwarz und konnte nichts erkennen.

Zu Beginn der Rehabilitation beschrieb er das Sehen als dichten Nebel, der hin und wieder aufriss und kurz einen Gegenstand erkennen ließ. In dieser Situation entdeckte Herr Möckli eine Strategie.

Beim Blick auf den Fußboden wusste er, dass dort sein Fuß mit einem Schuh zu erkennen sein müsste. Er sah nur Nebel und konzentrierte sich dann so lange auf die Stelle, an der er den Fuß vermutete, bis mit der Zeit der Schuh tatsächlich sichtbar wurde.

Ressource Wo und Was

Die unterschiedlichen Verarbeitungssysteme der Objekterkennung (was?) und der Raumwahrnehmung (wo?) können in der Therapie genutzt werden.
Wenn »Wo?« funktioniert, lassen Sie zunächst lokalisieren, wo sich ein Objekt befindet. Dann fragen Sie nach dem Erkennen.
Wenn »Was?« funktioniert, lassen Sie zuerst ein Objekt benennen. Dann fragen Sie nach der Position oder lassen danach greifen.

Ressource Raumwahrnehmung und Bewegung

Wenn die Objekterkennung schwerfällt und Buchstaben oder Zahlen nicht erkannt werden können, ist aber trotzdem oft eine Orientierung im Raum möglich und sollte genutzt werden. Möglichkeiten:

- Welche Gegenstände im Raum erkennen Sie?
- Wo ist die Tür? Laufen/fahren Sie darauf zu.
- Sie verändern Ihre Position im Raum und bitten den Patienten auf Sie zuzugehen oder mit dem Rollstuhl zu Ihnen zu fahren.
- Lassen Sie den Patienten versuchen, einen bestimmten Weg zu finden. Helfen Sie mit strukturierenden Fragen. Geht es zum Café nach rechts oder links? Kommt Ihnen dieser Schrank bekannt vor, ist das der richtige Weg?

Patientenbeispiel, Bewegungssehen als Ressource

Frau Büchi (33) hatte einen Überfall überlebt. Sie war in ihrer Jugend schwer drogenabhängig gewesen, hatte aber den Ausstieg aus der Heroin-Sucht geschafft. In den letzten Jahren war es ihr gelungen, sich eine Existenz aufzubauen. Sie arbeitete im Warenlager eines Kaufhauses und lebte in einer gemütlichen Einzimmerwohnung.

Frühere Bekannte aus der Drogenszene hatten sie »besucht«. Um ihren Computer und ihre Wertsachen zu stehlen, hatten sie ihr eine hohe Dosis Heroin gespritzt und flüchteten. Frau Büchi erlitt einen Herz-Kreislaufstillstand, konnte aber durch das beherzte Eingreifen einer Nachbarin gerettet werden. Der Sauerstoffmangel im Gehirn führte zu einer zerebralen Sehstörung.

Bei Eintritt in die Rehabilitation klagte die Patientin vor allem über visuelle Störungen. Alles sei neblig und sie könne weder lesen noch fernsehen. Motorisch hatte Frau Büchi keine Einschränkungen. Kognitiv fielen vor allem Konzentrations- und Gedächtnisprobleme auf.

Eine Sehschärfenprüfung mit einer fixen Visustafel war nicht möglich, Frau Büchi konnte gar nichts erkennen. Bei einem Versuch mit den Landoltring-Karten des SZB-LCS-Testes, stellte sich heraus, dass sie die Öffnung der Landoltringe deutlich besser erkennen konnte, sobald die Karte in Bewegung war. In der Therapie setzten wir diese Ressource ein. Die Bewegung eines Sehzeichens oder Objektes löste Folgebewegungen aus und dann konnte Frau Büchi die Dinge erkennen.

Folglich arbeiteten wir in der Therapie mit bewegten Stimuli.

Ressource »Sich entscheiden müssen«

Wenn man etwas nicht weiß oder nicht sicher erkennt, fängt man oft an, zu raten. Dies hat ein schlechtes Image – zu Unrecht! Bei Patienten mit zerebraler Sehstörung ist das »Raten« eine positive Ressource, weil es den Versuch des visuellen Erkennens stimuliert. Wenn ein Patient beispielsweise nicht sicher ist, ob er ein Viereck oder einen Kreis vor sich hat, ein Messer oder eine Gabel, fordern Sie ihn auf, sich zu entscheiden. Raten ist dabei erlaubt und falsche Entscheidungen sind nicht schlimm. Das fokussierte sich Befassen mit dem Seheindruck und das aktive Suchen nach Unterscheidungskriterien wirken bei vielen Patienten sehr stimulierend und kann langfristig ihre Erkennensleistungen verbessern.

7.4 Empfehlenswerte Trainingsmaterialien

Vorbemerkung

Dieses Kapitel behandelt die zerebralen Sehstörungen erwachsener Patienten, die bis zu ihrer Erkrankung über normale Sehfunktionen verfügten. Therapiematerialien für diese Patientengruppe werden in der Literatur kaum beschrieben. CVI bei Kindern wurde schon länger in der Frühförderung behandelt und ist in den letzten Jahren zunehmend in den Fokus von Neuropsychologie, Augenheilkunde und Orthoptik gerückt. Diagnostik- und Therapiematerialien, die für Kinder entwickelt wurden, eignen sich oft auch sehr gut für die Rehabilitation erwachsener CVI-Patienten.

Die Lightbox

Die Lightbox (▶ Kap. 2) ist ein Hilfsmittel aus der Frühförderung sehbehinderter Kinder und dient zum Trainieren mit Farben, Formen und Bewegung (Lightbox SZB, 2021). Für das Training erwachsener Patienten mit CVI kann sie in der Frühphase sehr gut eingesetzt werden.

Die Box hat eine beleuchtete Fläche von 48 x 32.5 cm, auf der farbige oder schwarze geometrische Formen, die zum Zubehör gehören, gelegt werden. Der Patient hat die Aufgabe, die Formen zu lokalisieren und zu erkennen.

Durch die stufenlos variierbare Beleuchtung der Box kann mit optimaler Hintergrundbeleuchtung ein hoher Kontrast erzeugt werden. Bei schwer betroffenen Patienten kann das Licht zur Stimulation genutzt werden. Patienten sollen dann die Lichtfläche beobachten und entscheiden, ob es heller oder dunkler wird. (▶ Abb. 7.4)

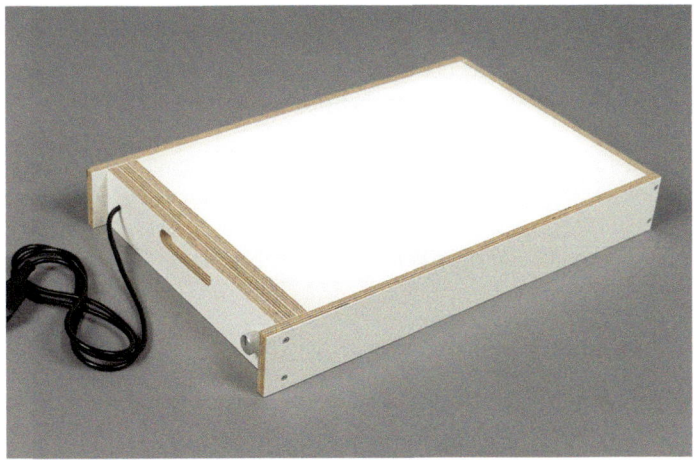

Abb. 7.4: Lightbox (mit freundlicher Genehmigung von SZBLIND)

Form und Farbe variieren – Therapiematerial selbst erstellen

Erstellen Sie eigenes Therapiematerial, indem Sie auf festem Papier Quadrate 20 x 20 cm drucken. Wählen Sie als Hintergrund kräftige Farben, z. B. Pink, Neongrün, Gelb und ein kräftiges Blau. Drucken Sie geometrische Formen in schwarz in den farbigen Hintergrund, z. B. große und kleinere Kreise, große und kleinere Quadrate und Dreiecke sowie Streifen oder Schachbrettmuster. Lassen Sie pro Farbe ein Quadrat leer.

Therapiemöglichkeiten mit Ihren Form-Farbe Karten:

Dem Patienten werden Karten präsentiert und er muss entscheiden:

- Wo sieht er eine Karte? (Lokalisation)
- Ist die Karte leer oder enthält sie eine Figur? (Formerkennung)
- Welche Farbe hat die Karte? (Farbwahrnehmung)
- Wenn mehrere Karten eingesetzt werden: wie viele sind es? (Überblick)
- Welche der vorhandenen Karten enthält einen Kreis/ein Schachbrett/Streifen? (Formwahrnehmung)
- Ist der eine oder der andere Kreis größer? (Größeneinschätzung)
- Sind die Streifen horizontal oder vertikal? (Richtung einschätzen)

Off-Label-Nutzung des Programmes Fresh Minder 3

Aufgrund der optisch gut erkennbaren Darstellung können Übungen genutzt werden, die ursprünglich für andere Trainingsziele entwickelt wurden. Dafür einige Beispiele:

Aufgabenwechsel:

Es werden Fotoserien gezeigt, bei denen in rascher Abfolge zwischen jeweils zwei Kriterien unterschieden werden muss, beispielsweise zeigen die Bilder:

- Kinder oder Erwachsene, männlich oder weiblich? (Gesichtserkennung)
- Hund oder Katze, weiß oder schwarz? (Tiere erkennen, bei Prosopagnosie oft gestört)
- Stadt oder Natur, Wasser oder kein Wasser? (Überblick)

Bilderreihe:

Es werden Fotos von Gegenständen oder Tieren gezeigt, die erkannt werden sollen. Die Anzahl der Bilder ist zwischen 3 und 30 variierbar.

Die Fitlights (▶ Kap. 6)

Bei den Fitlights handelt es sich um farbig aufleuchtende Sensoren, die über ein Tablet oder eine Handy-App gesteuert werden. Aufgabe des Patienten ist es, die Sensoren zu berühren und das Licht dadurch abzustellen.

Die Fitlights können in der Therapie von CVI-Patienten, die eine Lichtwahrnehmung haben, sehr gut eingesetzt werden:

- Zu Beginn setzten Sie nur einen Sensor mit voller Beleuchtung ein.
- Die Beleuchtung des Sensors wird zu Beginn auf 1–2 Minuten programmiert, damit der Patient genügend Zeit hat, das Licht zu berühren.
- Das Berühren des Sensors und somit das Löschen des Lichtes erfordert das visuelle Erkennen des Lichtes. Zudem ist das Lokalisieren und der zielgerichtete Einsatz der Hand gefragt. Gelingt dies, wirkt es sehr motivierend.
- Zur Unterstützung der visuellen Wahrnehmung können Sie die Blinkfunktion nutzen.
- Je nach Farbwahrnehmung können Sie unterschiedliche Farben einsetzen und deren Erkennung erfragen.

Weitere Materialien und Strategien

Eine sehr ausführliche Zusammenstellung zu Behandlungsstrategien und Förderung elementarer und höherer visueller Funktionen finden sich im Anhang 2 und Anhang 3 der Leitlinie Visuelle Wahrnehmungsstörungen (Leitlinie Visuelle Wahrnehmungsstörungen, 2017).

> **Fazit**
>
> - Das Cerebral Visual Impairment (CVI) zeigt ein variantenreiches klinisches Bild, bei dem unterschiedliche Sehfunktionen gestört oder intakt sein können.
> - Die neurologischen Begleitsymptome, insbesondere die kognitiven Einschränkungen sind alltagsrelevant.
> - Eine stimulierende Therapie muss individuell gewählt werden.

7.5 Das Balint-Holmes-Syndrom

Bei beidseitigen Hirnläsionen im Bereich der Okzipital- und Parietallappen entsteht ein Syndrom, das die visuelle Wahrnehmung, die Augenbeweglichkeit und die Hand-Augen-Koordination beeinträchtigt.

1909 durch den ungarischen Neurologen Balint beschrieben und 1918 durch Holmes ergänzt umfasst das Syndrom verschiedene Störungen (Karnath, 2006; Goldenberg, 2017):

Simultanagnosie bezeichnet die Unfähigkeit, mehr als nur ein Objekt einer Szene wahrzunehmen.

Okulomotorische Apraxie meint die Unfähigkeit, sinnvolle, zielgerichtete Augenbewegungen auszuführen. Sie wird auch Blickataxie genannt. Die Patienten können ihre Augen zwar frei bewegen. Sie sind aber nicht in der Lage, sinnvolle Augenbewegungen auszuführen, um sich im Raum zu orientieren. Ihr Blick »klebt« an einem Fixationsobjekt und ein Blickwechsel fällt ihnen schwer. Dies führt dazu, dass sie von komplexeren Objekten nur ein Detail wahrnehmen.

Optische Ataxie bedeutet, dass Patienten einen Gegenstand im peripheren Gesichtsfeld nicht zielsicher greifen können.

Raumwahrnehmungsstörung beschreibt, dass die Patienten sich in Räumen nicht orientieren können und auch ihr räumliches Gedächtnis gestört ist.

Das Balint-Holmes-Syndrom kann in unterschiedlicher Ausprägung auftreten. Es kann mit Gesichtsfeldstörungen oder einem Neglect kombiniert sein, kann aber auch mit intaktem Gesichtsfeld und ohne Neglect auftreten.

Patientenbeispiel Balint-Holmes-Syndrom

Frau Jäggli (64) arbeitete als Lektorin in einem Verlag, als sie kurz vor der Pensionierung einen beidseitigen Hirnschlag erlitt. Bei Eintritt in die Rehabilitation zeigte sie eine partielle Tetraparese und eine ausgeprägte visuelle Symptomatik.

Die gepflegte und modisch gekleidete Dame konnte über ihre Vorgeschichte sehr sprachgewandt Auskunft geben. Etwas irritierend war, dass sie mit dem Gegenüber kaum Blickkontakt aufnahm.

Die Sehschärfenprüfung war schwierig. Im Visusmonitor wurde der Patientin eine große 8 geboten und sie sagte »4«. Wir versuchten es nochmals und zeigten ihr eine große 6. Die Patientin sagte wieder »4.« Und hier wurde klar, dass sie nicht die Visustafel, sondern eine Zahl am daneben hängenden Maddox-Kreuz fixierte. Frau Jäggli las vor, was sie gerade in der Blicklinie hatte, also die 4. Aufgrund einer Blickapraxie war sie nicht in der Lage, den Blickwechsel zur Zahl auf dem Visusmonitor zu leisten. Wir suchten also nach weiteren Symptomen des Balint-Syndroms.

Wir zeigten ihr einen Textmarker und baten sie, ihn zu greifen. Sie griff in die Luft, versuchte es nochmals und griff wieder daneben. Eine optische Ataxie war also auch vorhanden.

Nun zeigten wir ihr die Navon-Letters, also aus vielen kleinen Buchstaben zusammengesetzte N oder F. Frau Jäggli erkannte jeweils nur die kleinen Buchstaben und nicht die große Form. Sie konnte also nur einzelne Details wahrnehmen, ohne auf die Grundform rückschließen zu können. Somit war der Nachweis einer Simultan-Agnosie erbracht.

7.5 Das Balint-Holmes-Syndrom

Therapie beim Balint-Holmes-Syndrom

Die einzelnen Symptome des Syndroms können sehr unterschiedlich ausgeprägt sein. Auch der Allgemeinzustand eines Patienten und seine kognitive Leistungsfähigkeit variieren erheblich. Daher steht hier für diese Patienten – ähnlich wie für CVI-Patienten – kein standardisiertes und evidenzbasiertes Trainingsprogramm zur Verfügung.
Analysieren Sie die jeweiligen visuellen Symptome und suchen Sie nach individuellen Therapieszenarien.

Hier einige Vorschläge:

- Bieten Sie wenige Objekte auf einem Tisch an und lassen Sie Augenbewegungen zwischen den Objekten machen.
- Fordern Sie dann die Erkennung und das Greifen.
- Unterstützen Sie den Patienten mit verbalen Hinweisen oder akustischen Inputs.
- Setzen Sie Material ein, das ein visuelles Explorieren und ein Identifizieren von Objekten, Zahlen oder Buchstaben fordert. Dafür kommt ein visuelles Explorationstraining in Frage, wie es weiter oben (▶ Kap. 6) beschrieben wurde.
- Arbeiten Sie mit dem Patienten im Raum:
  – Lassen Sie ihn die Tür, den Stuhl oder was auch immer das Ziel ist, erst mit den Augen suchen, dann erst soll er sich darauf zu bewegen.
  – Das eigene Ausrichten des Körpers, beispielsweise, um sich auf einen Stuhl zu setzen, wird schwierig sein. Lassen Sie den Patienten den Stuhl erst mit den Händen abtasten.
  – Gliedern Sie die zu beschreitenden Wege in Teilschritte, z. B. das erste Ziel ist die Tür des Raumes, das nächste der Sessel im Gang etc.

Die Therapie beim Balint-Holmes-Syndrom wird individuell gewählt. Sie enthält Komponenten des visuellen Explorationstrainings. Zusätzlich werden akustische und taktile Sinneswahrnehmungen eingesetzt.

Fazit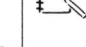

- Das Balint-Holmes-Syndrom entsteht nach beidseitigen Hirnschädigungen im parieto-okzipitalen Bereich.
- Das Syndrom beinhaltet die Simultanagnosie, die okulmotorische Apraxie, die optische Ataxie und eine Störung der visuellen Raumwahrnehmung.
- Die Therapie wird individuell gestaltet und orientiert sich an den einzelnen Symptomen.

8 Sehstörungen bei chronischen neurologischen Erkrankungen: Morbus Parkinson und Multiple Sklerose

Was erwartet Sie?

Sie befassen sich mit den visuellen Störungen, die bei chronischen und progredienten neurologischen Erkrankungen auftreten können. Eine verbreitete neurologische Erkrankung des höheren Lebensalters ist die Parkinsonerkrankung, eine des jüngeren Lebensalters die Multiple Sklerose. Sie lernen das klinische Bild beider Erkrankungen kennen und achten auf die typischen visuellen Symptome.

8.1 Morbus Parkinson

Die Parkinsonkrankheit ist eine fortschreitende neurodegenerative Erkrankung, bei der Nervenzellen absterben, die den wichtigen Nervenbotenstoff Dopamin produzieren. Benannt wurde die Erkrankung nach dem britischen Arzt James Parkinson, der sie 1817 beschrieb.

Charakteristisch sind motorische Symptome wie die Bewegungsverlangsamung (Bradykinese), die Muskelsteifheit (Rigor) und das Zittern (Tremor). Daneben kommen auch nicht motorische Symptome vor, wie z. B. Depressionen oder vegetative Störungen der Blutdruckregulation oder der Verdauung (Parkinson Schweiz, 2022).

Die Parkinsonerkrankung tritt meist im Alter zwischen 55 und 65 Jahren auf. Parkinsonerkrankte haben oft eine charakteristische Körperhaltung. Sie sind nach vorne gebeugt und der Kopf ist leicht gesenkt. Der Gang ist oft kleinschrittig und die Arme schwingen beim Gehen nicht mit. Die Mimik ist eher starr und der Parkinsonpatient führt kaum unwillkürliche Bewegungen aus.

Flüssige Bewegungsabläufe fallen zunehmend schwerer. Dies betrifft vor allem automatische Bewegungen wie das Gehen, Schlucken oder auch das Blinzeln, die Gesunde ohne nachzudenken ausführen. Aber auch die Mimik und die Feinmotorik (Knöpfe zumachen, Handy bedienen) fallen schwer (Parkinson Schweiz, 2022).

Die Parkinsonerkrankung wird medikamentös behandelt. Das Fortschreiten der Erkrankung ist individuell unterschiedlich und erfordert immer wieder eine Anpassung der Medikation. In den ersten Jahren ist die medikamentöse Behandlung meist unkompliziert und ermöglicht den Patienten ein nahezu beschwerdefreies Leben. Im Verlauf der Erkrankung kann die medikamentöse Symptomkontrolle instabiler werden und die Patienten zeigen Wirkungsschwankungen, sodass Phasen von Unbeweglichkeit mit Phasen einer ausgeprägten Überbeweglichkeit wechseln (Parkinson Schweiz, 2022).

Bei 75 % der Patienten handelt es sich um ein idiopathisches Parkinson-Syndrom. Die anderen sind Sonderformen, von denen vor allem die Progressive supranukleäre Parese erhebliche visuelle Probleme verursacht (Parkinson Schweiz, 2021).

Visuelle Probleme beim Parkinson-Syndrom

Einerseits bemerken Parkinson-Patienten verschiedene Sehstörungen, die direkt mit ihrer Erkrankung zusammenhängen, wie eine Verminderung der Kontrastwahrnehmung wegen eines Dopaminmangels in der Netzhaut. Zudem zeigen sie verlangsamte und unpräzise Blicksakkaden sowie im fortgeschrittenen Stadium eine Fixationsunruhe, wobei diese selten zu visuellen Beschwerden führt (Kerschhaggl-Linder, 2012).

Andererseits kommen visuelle Störungen, die gesunde Altersgenossen ebenfalls zeigen, bei Parkinson-Patienten vermehrt vor, wie zum Beispiel eine unzureichende Konvergenzreaktion und trockene Augen. Bei Parkinson-Patienten wird zudem die Problematik des trockenen Auges durch das verminderte Blinzeln verstärkt (Spieth et al., 2004).

Weitere visuelle Schwierigkeiten werden oft nicht direkt durch die Parkinsonerkrankung verursacht, sondern entstehen als Folge der veränderten Bewegungsabläufe. Beispielsweise kennen viele alterssichtige Menschen Probleme mit ihrer Gleitsichtbrille. Wenn aber die Parkinsonerkrankung dazu führt, dass die Kopf- und Körperhaltung nach vorne geneigt ist, wird der Blick durch das unten angesetzte Leseteil der Gleitsichtbrille fast unmöglich. Zudem fallen kleine Kopfbewegungen aus, die ein gesunder Brillenträger ganz unbewusst machen würde, um den richtigen Durchblickspunkt durch die Gleitsichtbrille zu finden. (▶ Abb. 8.1)

Die Augenstellung ist bei vielen Menschen nicht perfekt gerade, sondern erfordert ein ständiges Korrigieren des Gehirns, um das Augenpaar in einer richtigen Position zu halten. In gesundem Zustand stimulieren Blickbewegungen und Blinzeln den Korrekturmechanismus und kleine Fehlstellungen werden ausgeglichen. Diese Unterstützung für die beidäugige Zusammenarbeit fällt bei Parkinson-Patienten oft weg, da ihr Blickverhalten starr und die Blinzelfrequenz sehr niedrig ist. In der Folge kann die Augenstellung nicht ausgeglichen werden, ein Schielen entsteht und die Betroffenen sehen doppelt.

> Parkinsonpatienten leiden einerseits an krankheitsbedingten visuellen Störungen und häufig zusätzlich an indirekten Folgen durch die Körperhaltung und Bewegungsarmut.

8 Sehstörungen bei chronischen neurologischen Erkrankungen

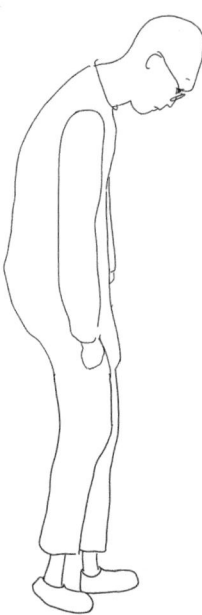

Abb. 8.1: Körperhaltung Morbus Parkinson (Kathrin Althus)

Visuelle Beschwerden im Alltag – oft multifaktoriell bedingt

Altersbedingte ophthalmologische Erkrankungen wie der Graue Star oder Netzhautdegenerationen sind Alterserscheinungen, die Parkinsonkranke betreffen können. Diese Erkrankungen werden augenärztlich beurteilt und behandelt. Darüber hinaus beschreiben Parkinson-Patienten aber oft eine undeutliche Sicht. Sie haben den Eindruck, nicht klar zu sehen und empfinden dies vor allem beim Lesen oder längeren Computerarbeiten als einschränkend. Sie ermüden rasch bei visuell anspruchsvollen Tätigkeiten und empfinden das Lesen als anstrengend. Vielfach beginnen sie ihre Lektüre mit einer klaren Sicht und bemerken nach wenigen Minuten, dass der Text undeutlicher wird. Wenn sie mit einer Gleitsichtbrille lesen, liegt dies oft daran, dass der Lesebereich der Brille nicht korrekt genutzt wird.
Oft werden die Augen trocken und die Patienten bemerken ein Brennen oder Jucken der Augen und ein Überlaufen der Tränen.
   Auch die Zusammenarbeit beider Augen kann instabil sein. Manche Parkinson-Patienten beschreiben daher Doppelbilder, die zeitweise oder ständig auftreten. (▶ Abb. 8.2a; ▶ Abb. 8.2b)

> Visuelle Probleme werden oft durch die Kombination von mehreren Störungen verursacht. Trockene Augen, Brillenprobleme, Doppelbilder und ein vermindertes Kontrastsehen wegen des Dopaminmangels in der Netzhaut können daran beteiligt sein.

8.1 Morbus Parkinson

> Bottrop ist eine Stadt im Ruhrgebiet, die lange Jahre vom Bergbau gelebt hat. Neben den benachbarten Städten Oberhausen und Essen, gehört Bottrop eher zu den kleineren Städten im Ruhrgebiet. Im attraktiven Stadtpark befindet sich das Museum Quadrat, das dem Maler Josef Albers gewidmet ist und eine Vielzahl seiner Werke beherbergt. Ein weiteres Wahrzeichen der Stadt ist der Tetraeder, eine pyramidenartige Metallkonstruktion, die auf einer Kohlenhalde steht. In Bottrop kann man das ganze Jahr Skifahren, da die Stadt über die längste Skihalle der Welt verfügt.

Abb. 8.2a: Seheindruck mit Gleitsichtbrille und schlechter Beleuchtung (eigene Darstellung)

> Bottrop ist eine Stadt im Ruhrgebiet, die lange Jahre vom Bergbau gelebt hat. Neben den benachbarten Städten Oberhausen und Essen, gehört Bottrop eher zu den kleineren Städten im Ruhrgebiet. Im attraktiven Stadtpark befindet sich das Museum Quadrat, das dem Maler Josef Albers gewidmet ist und eine Vielzahl seiner Werke beherbergt. Ein weiteres Wahrzeichen der Stadt ist der Tetraeder, eine pyramidenartige Metallkonstruktion, die auf einer Kohlenhalde steht. In Bottrop kann man das ganze Jahr Skifahren, da die Stadt über die längste Skihalle der Welt verfügt.

Abb. 8.2b: Seheindruck mit Lesebrille und optimaler Beleuchtung (eigene Darstellung)

Patientenbeispiel Probleme beim Lesen

Herr Bünzli (73) litt seit 10 Jahren an Parkinson. Die Erkrankung konnte jahrelang mit Medikamenten gut behandelt werden. Vor ca. einem Jahr war aber das Sehen schwierig geworden. Der Graue Star war bereits vor einigen Jahren operiert worden und schied somit als Ursache für die Sehstörung aus. Die Augenärztin kontrollierte die Brille und bestätigte Herrn Bünzli eine gute Sehschärfe beider Augen. Trotzdem klagte der Patient darüber, beim Lesen zunehmend verschwommen zu sehen.

Herr Bünzli las immer mit seiner Gleitsichtbrille. Für eine scharfe Abbildung beim Lesen musste er den Durchblickspunkt im unteren Glasteil mit den Augen finden. Dies gelang ihm auch, allerdings nur zu Beginn der Lektüre. Mit der Zeit verschob sich seine Körperposition und er blickte durch einen Glasbereich, der nicht die Nahsicht korrigierte.

Herr Bünzli erhielt also eine gut angepasste Lesebrille, die nur für die Nahdistanz eingestellt war. Unabhängig vom Durchblickspunkt ermöglichte sie ein klares Bild in der Nähe. Herr Bünzli musste nicht mehr darauf achten, gerade zu sitzen und korrekt durch eine Gleitsichtbrille zu fixieren.

Um das Kontrastsehen zu verbessern, empfahlen wir Herrn Bünzli, eine Leselampe zu benutzen und den Text auch bei Tag zu beleuchten. Mit der Nahbrille und einer Leselampe bemerkte Herr Bünzli eine deutliche Verbesserung. Er konnte sich wieder ungestört der Zeitungslektüre widmen.

Zur Verbesserung der Lesefähigkeit wird eine separate Lesebrille und eine optimale Beleuchtung eingesetzt.

Visuelle Störungen bei Parkinsonpatienten – was tun?

Nach einer Analyse der Situation bewähren sich verschiedene Maßnahmen und Strategien, um eine Verbesserung im Alltag zu erreichen. Voraussetzung ist immer, dass die Betroffenen augenärztlich und orthoptisch untersucht wurden. Viele visuelle Störungen sind durch die Standardmaßnahmen einer augenärztlichen Behandlung bereits gut verbesserbar. Wenn ein Parkinson-Patient über ein verschwommenes Sehen klagt, kann die Ursache durchaus in den Brillenwerten, einer Netzhautdegeneration oder einem grauen Star liegen, wie bei jedem anderen älteren Menschen auch.

Darüber hinaus sollten Sie parkinson-typische Begleiterscheinungen berücksichtigen, die mit geeigneten Maßnahmen verbesserbar sind.

Grundlage für eine visuelle Beurteilung ist immer eine augenärztliche und orthoptische Untersuchung. Unabhängig davon gibt es einfache Maßnahmen für Verbesserungen im Alltag.

Verschwommenes Sehen

Der parkinson-typische Mangel des Nervenbotenstoffes Dopamin kann auch die Netzhaut betreffen (Spieth et al., 2004; Kerschhaggl-Linder, 2012). Die Folge ist eine Verminderung der Kontrastwahrnehmung. Dabei wird der Text eigentlich nicht unscharf, sondern blasser. Die betroffenen Patienten empfinden dies aber als Unschärfe und klagen über ein verschwommenes Sehen. (▶ Abb. 8.3a; ▶ Abb. 8.3b)

Was hilft?

- Sorgen Sie für eine direkte Beleuchtung des Lesegutes auf Papier. Sie erreichen so eine kontrastreichere Darstellung des Textes.
- Empfehlen Sie den Einsatz einer Leselampe auch bei Tag. In Frage kommen Leuchtmittel, die sich nicht erhitzen, wie Kaltlichtlampen oder LED.
- Bei elektronischen Displays kann mit der Hintergrundbeleuchtung ein optimaler Kontrast erzeugt werden.
- Vergrößern Sie den Text auf elektronischen Displays. Eine Vergrößerung verändert zwar nicht den Kontrast, hilft aber bei der Erkennung des Textes.

> Die Fähigkeit des visuellen Systems, Helligkeitsunterschiede von benachbarten Flächen wahrzunehmen, wird als Kontrastempfindlichkeit bezeichnet.

Abb. 8.3a: Schrift in vollem Kontrast (eigene Darstellung)

> Die Fähigkeit des visuellen Systems, Helligkeitsunterschiede von benachbarten Flächen wahrzunehmen, wird als Kontrastempfindlichkeit bezeichnet.

Abb. 8.3b: Schrift in schwachem Kontrast (eigene Darstellung)

Das trockene Auge und das Tränenüberlaufen

Öfter als gesunde Altersgenossen leiden Parkinson-Patienten unter trockenen Augen. Aufgrund ihrer Erkrankung blinzeln sie nur noch sehr selten, sodass die Verteilung des Tränenfilms durch den Lidschlag wegfällt, was die Benetzungsproblematik verstärkt. Zudem können einige Parkinson-Medikamente zu trockenen Augen führen (Spieth et al., 2004).

Durch den Aufriss des Tränenfilms kann die optische Abbildung erheblich gestört werden und der Seheindruck ist verschwommen.

So widersprüchlich es scheint, das Überlaufen der Tränenflüssigkeit gehört zur Problematik des trockenen Auges. Das trockene Auge hat nicht nur das Problem der quantitativ nicht ausreichenden Tränenmenge, sondern auch die Qualität der Tränenflüssigkeit ist mangelhaft. Um die Vorderabschnitte der Augen besser zu befeuchten produziert die Tränendrüse vermehrt Flüssigkeit, allerdings ohne für die nötige Qualität sorgen zu können. In der Folge ist sehr viel, aber qualitativ minderwertige Flüssigkeit vorhanden. Die große Flüssigkeitsmenge bildet dann einen Tränensee, der sich über die Lidkante ergießt. Anders gesagt, wenig Qualität führt zu einer großen Menge, die überläuft, was für die Patienten paradox klingt, wenn Sie ihm seine trockenen Augen erklären wollen.

Was hilft?

- Nutzen Sie ein Tränenersatzmittel, das die Qualität des Tränenfilms verbessert.
- Nutzen Sie das Tränenersatzmittel regelmäßig. Wird ein Tränenersatzmittel nur sporadisch eingesetzt, kann es den Tränenfilm nicht stabilisieren.
- Denken Sie an das aktive Blinzeln. Der Lidschlag verteilt die Tränenflüssigkeit über den Augapfel und verhindert, dass ein Tränensee entsteht, der überläuft.

Probleme mit dem Sitz der Brille

Eigentlich ein banales Problem, für die Sicht aber sehr relevant: Die Brille rutscht!

Durch den vorgeneigten Körper und den gesenkten Kopf rutscht ein Brillengestell häufig und der parkinsonkranke Brillenträger schaut über das Brillengestell, sodass ihm die Brillenkorrektur schlicht nichts nützt.

Was hilft?

- Empfehlen Sie, die Brille beim Optiker richten zu lassen. Oft muss sie mehrfach angepasst werden. Diese Dienstleistung wird im Optikergeschäft meist kostenlos erbracht.
- Raten Sie beim Brillenkauf auf einen stabilen Sitz des Gestells zu achten.
- Empfehlen Sie ein Brillengestell zu wählen, dass nach oben hin nicht zu schmal ist, sondern bis zum oberen Brauenrand reicht.
- Raten Sie von einer Halbbrille als Lesebrille ab. Sie sitzt oft zu weit vorne auf der Nase und kann von einem Parkinsonpatienten oft nicht komfortabel genutzt werden.

Probleme mit der Gleitsichtbrille

Die Parkinsonerkrankung beginnt in der Regel im Alter zwischen 55 und 65 Jahren, also wenn die Betroffenen bereits alterssichtig sind. Sie benötigen – wie alle anderen Alterssichtigen auch – eine Lesebrille oder sie nutzen sehr oft eine Gleitsichtbrille. Dabei handelt es sich um Gläser, die im oberen Glasteil eine Korrektur für die Ferne enthalten. Der Dioptrienwert verändert sich fließend und bietet im unteren Glasteil eine Korrektur für die Lesedistanz. Voraussetzung für ein scharfes Bild in allen Distanzen ist, dass der Brillenträger sehr korrekt je nach Distanz durch einen bestimmten Glasbereich schaut. Dies erfordert neben einer optimalen Zentrierung der Brille eine gewisse Eingewöhnungszeit. Sobald das Bild etwas unscharf wird, führt der gesunde Brillenträger völlig unbewusst kleine Kopfbewegungen aus, die den Durchblickspunkt optimieren. Diese unwillkürlichen, Bewegungen fallen bei der Parkinsonerkrankung jedoch aus. Patienten in einem fortgeschrittenem Parkinson-Stadium haben zuweilen ein starres Blickverhalten. Sie bewegen Augen und Kopf wenig. Dies hat zur Folge, dass sie durch einen für eine bestimmte Distanz nicht vorgesehenen Glasbereich ihrer Gleitsichtbrille schauen und feststellen »Ich sehe verschwommen.«.

Dies bedeutet aber keineswegs, dass ein Parkinsonpatient sofort bei der Diagnosestellung auf die Gleitsichtbrille verzichten muss. In den ersten Jahren kann das Bewegungsmuster mit einer optimalen Medikamenteneinstellung intakt sein und die Gleitsichtbrille kann noch jahrelang gut genutzt werden. (▶ Abb. 8.4; ▶ Abb. 8.5)

Was hilft?

- Denken Sie daran, dass die optimale Nutzung der Gleitsichtbrille zum Problem werden kann.
- Empfehlen Sie, separate Fern- und Nahbrillen in Betracht zu ziehen.

8.1 Morbus Parkinson

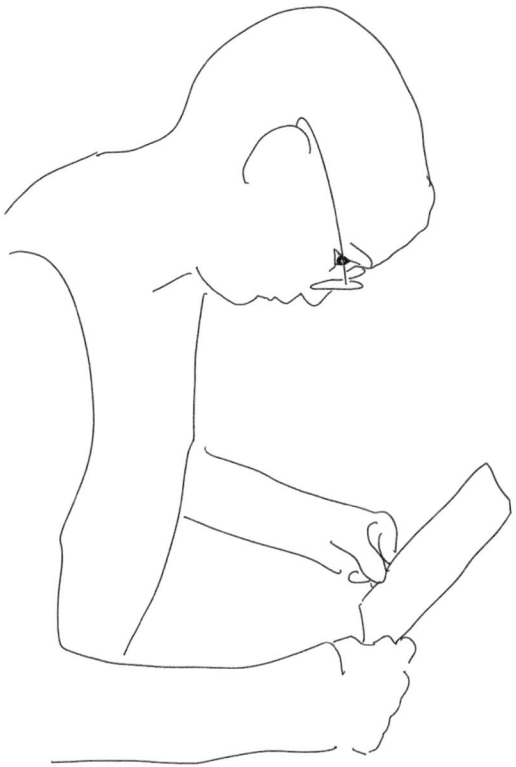

Abb. 8.4: Schwierigkeiten, mit Kopfsenkung durch den Nahbereich zu schauen (Kathrin Althaus)

- Raten Sie dazu, allenfalls eine separate Brille für bestimmte Tätigkeiten anfertigen zu lassen, z. B. für das Lesen, PC-Arbeiten oder Musizieren.

Patientenbeispiel: Leseprobleme trotz normalem visuellem Befund

Herr Wehrli (72) war schon mit Mitte 50 an Parkinson erkrankt. Er war ein pensionierter Lehrer und hatte aufgrund der fortschreitenden Erkrankung verschiedene Hobbies wie Skifahren und Wandern aufgeben müssen. Umso wichtiger war ihm das Lesen, das aber in der letzten Zeit immer wieder Schwierigkeiten verursachte.

Wir lernten einen netten älteren Herrn kennen, der etwas verlangsamt reagierte und in seinen Bewegungen zeitweise blockiert war. Herr Wehrli zeigte mit der vorhandenen Gleitsichtbrille eine gute Sehschärfe beider Augen für die Ferne und die Nähe. Die Brillenwerte stimmten. Die Augenstellung war gerade und die beidäugige Zusammenarbeit war tadellos. Ein Tränenersatzmittel nutzte der Patient bereits seit längerem und die Augen wirkten gut gepflegt. Wo lag also das Problem?

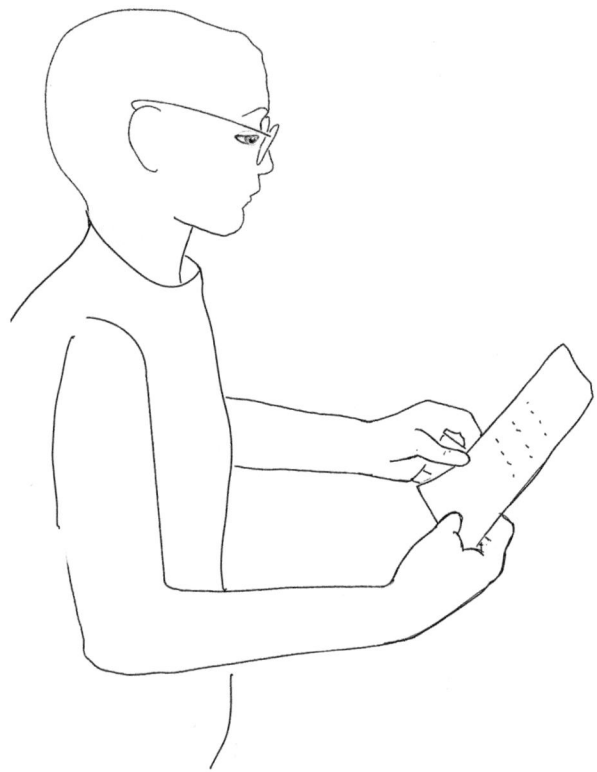

Abb. 8.5: Korrekte Nutzung der Gleitsichtbrille (Kathrin Althaus)

Herr Wehrli hatte noch eine separate Lesebrille zu Hause und wir vereinbarten einen neuen Termin in der Folgewoche, um die andere Brille zu kontrollieren.

An diesem zweiten Termin trafen wir Herrn Wehrli in einer Phase einer ausgesprochenen, medikamenteninduzierten Überbeweglichkeit an. Sein Körper wurde mit großen Bewegungen auf dem Stuhl hin und her geschüttelt. Beine und Arme führten immer wieder unkontrollierte Bewegungen aus und Kopf und Oberkörper wurden ständig hin und geschleudert. In dieser Situation war es für den Patient unmöglich, auch nur ansatzweise korrekt durch die Gleitsichtbrille zu schauen. Auch die Extralesebrille nützte ihm in dieser Phase wenig. Durch die unkontrollierbaren Körperbewegungen konnte er den Text kaum fixieren oder einer Zeile folgen.

Wir besprachen mit Herrn Wehrli, dass während seiner Phasen der Überbeweglichkeit ein komfortables Lesen auch mit der besten Brille nicht möglich ist. Für diese Phasen empfahlen wir ihm, Hörbücher zu nutzen. Und in den Phasen mit einer Bewegungsarmut stand visuell dem Lesen nichts im Wege.

> Langjährige Parkinsonpatienten sollten mehrfach beurteilt werden, um Phasen der Überbeweglichkeit nicht zu verpassen.

Störungen der beidäugigen Zusammenarbeit

Wenn beide Augen nicht punktgenau miteinander fixieren entstehen Doppelbilder. Das gleiche Objekt wird in beiden Augen auf unterschiedlichen Netzhautstellen abgebildet und daher zweimal wahrgenommen. Bis hierhin hat das nichts mit der Parkinsonerkrankung zu tun. Schielen tritt in der Normalbevölkerung gar nicht so selten auf. Ca. 4–5 % der Menschen sind von einem Schielen betroffen.

Unzureichende Konvergenz – Doppelbilder bei Naharbeiten

Sobald das Augenpaar in der Nähe etwas betrachtet, müssen sich die Augenachsen aufeinander zu bewegen, also konvergieren. Dies verhindert, dass Objekte in der Nähe doppelt gesehen werden. Die dafür erforderliche Konvergenzreaktion ist bei Parkinsonkranken häufiger geschwächt als bei gleichaltrigen Patienten ohne Parkinson (Spieth et al., 2004). In der Folge werden bei Tätigkeiten in der Nähe Doppelbilder wahrgenommen. Dies betrifft oft das Lesen, das Betrachten des Handy-Displays oder Computerarbeiten.

Kleine Schielstellungen für Ferne und Nähe

Kleine latente Schielstellungen, wie fast jedermann sie hat, werden von Parkinson-Patienten oft schlecht kompensiert, weil ihr starres Blickverhalten und die Bewegungsarmut der Augen wenig Korrekturimpulse geben. In der Folge bemerken Parkinson-Patienten zeitweise Doppelbilder, obwohl die Augenachsen keine sehr ausgeprägte Verschiebung zeigen.

Was hilft?

- Wenn die Störung nicht sehr ausgeprägt ist, empfehlen Sie dem Patienten, zu blinzeln und die Blickrichtung kurz zu ändern und dann nochmals bewusst hinschauen. Oft spielt sich mit dieser Strategie die Beidäugigkeit wieder ein und das Doppelbild verschwindet.
- Bei einer ausgeprägten Konvergenzstörung oder größeren Schielstellung ist die Schielabweichung zu groß und Blickstrategien werden nicht helfen. Raten Sie, in einer augenärztlich-orthoptischen Praxis die Augenstellung untersuchen und wenn möglich eine Lesebrille mit Prismen anpassen zu lassen.
- Decken Sie ein Auge ab, um das Doppelbild auszuschalten.

Patientenbeispiel: »Ich sehe manchmal doppelt.«

Herrn Tobler (73) sah man die Parkinsonerkrankung durchaus an. Kleinschrittig betrat er den Raum. Mit leiser Stimme berichtete er über seine visuellen Beschwerden. Er sähe oft nicht so richtig scharf und in der letzten Zeit immer wieder doppelt. Sein Augenarzt habe ihm gesagt, die Augen seien gesund, aber sehr trocken. Er habe deswegen befeuchtende Augentropfen bekommen, die er aber oft vergesse.

Herr Tobler zeigte den parkinson-typischen seltenen Blinzelreflex. Die Bindehaut beider Augen war deutlich gerötet. Das Blickverhalten war starr und Herr Tobler bewegte seine Augen nicht spontan.

Die Sehschärfe war aber beidseits in Ordnung und die Prüfung der Augenstellung zeigte keine relevante Schielstellung, die die Doppelbilder hätte erklären können.

Die Orthoptistin empfahl Herrn Tobler, das Tränenersatzmittel wirklich konsequent 3–4 Mal am Tag anzuwenden, so wie der Augenarzt es empfohlen hatte. Zudem erklärte sie, dass er versuchen solle, vermehrt zu blinzeln und aktiv seine Augen zu bewegen, vor allem wenn das Doppelbild auftrat.

Herr Tobler setzte diese Maßnahmen um. Bei der nächsten Kontrolle waren seine Augen offensichtlich gut befeuchtet und nicht mehr gerötet. Außerdem berichtete er, dass er durch das Blinzeln und die Augenbewegungen seine Doppelbilder immer sofort korrigieren könne.

Bewusstes Blinzeln und Bewegen der Augen können die Kompensation kleiner Schielstellungen verbessern.

Große Schielstellungen

Wenn ein Schielwinkel zu groß ist, kann das Gehirn ihn nicht mehr selber korrigieren. Dann treten häufig oder ständig Doppelbilder auf. Eine augenärztlich-orthoptische Untersuchung wird erforderlich.

Was hilft?

- Veranlassen Sie eine augenärztlich-orthoptische Abklärung zur Anpassung einer Prismenbrille oder Durchführung einer Schieloperation.
- Decken Sie ein Auge ab, um das Doppelbild auszuschalten.

Patientenbeispiel: Doppelbilder beim Blick in die Ferne

Herr Messerli (69) litt seit 4 Jahren an der Parkinsonerkrankung. Medikamentös war er gut eingestellt und führte ein aktives Leben. In die Orthoptik kam er, weil er in der letzten Zeit sporadisch Doppelbilder bemerkt hatte. Genauer befragt, berichtete er, dass die Doppelbilder beim Fernsehen auftraten oder beim Autofahren als Beifahrer.

Herr Messerli zeigte eine kleine konvergente Schielstellung beim Blick in die Ferne, die er nur mit Mühe kompensieren konnte. Daher traten hin und wieder Doppelbilder auf. Da keine Hinweise auf eine Augenmuskellähmung zu finden waren, handelte es sich um ein konvergentes Schielen im Alter. Herrn Messerli wurde erklärt, dass diese Schielform in seinem Alter vorkommen kann und durch das Nachlassen der Kräfte des abduzierenden Augenmuskels erklärt werden kann. Mit der Parkinsonerkrankung hatte dies nichts zu tun.

Herr Messerli, der ohnehin Brillenträger war, erhielt eine Prismenfolie auf seine Brille. Damit traten keine Doppelbilder mehr auf.

Nicht alle Doppelbilder werden durch die Parkinsonerkrankung verursacht. Eine Prismenbrille kann Doppelbilder korrigieren.

Visuelle Probleme beim Morbus Parkinson

- Parkinsonpatienten leiden unter trockenen Augen, was durch den seltenen Blinzelreflex verstärkt wird.
- Das Kontrastsehen wird aufgrund eines Dopamin-Mangels in der Netzhaut schlechter. Dies wird als verschwommenes Sehen empfunden.
- Doppelbilder treten auf, dies als Dekompensation aufgrund des starren Blickverhaltens oder als Folge einer Schielerkrankung.
- Im Verlauf kann die Gleitsichtbrille nicht mehr genutzt werden.

Die Progressive supranukleäre Parese (PSP)

Die Progressive supranukleäre Parese ist eine neurodegenerative Erkrankung, die mit Parkinson-ähnlichen Symptomen einhergeht. Nach den Beschreibern von 1964 wird sie auch als Steele-Richardson-Olszewski-Syndrom bezeichnet. Die PSP gilt als atypische Parkinsonerkrankung und tritt mit stärkeren motorischen Einschränkungen als das Parkinson-Syndrom auf. Sie schreitet schneller voran und spricht im Verlauf auf Medikamente nicht an (Parkinson Schweiz, 2022).

Die PSP verursacht Augenbewegungsstörungen, wie sie beim Parkinsonsyndrom nicht vorkommen, sodass die Analyse der Augenbeweglichkeit eine Abgrenzung zum klassischen Parkinson-Syndrom ermöglicht (Spieth et al., 2004; Schai et al., 2009).

Charakteristisch für die PSP ist die supranukleäre vertikale Blicklähmung, wobei zuerst die rasche Blickbewegung nach unten betroffen ist. Im Verlauf gelingen dann auch die langsamen Folgebewegungen nicht mehr. Im Verlauf fallen die raschen Blicksakkaden und dann auch die langsamen Blickbewegungen nach oben aus. Später ist auch die horizontale Augenbeweglichkeit eingeschränkt. Zudem haben die Patienten Probleme, die Augen zu öffnen, weshalb sie die Oberlider häufig über die Stirnmuskulatur nach oben ziehen.

Die PSP ist eine parkinson-ähnliche Erkrankung, weist aber relevante Augenbewegungsstörungen auf, vor allem eine Blicklähmung nach unten.

Supranukleäre Charakteristika

Die PSP ist eine fortschreitende (progressive) Lähmung der Augenbeweglichkeit, wobei die Störung in den supranukleären Zentren entsteht (▶ Kap. 4, Blicklähmungen). Betroffen sind die Blickzentren, die in der Funktionshierarchie oberhalb (supra) der Kerne (Nucleus) der für die Augenbeweglichkeit zuständigen Hirnnerven liegen. Charakteristisch für die supranukleäre Störung ist, dass verschiedene Augenbewegungsarten unterschiedlich gestört sind. Wie bei anderen Blicklähmungen auch, fallen zuerst die raschen Blicksakkaden aus, dann die langsamen Folgebewegungen. Hingegen werden Impulse an die Augenmuskulatur, die über den vestibulo-okulären Reflex gesteuert werden, in eine Augenbewegung umgesetzt. Das heißt, PSP-Patienten können ihre Augen nicht willentlich nach unten bewegen. Wenn sie aber den Kopf nach hinten neigen, führen die Augen die entsprechende Reflexbewegung nach unten aus.

Bei Blicklähmungen können Blicksakkaden nicht ausgeführt werden. Der vestibulo-okuläre Reflex ist aber intakt.

Visuelle Beschwerden im Alltag

Die PSP zeigt bereits in einem frühen Stadium eine Blicklähmung nach unten. Dabei sind vor allem die raschen Blickbewegungen nach unten reduziert. Zu Beginn können sie mit einer gewissen Anstrengung noch ausgeführt werden, später nicht mehr. Ein Blickziel im unteren Bereich wird nur noch mit Mühe oder gar nicht mehr fixiert.

Für Alltagsaktivitäten ist dies fatal. Erwachsene brauchen ständig den Blick nach unten. Sie schauen auf den Boden, um Hindernisse zu vermeiden. Sie halten ein Buch oder eine Zeitung so, dass sie leicht nach unten schauen. An Tischen oder Arbeitsflächen setzen Menschen den Blick nach unten ein.

Entsprechend berichten PSP-Patienten über Alltagsschwierigkeiten, die oft bereits zu Beginn der Erkrankung auftreten.

PSP-Patienten berichten:

- »Ich habe Mühe, Treppen hinunter zu gehen.«
- »Mit meiner Gleitsichtbrille komme ich nicht zurecht. Beim Lesen sehe ich unscharf.«

- »Mein Smartphone kann ich nicht mehr bedienen, ich erkenne das Display nicht deutlich.«
- »Beim Essen sehe ich kaum, was ich auf dem Teller habe. Mit dem Besteck treffe ich daneben.«

Alle Alltagstätigkeiten, die den Blick nach unten erfordern, sind erschwert.

Alltagsschwierigkeiten – was hilft?

Die PSP ist nicht heilbar und die Erkrankung kann rasch voranschreiten. Im Alltag können verschiedene Strategien und Hilfsmittel eingesetzt werden:

- Raten Sie für Naharbeiten zu einer separaten Lesebrille. Gleitsichtbrillen können wegen der Blicklähmung nach unten nicht genutzt werden.
- Mit einer separaten Lesebrille können die PSP-Patienten beim Blick geradeaus scharf sehen.
- Empfehlen Sie einen Notenständer, ein Lesepult oder ein hohes Kissen, um das Lesegut in eine Position zu bringen, die die Augen erreichen können.
- Sorgen Sie für eine Erhöhung bei Tisch, damit relevante Dinge höher stehen und weniger weit nach unten geschaut werden muss.
- Raten Sie, sich Zeit beim Treppen gehen zu nehmen.
- Empfehlen Sie, Kopfbewegungen einzusetzen. Wenn der Kopf nach oben geneigt wird, bewegen sich die Augen nach unten.
- Falls Doppelbilder entstehen, veranlassen Sie eine augenärztlich orthoptische Untersuchung. Eine Prismenbrille oder Abdeckung eines Auges können helfen.

Die Umlenkbrille – ein problematisches Hilfsmittel

Brillen mit starken Prismen können eine Bildverschiebung bewirken, sodass der Brillenträger bei geradeaus blickenden Augen das untere Blickfeld wahrnimmt. Diese Brillen werden als »Winkelbrille zum Lesen im Liegen« im Internet vertrieben.

Als Hilfsmittel bei einer vertikalen Blicklähmung sind sie kaum nützlich. So verlockend die Idee ist, das untere Blickfeld über Prismen in den Geradeausblick zu verlagern, so schwierig ist der tatsächliche Einsatz einer solchen Brille. Für die Bildverlagerung sind sehr starke Primen erforderlich. In dieser Stärke haben Prismen optische Nebenwirkungen mit verwirrenden Verzerrungen und farbigen Spiegelungen. Daher ist der Blick durch die Winkelbrille sehr verwirrend. Sie eignet sich nicht zum Herumgehen, zumal auch das Gesichtsfeld durch die Brille eingeschränkt wird.

Um in einer sitzenden Position etwas auf dem Tisch zu erkennen, kann die Umlenkbrille in seltenen Fällen nützlich sein.

Problematisch ist dabei, dass PSP-Patienten alterssichtig sind und für eine scharfe Abbildung im Nahbereich eine Lesebrille brauchen. Die Winkelbrille über die Lesebrille aufzusetzen, klappt in aller Regel nicht.

> Die visuellen Alltagsprobleme von PSP-Patienten lassen sich lindern mit
>
> - einer optimalen Nahbrille,
> - dem Einsatz der Kopfbewegung,
> - Hilfsmitteln zur Erhöhung von Gegenständen.

> Die PSP ist eine atypische Parkinsonerkrankung. Sie zeigt fortschreitende Augenbewegungsstörungen, die mit einer Blicklähmung nach unten beginnen. Im Verlauf kann die Augenbeweglichkeit komplett aufgehoben sein.

8.2 Multiple Sklerose

Die Multiple Sklerose (abgekürzt MS) ist die häufigste neurologische Erkrankung jüngerer Erwachsener. Sie tritt vorwiegend zwischen dem 20. und 40. Lebensjahr auf und betrifft Frauen dreimal häufiger als Männer. Als Ursache der MS nimmt man eine Autoimmunreaktion an, deren Auslöser bislang nicht vollständig geklärt werden konnte (Ullrich, 2009).

Nervenfasern sind – ähnlich wie ein elektrisches Kabel – von einer Außenhülle geschützt. Diese Hülle wird als Myelinschicht bezeichnet und ist für die Leitfähigkeit eines Nervs wichtig.

Bei der MS treten an verschiedenen Orten im zentralen Nervensystem Entzündungen auf, die die Myelinschicht der Nerven zerstören und dadurch Funktionsausfälle verursachen. Da die Entzündungen verschiedene Nervensysteme betreffen und der Krankheitsverlauf unvorhersehbar in Schüben oder progredient abläuft, werden im Verlauf verschiedene neurologische Ausfälle verursacht. Deshalb wird die MS auch als »Krankheit mit tausend Gesichtern« bezeichnet (Ullrich, 2009).

Visuelle Störungen treten im Laufe einer Multiplen Sklerose in Form von Sehschärfenminderungen bei Entzündungen des Sehnervs (Neuritis nervi optici, Abkürzung NNO) oder Okulomotorikstörungen bei Läsionen der für die Augenbeweglichkeit zuständigen Hirnnerven und Blickzentren auf.

Seltener treten auch partielle Gesichtsfelddefekte auf.

Ein Merkmal der MS, das den Alltag der Betroffenen sehr beeinflusst, ist die so genannte Fatigue (französisch: Müdigkeit). Damit ist eine rasche Erschöpfbarkeit gemeint, die spontan oder völlig unverhältnismäßig zur geleisteten Aktivität auftreten kann (Ullrich, 2009).

Die Fatigue ist kein visuelles Symptom. Da sie aber visuell gesteuerte Leistungen erheblich beeinflusst, sollten Sie als Therapeut oder Pflegende die Fatigue kennen und berücksichtigen.

Die folgenden visuellen Störungen treten bei der MS auf:

Sehnervenentzündungen

Die Opticus Neuritis (NNO) trifft sehr viele MS-Patienten. Bei ca. 30 % ist sie das erste Symptom der MS und rund 60 % der Patienten erleben eine Sehnervenentzündung im Verlauf ihrer Krankheit (Ullrich, 2009).

Je nach Ausmaß verursacht die Sehnervenentzündung eine verminderte Sehschärfe, ein abgeblasstes Farbensehen und in der akuten Phase Schmerzen hinter dem Auge bei Augenbewegungen. Zudem kann das Gesichtsfeld des betroffenen Auges konzentrisch eingeschränkt sein oder Flecken (Skotome) aufweisen. Sehnervenentzündungen können einseitig oder beidseitig, eventuell zeitversetzt, auftreten.

Die Behandlung findet augenärztlich-neurologisch statt. Nach dem ersten Schub erholt sich der Sehnerv und damit die Sehfunktion meist wieder. Nach wiederholten Schüben kommt es aber zu einer bleibenden und zunehmenden Sehverschlechterung (Bynke, 2000).

Wiederholte Sehnervenentzündungen führen nicht nur zu einer Sehschärfenverminderung, sondern auch zu einer Abblassung in der Farbwahrnehmung. Insbesondere Rottöne werden als weniger rot wahrgenommen, sie wirken vielmehr blasser und bräunlich. Die einseitige Farbentsättigung kann ein Hinweis auf eine Störung im Sehnerv sein. Die Farbtafeln des Ishihara-Tests (▶ Kap. 2) werden nach einer Sehnervenentzündung mit dem betroffenen Auge oft nur fehlerhaft erkannt und als blasser empfunden.

> **Tipp**
>
> Fragen Sie MS-Patienten nach einer Farbentsättigung, indem sie abwechselnd mit dem rechten und linken Auge einen Gegenstand in einem kräftigen Rotton anschauen lassen.

Neben der Farbentsättigung ist ein weiteres Zeichen der einseitigen Sehnervenschädigung die schwächere Pupillenreaktion des betroffenen Auges. Sie reagiert schlechter auf Licht als die Pupille des gesunden Partnerauges. Man nennt dies ein relatives afferentes Pupillendefizit.

> Die Sehnervenentzündung ist ein häufig auftretendes Symptom der MS. Sie verursacht eine Sehschärfenverminderung, eine abgeblasste Farbwahrnehmung

und eine schwächere Pupillenreaktion des betroffenen Auges im Vergleich zum Partnerauge.

In der neurologischen Rehabilitation sind Sie mit unterschiedlich ausgeprägten akuten oder chronischen Sehnervenentzündungen (NNO) konfrontiert. Die Tabelle gibt eine Übersicht über mögliche Konstellationen.

Tab. 8: Sehnervenentzündungen

Situation	Konsequenzen
Frisch auftretende NNO	• Akute Situation. • Zuweisung an Augenarzt und Neurologen zwecks medikamentöser Behandlung.
Ausgeprägte einseitige NNO Sehschärfe einseitig unter 0,2	• Der Patient ist ein funkioneller Einäuger. • Abklärung, ob er an die Einäugigkeit gut adaptiert ist.
Beidseitige ausgeprägte NNO Sehschärfe beidseits unter 0,2	• Der Patient ist sehbehindert. • Anpassung von vergrößernden Sehhilfen. • Nutzen von akustischen Hilfen, wie Sprachausgabe am PC und Smartphone. Vorlesegeräte zur Nutzung von Hörbüchern.
Einseitige mittelgradige NNO Sehschärfe einseitig 0,3 bis 0,6	• Meist keine Konsequenzen bei gesundem Partnerauge. • Das visusreduzierte betroffene Auge leistet meist Beiträge an das periphere beidäugige Sehen.
Beidseitige mittelgradige NNO Sehschärfe beidseits 0,3 bis 0,6	Die reduzierte Sehschärfe verursacht Probleme beim Lesen und visuell anspruchsvollen Tätigkeiten. Die Visusverminderung und die veränderte Farbwahrnehmung können berufsrelevant sein. Maßnahmen: • Verstärkte Lesebrille. • Optimale Beleuchtung beim Lesen. • Schrift am PC und Smartphone größer stellen.
Einseitige diskrete NNO Sehschärfe einseitig besser als 0,6	• Meist keine Konsequenzen im Alltag
Beidseitige diskrete NNO Sehschärfe beidseits besser als 0,6	• Meist keine Konsequenzen im Alltag, da der Visus recht gut ist. • Die veränderte Farbwahrnehmung kann berufsrelevant sein, z. B. bei Malern, Wohnberatern und Grafikern.

Patientenbeispiel: Sehnervenentzündungen und progrediente Visusverminderung

Frau Dudli hatte einen langen MS-Verlauf hinter sich. Die Krankheit hatte im Alter von 28 Jahren mit einer Sehnervenentzündung des rechten Auges begon-

8.2 Multiple Sklerose

nen. Im Verlauf hatte sie weitere Sehnervenentzündungen an beiden Augen erlitten und mit 35 Jahren, konnte sie mit dem rechten Auge nur noch grobe Umrisse erkennen. Das linke Auge hatte wegen der durchgemachten Sehnervenentzündungen zwar kein perfektes Farbensehen mehr, aber noch eine Sehschärfe von 0,7, sodass Frau Dudli jahrelang gut zurechtkam.

Im Alter von 45 Jahren begann die Alterssichtigkeit und Frau Dudli klagte über ein verschwommenes Sehen beim Lesen. Die Sehschärfe des linken Auges hatte sich weiter verschlechtert. Auch mit der besten Brillenkorrektur erreichte sie nur noch eine Sehschärfe von 0,5. Die Orthoptistin passte ihr eine leicht vergrößernde Lesebrille an, mit der sie – bei optimaler Beleuchtung – normalen Buchdruck lesen konnte.

Jetzt im Alter von 53 Jahren zeigte Frau Dudli neben den Sehnervenentzündungen auch ein Augenzittern und empfand das Sehen zunehmend als undeutlich. Die Multiple Sklerose hatte zudem auch motorische Einschränkungen verursacht. Frau Dudli konnte zwar wenige Schritte am Rollator laufen, war für längere Wege aber auf den Rollstuhl angewiesen.

Die Sehschärfe am linken Auge betrug noch 0,3. Die Orthoptistin probierte mit Frau Dudli verschiedene Lupen, um Texte zu vergrößern sowie Filtergläser, um einen besseren Kontrast zu erzielen. In der Untersuchungssituation war Frau Dudli von jedem Hilfsmittel sehr angetan, da sie damit eine deutliche Verbesserung erlebte. Alle Hilfsmittel wurden ihr für den Gebrauch zu Hause mitgegeben und bei der nächsten Kontrolle von ihr jeweils enttäuscht zurückgegeben. Alle Lupen und Filtergläser, die in der orthoptischen Untersuchung auf Frau Dudli einen guten Eindruck machten, bewährten sich im Alltag zu Hause nicht. Woran lag das?

Wie viele Leidensgenossen litt Frau Dudli an einer ausgeprägten Fatigue. Das Lesen mit einer Lupe strengte sie übermäßig an. Sie konnte mit verschiedenen Lupen zwar normalen Buchdruck lesen, was in der orthoptischen Untersuchung als positives Ergebnis gewertet wurde. Aber das war nur eine Momentaufnahme. Länger als 5 Minuten konnte Frau Dudli nicht lesen, sondern wurde unverhältnismäßig müde. Die Müdigkeit gehört zur MS und schlussendlich wurde mit Frau Dudli besprochen, dass auch die beste Lupe nicht für ein anstrengungsfreies längeres Lesen sorgen könne.

Die Patientin nutzte fortan eine Lupe, um kurze Schriftstücke, wie eine Rechnung oder eine Speisekarte zu lesen. Um sich länger und unterhaltsam mit Literatur zu befassen, nutzte sie Hörbücher.

Die Fatigue der MS-Patienten erschwert den Umgang mit optischen Hilfsmitteln.

Augenmuskellähmungen und Blicklähmungen

MS-Schübe oder ein progredientes Fortschreiten der Erkrankung können Lähmungen aller für die Augenbeweglichkeit zuständigen Hirnnerven und Blickzentren auslösen. Die Diagnostik von frisch aufgetretenen neurovisuellen Zeichen ge-

hört in die Hände der visuellen Experten, die eine MS-Behandlung bei den zuständigen Neurologen veranlassen werden.
Therapeutisch ist es aber wichtig, die Beschwerden im Alltag zu evaluieren und nach Lösungen zu suchen.

Was hilft?

- Veranlassen Sie bei Doppelbildern eine augenärztlich-orthoptische Untersuchung, damit gegebenenfalls eine Prismenkorrektur angepasst werden kann.
- Eine Prismenkorrektur kann mit einer Press-on-Folie auch vorübergehend gegeben werden.
- Zur Vermeidung von Doppelbildern decken Sie ein Auge oder ein Brillenglas ab.
- Klären Sie ab, ob bei einer Blicklähmung die vorhandenen Brillen noch genutzt werden können. Der Gebrauch einer Gleitsichtbrille kann bei Augenbewegungsstörungen problematisch sein.

Augenbewegungsstörungen und Doppelbilder können in verschiedenen Phasen des Krankheitsverlaufs auftreten. Doppelbilder werden durch Prismen korrigiert oder durch eine Abdeckung vermieden. Probleme mit der Gleitsichtbrille können durch eine separate Brille umgangen werden.

Patientenbeispiel: Schübe mit visuellen Störungen

Frau Stäheli (39) litt seit 10 Jahren an einer Multiplen Sklerose. Während einiger Schübe hatte sie visuelle Symptome erlebt. Angefangen hatte die Multiple Sklerose mit einer Internukleären Ophthalmoplegie beidseits mit Doppelbildern, die sich rasch zurückgebildet hatte. Weitere Schübe hatten Augenmuskellähmungen verursacht, sodass Frau Stäheli neben der neurologischen Behandlung immer auch bei ihrer Augenärztin vorstellig wurde, damit deren Orthoptistin die jeweiligen Doppelbilder mit einem Prisma korrigieren konnte.

»Es ist wieder soweit,« sagte Frau Stäheli am Telefon, um wegen erneuter Doppelbilder einen Termin bei der Orthoptistin abzumachen. Der aktuelle Schub hatte eine Lähmung des rechten Nervus abducens verursacht. Die Patientin schielte beim Blick in die Ferne und sah doppelt. Sie erhielt eine Press-on-Prismenfolie auf ihre Brille, die ein beidäugiges Einfachsehen ermöglichte.

Als nach vier Wochen der Schub abgeklungen und die Augenmuskellähmung zurückgebildet war, konnte das Prisma wieder entfernt werden. »Bis zum nächsten Mal«, verabschiedete sich Frau Stäheli lachend vom Team der augenärztlichen Praxis.

Augenzittern (Nystagmus)

Dass unsere Augen ruhig fixieren können, ist keineswegs selbstverständlich. Vielmehr ermöglichen dies gut aufeinander abgestimmte Stellmechanismen und ausgeglichene neurologische Impulse und Hemmvorgänge. Geraten sie aus dem Gleichgewicht, kann ein Augenzittern entstehen. Dies wird Nystagmus genannt. Ein Nystagmus kann ständig vorhanden sein oder durch eine Blickwendung ausgelöst werden. Seine Schlagform kann ruckend oder pendelnd sein. Er kann sehr schnell schlagen oder nur langsam. Seine Schlagrichtung kann sich verändern. Die Diagnostik des Nystagmus ist den neuroophthalmologischen Fachleuten vorbehalten.

Wissen sollten Sie:

- Ein Nystagmus kann bei MS-Patienten auftreten.
- Ein Nystagmus kann Scheinbewegungen auslösen, d. h. ruhige Objekte in der Umwelt werden als bewegt wahrgenommen.
- Durch die Scheinbewegungen wird die Sehschärfe reduziert, da nicht mehr ruhig fixiert werden kann.
- Ein Nystagmus kann allenfalls medikamentös beeinflusst werden. Dafür muss ein spezialisierter Neurologe konsultiert werden.

Gesichtsfeldausfälle

Partielle Gesichtsfelddefekte sind bei der Multiplen Sklerose möglich. Vollständige homonyme Hemianopsien oder Quadrantenanopsien werden jedoch praktisch nie durch eine MS verursacht. Die Gesichtsfelddefekte von MS-Patienten, die nicht durch die Sehnervenentzündung verursacht werden, sondern durch Sehbahndefekte, sind meistens partielle Ausfälle in Form von Flecken (Skotome) im Gesichtsfeld.

Bei den visuellen Alltagsproblemen der MS-Patienten spielen die Gesichtsfelddefekte eine untergeordnete Rolle.

> **Die Multiple Sklerose kann im Krankheitsverlauf visuelle Störungen verursachen:**
>
> - Sehnervenentzündungen (Neuritis nervi optici), die eine reduzierte Sehschärfe und ein entsättigtes Farbensehen zur Folge haben.
> - Neurogene Augenmuskellähmungen und Blicklähmungen. Doppelbilder und Probleme mit der Gleitsichtbrille sind die Folge.
> - Augenzittern (Nystagmus), das Scheinbewegungen und eine Sehschärfenverminderung verursacht.
> - Partielle Gesichtsfeldausfälle, die oft als Flecken im Gesichtsfeld wahrgenommen werden.

9 Kulturfähigkeit Lesen: Was Sie über Sehschärfe, Brille und Gesichtsfeld wissen sollten

Was erwartet Sie?

Sie verstehen den Lesevorgang als die visuelle Aufnahme sprachlicher Informationen.
Sie lernen die visuellen Voraussetzungen der Lesefähigkeit wie die Sehschärfe, das Gesichtsfeld und der Einfluss der richtigen Brille kennen. Sie unterscheiden die nach einer Hirnverletzung entstehenden Lesestörungen unter visuellen und sprachlichen Kriterien. Zudem lernen Sie Trainingsmöglichkeiten zur Unterstützung von Patienten mit Lesestörungen kennen.

»Lesen ist das Praktischste überhaupt. Es macht Freude, reduziert Stress und trainiert das Gedächtnis.«
Nina Kunz

Lesen

Lesen bedeutet, sprachliche Informationen visuell aufzunehmen. Was Sie hier gerade tun und in den vorangegangenen Kapiteln vermutlich auch getan haben, nämlich lesen, ist eine kulturelle Fähigkeit, die Sie im Schulalter erworben haben. Sie nutzen sie tagtäglich und ohne die Lesefähigkeit wäre unser heutiges Leben nicht vorstellbar. Dies gilt auch für Menschen, die sich nicht als Bücherwurm bezeichnen. Alltagsinformationen, die es zu lesen gilt, begegnen auch Lesemuffeln in Form von Rechnungen, Speisekarten, Verkehrsschildern und als Kurznachrichten auf dem Handydisplay.

Nach dem Prozess des Lesenlernens im Grundschulalter denken wir über die Lesefähigkeit nicht mehr nach. Selbstverständlich befassen wir uns mit Texten und nutzen deren Inhalt zur Informationsaufnahme, Kommunikation oder Unterhaltung. Texte sind eine Fundgrube an Information und Bildung. Bücher sind »Kino im Kopf«.

9.1 Normales Lesen

Der Lesevorgang gliedert sich in visuelle, sprachliche und kognitive Komponenten. Für ein ungestörtes Lesen ist eine ausreichende Sehschärfe erforderlich, um den Text zu erkennen. Die Augen fixieren beim Lesen nicht jeden Buchstaben einzeln, sondern bewegen sich in Blicksprüngen über die Zeilen und erfassen dabei ganze Buchstabengruppen. Voraussetzung hierfür ist ein ausreichend großes Gesichtsfeld, um genügend Buchstaben gleichzeitig wahrnehmen zu können. Die so erkannte Wortform wird im Lesezentrum (Gyrus angularis) in eine lautsprachliche Form und dann im sensorischen Sprachzentrum, der Wernicke-Region, weiterverarbeitet (Trauzettel-Klosinski, 2004).

Wir lesen beispielsweise das Wort »Weinglas« und erfassen die acht Buchstaben des Wortes gleichzeitig. Das Wort wird als Ganzes erkannt und als sprachliche Information verarbeitet, die der Leser auch laut aussprechen könnte. Zudem wird das Wort im sprachlichen Lexikon analysiert und die Bedeutung wird erfasst. Die Bedeutung Weinglas kann wiederum verschiedene Assoziationen des Lesers wecken, beispielsweise die Erinnerung an die gestrige Weinprobe oder aber den Plan, den Geschirrspüler auszuräumen.

Lesestörungen

Hirnverletzungen und Augenerkrankungen können die Lesekomponenten auf unterschiedliche Art beeinträchtigen. Visuell kann eine reduzierte Sehschärfe, ein zentraler Gesichtsfeldausfall oder eine eingeschränkte Augenbeweglichkeit zu Leseproblemen führen. Zerebral können die Erkennung und sprachliche Verarbeitung des gelesenen Wortes gestört sein. Wenn Wortformen nicht mehr erkannt werden, ist das Wort »Weinglas« eine Ansammlung von Strichen, Rundungen und einem Punkt, die keine Bedeutung hervorrufen.

Im Kontakt mit hirnverletzten Menschen müssen die verschiedenen Komponenten der Lesefähigkeit beachtet werden, um sinnvolle Lösungen zu finden.

9.2 Visuelle Voraussetzungen für die Lesefähigkeit

Um Buch- oder Zeitungsdruck lesen zu können, müssen die Buchstaben in der Netzhautmitte scharf abgebildet werden, damit die einzelnen Striche und Punkte der Buchstaben voneinander unterschieden werden können. Es ist also eine Mindestsehschärfe erforderlich. Um einen normal gedruckten Text in 25 cm lesen zu können, ist eine Sehschärfe von ca. 0,4 nötig. Zudem brauchen wir ein minimales Gesichtsfeld, damit wir genügend Buchstaben gleichzeitig wahrnehmen. Dafür müssen mindestens 2° Gesichtsfeld nach rechts und links vorhanden sein. Da unser

Lesen von links nach rechts stattfindet bildet sich ein Wahrnehmungsareal von 1–2° nach links und 5° nach rechts (Trauzettel-Klosinski, 2018). Dieses asymmetrische Wahrnehmungsareal ermöglicht ein flüssiges Lesen. Es ist erforderlich, um genügend Buchstaben in Leserichtung wahrnehmen zu können, damit sinnvolle Blicksprünge (Blicksakkaden) entlang der Textzeile ausgeführt werden können.

> Die minimale Voraussetzung für die Lesefähigkeit ist eine Sehschärfe von 0,4 und ein zentrales Gesichtsfeld von 2° nach rechts und 2° nach links.

Die Sehschärfe und die »Zeitungsseitenillusion«

Die Stelle des schärfsten Sehens, die Foveola ist in der Netzhautmitte auf einen Durchmesser von 1° beschränkt. Nur an dieser kleinen zentralen Netzhautstelle ist eine Sehschärfe von 1,0 (100 %) möglich. Aufgrund der Verteilung der Netzhautzellen nimmt die Sehschärfe zur Peripherie hin rasch ab. Bereits am Rand der Fovea, also 2° neben der Foveola, nimmt die Sehschärfe auf 0,4 ab (Trauzettel-Klosinski, 2018). Dies bedeutet, dass wir nur das, was wir mit der Foveola fixieren, richtig scharf sehen. Alles, was weiter außerhalb dieses Punktes liegt, wird nicht zentral abgebildet und somit verschwommen wahrgenommen.

Wie kommt es, dass wir meinen, eine ganze Buch- oder Zeitungsseite scharf zu sehen? Dieses Phänomen entsteht, weil unsere Augen den winzigen Punkt des schärfsten Sehens ständig verschieben und mit kleinen oder größeren Blicksprüngen über den Text bewegen. Die Stelle des schärfsten Sehens wird also ständig verschoben und so werden Wörter, Zeilen und Textseiten rasend schnell abgescannt. Für den Betrachter entsteht so der Eindruck, eine ganze Textseite scharf zu sehen, was eigentlich ein Trugschluss ist. Dies nenne ich die »Zeitungsseitenillusion«.

> **Selbstversuch**
>
> Probieren Sie es aus: fixieren Sie in einem beliebigen Text einen einzigen Buchstaben und bewegen Sie Ihre Augen nicht. Sie werden beobachten, dass Sie den fixierten Buchstaben scharf sehen und die anderen Buchstaben verschwommen wahrnehmen.

> Eine volle Sehschärfe ist auf die zentralen 1° der Netzhaut beschränkt. Die vermeintlich vollständig scharf gesehene Zeitungsseite ist eine Illusion, die durch ein Abscannen mit der Stelle des schärfsten Sehens entsteht.

Die minimale Lesesehschärfe

Eine ausreichende Sehschärfe für die Lesefähigkeit bedeutet, dass ein Nahvisus von ca. 0,4 erreicht werden muss. Die Abbildung in der Netzhautmitte muss also genügend scharf sein, damit die Buchstaben erkannt und voneinander unterschieden werden können. Liegt die Sehschärfe darunter, sind die Buchstaben eines üblichen Buch- oder Zeitungsdruckes nicht mehr sicher erkennbar.

Lesestörungen können durch eine unzureichende Sehschärfe verursacht werden.

Die Alterssichtigkeit und die Sache mit der Lesebrille

Menschen bis ca. 45 Jahren besitzen die Fähigkeit, im Nahbereich ohne Brille scharf zu sehen. Dies verdanken sie der Elastizität der Augenlinse, die wie ein Autofokus das Netzhautbild für verschiedene Distanzen scharf stellt (► Kap 2).
Diese Fähigkeit lässt im Alter nach und ca. ab 50 Jahren setzt die Alterssichtigkeit (Presbyopie) ein.
 Für die Lesefähigkeit ist es also essenziell wichtig, dass die richtige Lesebrille getragen wird. Das Entziffern von Text erfordert ein hohes Auflösungsvermögen und ein leicht verschwommenes Netzhautbild stört bereits erheblich. Sinkt die Sehschärfe aufgrund der fehlenden Brille auf unter 0,4, ist ein normaler Buch- oder Zeitungsdruck nicht mehr lesbar. (► Abb. 9.1a; ► Abb. 9.1b)

Für eine scharfe Abbildung auf der Netzhaut ist bei alterssichtigen Menschen in aller Regel eine Brille erforderlich. Dabei kann es sich um eine Lesebrille, eine Bifokalbrille oder eine Gleitsichtbrille handeln.

Beachten Sie,

- dass hirnverletzte Menschen oft ihre Lesebrille nicht konsequent nutzen.
- Fragen Sie nach dem Vorhandensein einer Lesebrille.

Tipp

- Legen Sie einen Vorrat mit Fertiglesebrillen unterschiedlicher Stärke an, die Sie bei Bedarf ausprobieren können.
- Fertiglesebrillen können nützlich sein, wenn ein Patient in der Ferne keine oder nur eine geringe Korrektur braucht.
- Testen Sie allenfalls eine Fertiglesebrille über der vorhandenen Fernbrille.

Die Lesebewegung der Augen

Beim Lesen bewegen wir die Augen nicht langsam von einem Buchstaben zum nächsten. Vielmehr werden zahlreiche ruckartige Blicksprünge, so genannte Sakkaden, von einer Silbe zur nächsten ausgeführt. Dies passiert sehr schnell. Pro Sekunde werden vier bis fünf Blicksakkaden ausgeführt. Bei einem ausreichenden Gesichtsfeld erkennen wir pro Sakkade zehn bis zwölf Buchstaben gleichzeitig, nämlich drei oder vier links des Fixationspunkts und sieben bis acht rechts davon (Dehaene, 2012). Am Zeilenende machen die Augen dann einen größeren Blicksprung nach links, um zum Anfang der nächsten Zeile zu gelangen.

> Bottrop ist eine Stadt im Ruhrgebiet, die lange Jahre vom Bergbau gelebt hat. Neben den benachbarten Städten Oberhausen und Essen, gehört Bottrop eher zu den kleineren Städten im Ruhrgebiet. Im attraktiven Stadtpark befindet sich das Museum Quadrat, das dem Maler Josef Albers gewidmet ist und eine Vielzahl seiner Werke beherbergt. Ein weiteres Wahrzeichen der Stadt ist der Tetraeder, eine pyramidenartige Metallkonstruktion, die auf einer Kohlenhalde steht.
> In Bottrop kann man das ganze Jahr Skifahren, da die Stadt über die längste Skihalle der Welt verfügt.

Abb. 9.1a: Text scharf mit korrekter Lesebrille (eigene Darstellung)

Abb. 9.1b: Text unscharf mit unkorrigierter Alterssichtigkeit (eigene Darstellung)

Die Lesebewegung in Form von zahlreichen kleinen Blicksprüngen sorgt dafür, dass die Stelle des schärfsten Sehens über die Zeile hüpft und dabei ganze Buchstabengruppen wahrgenommen werden.

Augenbewegungsstörungen als Ursache von Leseschwierigkeiten

Mit einem unbeweglichen Auge kann man nicht lesen, da die Stelle des schärfsten Sehens an einer Buchstabengruppe verhaftet und nicht schnell genug zur nächsten Silbe bewegt werden kann.

Leseprobleme, die hauptsächlich von Augenbewegungsstörungen verursacht werden, findet man bei hirnverletzten Menschen aber eher selten. Bei verlangsamten horizontalen Blicksakkaden, wie sie beispielsweise nach Hirnstammläsionen auftreten können, berichten die Patienten kaum über Lesestörungen.

Patienten mit einer Progressiven supranukleären Parese (PSP) und Parkinsonpatienten können in einem fortgeschrittenen Stadium Leseschwierigkeiten wegen stark verlangsamten Blicksakkaden haben. Allerdings kombinieren sich die Augenbewegungsstörungen mit anderen krankheitsbedingten Widrigkeiten, wie dem Verschwommensehen aufgrund des Dopaminmangels in der Netzhaut bei der Parkinsonerkrankung und der vertikalen Blicklähmung bei der PSP (▶ Kap. 8). Meist ist bei diesen Patienten die verlangsamte Augenbeweglichkeit nur ein Teil des Problems.

Ist ein Auge von einer neurogenen Augenmuskellähmung betroffen, die die Bewegungsstrecke und auch die Bewegungsgeschwindigkeit einschränkt, übernimmt meist das frei bewegliche Partnerauge die Leseleistung. Ist das Partnerauge visusschwach oder ebenfalls in der Bewegung eingeschränkt, können bei neurogenen Augenmuskellähmungen durchaus Leseschwierigkeiten entstehen.

Eine eingeschränkte und verlangsamte Augenbeweglichkeit kann zu Lesestörungen führen. Meist ist die Augenbewegungsstörung jedoch nicht die alleinige Hauptursache der Lesestörung.

Gesichtsfeld

Da die Lesebewegung über Blicksprünge geschieht, bei denen Buchstabengruppen gleichzeitig wahrgenommen werden, ist ein minimales Gesichtsfeld erforderlich, in dem 10 bis 12 Buchstaben gleichzeitig abgebildet werden können. Die Ausdehnung des horizontalen Gesichtsfeldes muss dabei mindestens 2° nach rechts und links betragen. Komfortabler ist es allerdings, wenn das Gesichtsfeld nach rechts eine Ausdehnung von 5° hat. Dies ermöglicht es besser, die Blicksprünge in Leserichtung genau zu dosieren.

Ein minimales zentrales Gesichtsfeld von 2° nach rechts und links vom Fixierpunkt ist erforderlich, um die für das Lesen nötige Buchstabenmenge gleichzeitig zu erfassen.

9.3 Homonyme Gesichtsfeldausfälle und Lesestörungen

Die nach einer Hirnverletzung auftretenden Gesichtsfelddefekte sind in aller Regel homonym, also gleichseitig. Sie betreffen beide Augen in gleichem Maße. Somit steht kein unbeeinträchtigtes Auge zur Verfügung und das Lesen muss mit dem eingeschränkten Gesichtsfeld geleistet werden.

Das Ausmaß einer homonymen Gesichtsfeldstörung variiert je nach Läsionsort in der Sehbahn (▶ Kap. 5). Vollständige homonyme Hemianopsien betreffen die gesamte Gesichtsfeldhälfte, also auch das Gesichtsfeldzentrum. Für die Lesefähigkeit ist dabei entscheidend, ob eine zentrale Aussparung besteht und wie groß sie ist. Je größer das erhaltene zentrale Gesichtsfeld ist, umso besser wird die Lesefähigkeit sein.

Der periphere Ausfall des Gesichtsfeldes ist für die visuelle Orientierung im Alltag relevant. Für die Lesefähigkeit ist aber die Ausdehnung des zentralen Gesichtsfeldes entscheidend.

Je näher eine Gesichtsfeldstörung an das Netzhautzentrum reicht, umso mehr beeinträchtigt sie die Lesefähigkeit.

Homonyme Skotome

Ein an das Netzhautzentrum reichendes Skotom (fleckförmiger Gesichtsfeldausfall) beeinträchtigt die Lesefähigkeit erheblich. Im Skotom werden Buchstaben nicht abgebildet. Liegt das Skotom links der Gesichtsfeldmitte, fällt es dem Leser schwer, beim Zeilenwechsel die Blickbewegung auf den Zeilenanfang zu richten. Besteht ein Skotom nach rechts, fehlen Buchstaben in Leserichtung. Dadurch können die Blickbewegungen im Zeilenverlauf nicht präzise geplant werden. Die Blickbewegungen werden unpräzis und müssen oft korrigiert werden. Die Lesegeschwindigkeit ist verlangsamt.

Die Größe des Skotoms ist dabei nicht entscheidend, sondern seine Lage. Auch kleine, zentrumsnahe Skotome stören den Lesefluss. (▶ Abb. 9.2; ▶ Abb. 9.3)

Zentrumsnahe homonyme Skotome stören die Lesefähigkeit unabhängig von ihrer Größe erheblich.

Patientenbeispiel: Zentrumnahes Skotom im Gesichtsfeld

Herr Fusi (53) hatte einen Hirnschlag im Bereich der rechten hinteren Hirnarterie erlitten. Er war sehr schnell auf einer Stroke-Unit behandelt worden und bei Eintritt in die Rehabilitation begegnete uns ein recht fitter Patient. Aufgrund der Hirnläsion erwarteten wir einen homonymen Gesichtsfeldausfall nach links und führten eine Perimetrie durch. Herr Fusi konnte sehr gut kooperieren und wir suchten das gesamte Gesichtsfeld nach Ausfällen für bewegte und unbewegte Reize ab. Und wir fanden nichts! Die Goldmann-Perimetrie zeigte auch für kleine, schwache Lichtmarken keinerlei Ausfälle.

Trotzdem klagte Herr Fusi über Lesestörungen. Er empfand jeweils den ersten Buchstaben eines Wortes als undeutlich. Der Anfangsbuchstabe war wie verwischt, was für den Schnellleser sehr störend war. Herr Fusi konnte nicht mehr – wie vor dem Hirnschlag – eine Seite einfach mal diagonal lesen. In der Goldmann-Perimetrie hatten wir ja keinen Ausfall gefunden, der die Beschwerden erklärt hätte. Deshalb zeigten wir dem Patienten das Amsler-Netz. Und tatsächlich, bei präziser Fixation des Mittelpunktes, konnte Herr Fusi links neben dem

9.3 Homonyme Gesichtsfeldausfälle und Lesestörungen

Fixierpunkt einen kleinen Ausfall angeben. Dieses winzige Skotom war offensichtlich zu klein, um bei der Goldmann-Perimetrie aufzufallen. Da es zentrumsnah lag, war es aber sehr störend, weil es bei den Blicksprüngen beim Lesen jeweils links des Fixierpunktes einen Buchstaben abdeckte.

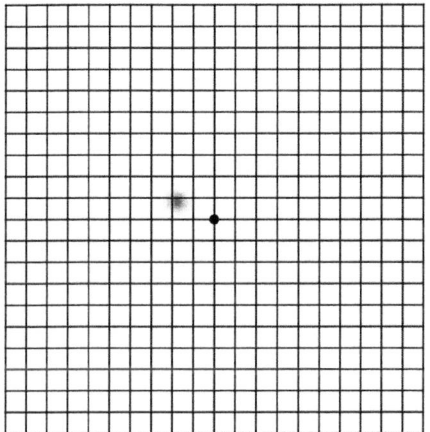

Abb. 9.2: Kleines Skotom im Amsler Netz (eigene Darstellung)

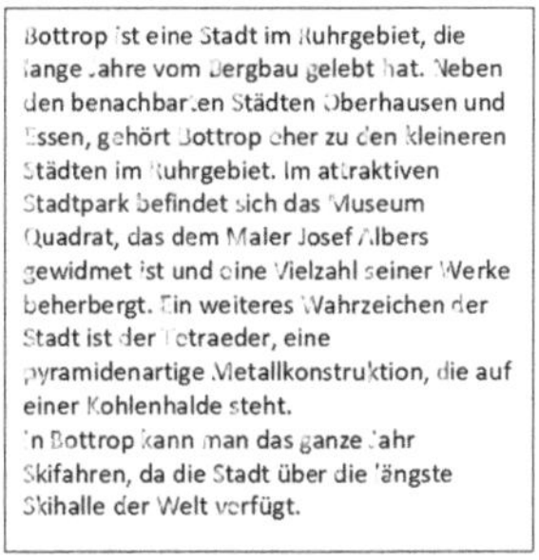

Bottrop ist eine Stadt im Ruhrgebiet, die lange Jahre vom Bergbau gelebt hat. Neben den benachbarten Städten Oberhausen und Essen, gehört Bottrop eher zu den kleineren Städten im Ruhrgebiet. Im attraktiven Stadtpark befindet sich das Museum Quadrat, das dem Maler Josef Albers gewidmet ist und eine Vielzahl seiner Werke beherbergt. Ein weiteres Wahrzeichen der Stadt ist der Tetraeder, eine pyramidenartige Metallkonstruktion, die auf einer Kohlenhalde steht.
In Bottrop kann man das ganze Jahr Skifahren, da die Stadt über die längste Skihalle der Welt verfügt.

Abb. 9.3: Lesen mit linksseitigem Skotom (eigene Darstellung)

Homonyme Gesichtsfeldausfälle nach links und linksseitiger Neglect

Homonyme Hemianopsien und Quadrantenanopsien nach links entstehen nach rechtshirnigen Läsionen. Neben der Gesichtsfeldstörung können diese Patienten auch einen Neglect, visuell-räumliche Störungen oder eine fehlende Krankheitseinsicht zeigen.

Die Lesefähigkeit ist vor allem beeinträchtigt, weil der Zeilenanfang schlecht gefunden wird. Dadurch verrutscht der Leser oft in der Zeile, muss korrigieren und verhaspelt sich im Text. Dosiert der Leser die Blickbewegung zum Zeilenanfang zu kurz, werden am Zeilenanfang die ersten Wörter ausgelassen. Der Leser beginnt die neue Zeile zu weit rechts und durch die nicht gelesenen linksseitigen Wörter, wird

193

der Textinhalt entstellt. Auch passiert es Neglect-Patienten, dass sie im Textverlauf die Anfangssilben der Wörter auslassen. Beispielsweise lesen sie »Tür« statt »Haustür«. Auch Zahlenreihen werden unvollständig gelesen, beispielsweise »50« statt »650«. Dieses Phänomen wird als Neglectdyslexie bezeichnet (Kerkhoff & Schmidt, 2018). (▶ Abb. 9.4a; ▶ Abb. 9.4b)

Den Zeilenanfang treffen, sollte doch kein Problem sein, nimmt man in gesundem Zustand an. Schließlich ist der Zeilenanfang immer an einer ähnlichen Position auf einer Textseite. Für rechtsseitig hirnverletzte Menschen ergeben sich aber dennoch Probleme:

- Bei einer linksseitigen homonymen Hemianopsie geht die Sakkade zum Zeilenanfang ins Blinde. Sie ist somit nicht präzise planbar.
- Eine Textseite ist eine zweidimensionale Fläche, deren Ausdehnung und Größe der Leser abschätzen können muss. Für das Treffen des Zeilenanfangs muss er eine Vorstellung von der Position des Zeilenbeginns auf der Textseite haben.
- Analog zu ihren räumlichen Problemen fehlt manchen Neglect-Patienten diese Einschätzung. Somit ist es für sie schwierig, eine Position im Text zu treffen. Sie haben mental keine präzise Vorstellung, wo sich diese Position befindet.
- Neglect-Patienten fehlt oft die adäquate Einschätzung der eigenen Krankheitssymptome (Anosognosie). Dies betrifft auch oft ihre Lesefähigkeit. Sie bemerken oft nicht, dass ihnen Textteile fehlen.

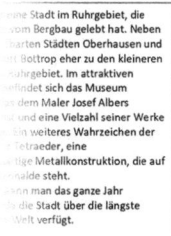

Abb. 9.4a: Text bei Gesichtsfeldausfall nach links (eigene Darstellung)

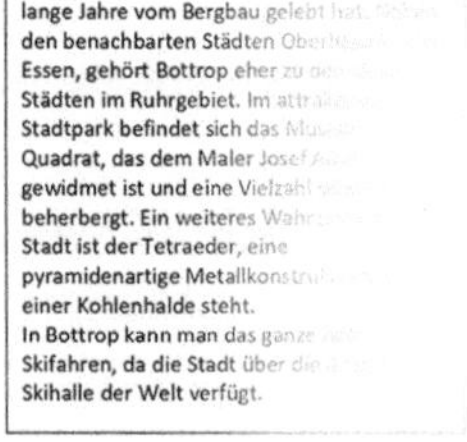

Abb. 9.4b: Text bei Gesichtsfeldausfall nach rechts (eigene Darstellung)

Den Zeilenanfang zu beachten erfordert eine räumliche Vorstellung der Ausdehnung einer Textseite.

Der Start des Lesetrainings

Ein Lesetraining wird begonnen, wenn eine Störungseinsicht gegeben ist und die Patienten ein Lesebedürfnis haben. In vielen Fällen bessert sich die Lesestörung bereits ohne ein spezifisches Training, sobald die visuelle Exploration im Raum trainiert und verbessert wird.

Patientenmotivation

Besteht keine Einsicht in die Lesestörung, ist ein Training wenig erfolgsversprechend. Die für rechtshirnige Läsionen typische fehlenden Krankheitseinsicht (▶ Kap. 5) betrifft in manchen Fällen auch die Selbstwahrnehmung der eigenen veränderten Leseleistung.

Patientenbeispiel: Anosognosie für die fehlerhafte Leseleistung

Herr Zimmerli (73) hatte einen Mediainfarkt rechts erlitten. Neben einer Halbseitenlähmung links zeigte er eine homonyme Quadrantenanopsie nach links unten und einen ausgeprägten Neglect.
Die Lesefähigkeit wurde mit den International Reading Speed Texts überprüft und Herr Zimmerli las den Text Nr. 2 vor:

> ~~Der Biber ist ein~~ vorzüglicher Schwimmer. Er ~~kann im~~ Wasser eine Geschwindigkeit von bis zu ~~zehn Kilometern~~ in der Stunde erreichen. Sein ~~Schutz gegen~~ die Kälte besteht aus einem Pelz ~~mit Tausenden~~ von Haaren und einer dicken ~~Fettschicht.~~ Mit seiner grossen Lunge kann er ~~leicht zwanzig Minuten~~ unter Wasser bleiben.

Nach seiner Selbsteinschätzung befragt, sagte Herr Zimmerli: »Kein Problem. Das ging tiptop.«

Die angemessene Störungseinsicht und das Lesebedürfnis eines Patienten sind wichtige Voraussetzungen für ein Lesetraining.

9.4 Trainingsmöglichkeiten bei linksseitigen Gesichtsfeldausfällen und Neglect

Die Trainingsprinzipien ähneln den Prinzipien anderer Trainings oder Lernvorgänge:

- Klein anfangen, dann steigern.
- Reize reduzieren.
- Hilfsmittel einsetzen, falls möglich.

Bedenken Sie auch hier: »Der Wurm muss dem Fisch schmecken und nicht dem Angler!«
Trainingstipps für das Finden des Zeilenanfangs:

- Lassen Sie zunächst schmale Spalten lesen.
- Verbreitern Sie die Spalten im Verlauf.
- Nutzen Sie einen Zeilenhalter, sodass nur eine Zeile gelesen werden muss.
- Legen Sie ein Lineal oder einen farbigen Papierstreifen an den Zeilenrand.
- Lassen Sie den Leser nach jedem Zeilenwechsel den Zeilenanfang mit einem Punkt markieren.
- Lassen Sie den Leser einen Finger an den Zeilenrand legen.

Beliebte Irrtümer:
Hüten Sie sich davor, wohlwollend für den Patienten vermeintlich interessante Texte zu wählen. Auch eine Top-Juristin oder ein Philosophie-Professor kämpfen nach einer Hirnverletzung mit der räumlichen Einschätzung des Textes und der Auslassung des Zeilenanfangs. Ein sehr anspruchsvoller Text aus ihrem Fachgebiet wird dieses Problem nicht verbessern!

Übungen für den Überblick einer Seite

Fertigen Sie ein Raster an und markieren Sie es ähnlich wie eine Landkarte oder ein Schachbrett.

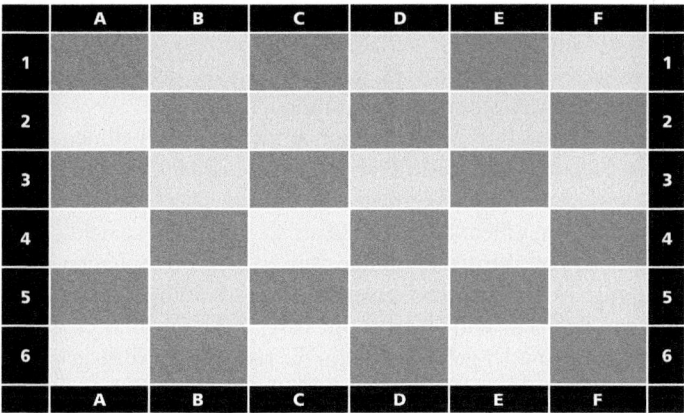

Tipps für Übungen:

- Lassen Sie Patienten verschiedene Positionen im Raster mit dem Finger zeigen.
- Legen Sie Buchstaben oder Zahlen in einzelne Felder. Fragen Sie, was in welchem Feld liegt.
- Steigern Sie die Komplexität, indem Sie die Anzahl der Felder erhöhen.
- Lassen Sie Patienten die Felder von links nach rechts antippen und achten Sie darauf, dass jede neue Zeile in der Spalte A begonnen wird. So bereiten Sie die Lesebewegung vor.
- Nutzen Sie die Analogie zum Raster, indem Sie bei Lesetexten darauf hinweisen, dass der Text bei A 1 beginnt und bei jedem Zeilenwechsel die Position A wieder getroffen werden muss.

> Leseübungen bei linksseitigem Gesichtsfeldausfall und Neglect richten sich an die räumliche Erfassung der Textseite, um eine Vorstellung von der Position des Zeilenanfangs zu entwickeln.

9.5 Homonyme Gesichtsfeldausfälle nach rechts und sprachliche Störungen

Gesichtsfeldausfälle nach rechts sind selten mit einem Neglect vergesellschaftet. Die Auswirkung eines rechtsseitigen Gesichtsfeldausfalles ist für die Lesefähigkeit hingegen auf anderen Ebenen sehr schwerwiegend. Durch unsere Lesebewegung von links nach rechts verschwinden bei rechtsseitigen Gesichtsfeldstörungen Wort- und Zeilenenden im Gesichtsfeldausfall. Die Blickbewegung geht ins »Leere« und kann schlecht vorausgeplant werden. Der Leser muss mehrfach zielen oder nochmals in der Zeile zurückgehen, um Wörter zu erfassen. Dadurch wird der Lesefluss gestört und erheblich verlangsamt. Diese Verlangsamung kann soweit gehen, dass der Leser am Ende eines Satzes nicht mehr weiß, was er am Anfang gelesen hat. Eine sinnvolle Aufnahme des Textinhaltes ist dann nicht möglich.

Lesen bedeutet, sprachliche Informationen visuell aufzunehmen. Rechtsseitige Gesichtsfeldausfälle sind auch deshalb für die Lesefähigkeit fatal, weil sie linkshirnig, also in der sprachdominanten Hirnhälfte entstehen. Die Lesestörung kann daher eine Kombination von einem Gesichtsfeldausfall und einer sprachlichen Verarbeitungsstörung sein. Linkshirnige Läsionen verursachen oft Aphasien unterschiedlicher Ausprägung, wobei auch die sprachliche Verarbeitung des Gelesenen gestört sein kann. Wenn der rechtsseitig hemianope Leser nur seine linke Gesichtsfeldhälfte zur Verfügung hat, wird der gelesene Text in die rechte Hirnhälfte geleitet und diese ist für die sprachliche Analyse nicht spezialisiert. Auf diese Weise werden Wörter zwar gesehen, aber ihre Bedeutung wird sprachlich-inhaltlich nicht verstanden.

Je nach Ausmaß der Hirnläsion ist die Verbindung von der primären Sehrinde und zum Wortformareal im Gyrus angularis unterbrochen. Betroffene Patienten versuchen dann, ein Wort Buchstabe für Buchstabe zu entziffern, da sie nicht mehr die Wortform erkennen und auf den Inhalt rückschließen können. Man spricht dann von einer Alexie.

Vor diesem Hintergrund sollten Sie die Lesestörungen bei rechtsseitigen Gesichtsfeldausfällen unter folgenden Gesichtspunkten betrachten:

- Ist nur die Lesegeschwindigkeit reduziert, es wird aber korrekt gelesen?
  – Dies ist eine gute Voraussetzung, um die Lesegeschwindigkeit zu trainieren.
- Ist die Lesegeschwindigkeit reduziert und es wird fehlerhaft gelesen?
  – Eine Kombination von Gesichtsfeldausfall und aphasischer Störung ist möglich.
- Passieren die Fehler meist am Wort- oder Zeilenende?
  – Die Ursache liegt meist im Gesichtsfeldausfall.
- Ist nur die Aussprache beim Vorlesen gestört? Leise lesen könnte der Leser problemlos.
  – Ein Training ist nicht nötig.
- Werden Wörter oder Buchstaben nicht erkannt?
  – Es liegt vermutlich eine Alexie vor.

9.6 Trainingsmöglichkeiten bei rechtsseitigen Gesichtsfelddefekten

Bei korrekter Lesefähigkeit und verlangsamter Lesegeschwindigkeit, steigert sich das Lesetempo mit den normalen Leseaktivitäten im Alltag häufig von selbst. Motivieren Sie die Patienten, öfter kleine Texte zu lesen.

Tipps für Trainingsmöglichkeiten.

- Lassen Sie blickmotorische Übungen ausführen.
  - Der Patient hat die Aufgabe in beliebigen Texten bestimmte Buchstaben zu streichen. Dies fördert ein rasches Abscannen der Textzeilen.
  - Lassen Sie in Texten jeweils den letzten Buchstaben jedes Wortes durchstreichen. Dies fördert Blicksprünge zum Wortende. Auf diese Weise werden mehr Buchstaben in die linke, intakte Gesichtsfeldhälfte verschoben, sodass Wörter rascher erfasst werden können.
- Arbeiten Sie mit einem Fließtext von rechts nach links.
  - Die Textbewegung von rechts nach links stimuliert den Blicksprung an das Wortende und verbessert so die Lesegeschwindigkeit (Spitzyna et al., 2007). Dafür kann ein Bildschirmticker genutzt werden, der Texte in einem Band auf dem Bildschirm von rechts nach links fahren lässt, wobei Sie die Geschwindigkeit individuell regulieren können.
- Fördern Sie das Wiedererkennen von Wörtern.
  - Lassen Sie in Texten hochfrequente Wörter suchen, wie »die, der, das, ein, etc.«.
  - Platzieren Sie deutsche Wörter in einem unverständlichen, fremdsprachigen Text, z. B. Ungarisch. Das Absuchen der Textzeilen hat eine blickmotorische Komponente und das Erkennen eines sinnhaften deutschen Wortes fördert das Wiedererkennen der Wortform.
  - Kombinieren Sie sinnhafte Wörter der Muttersprache mit Nonsenswörtern und lassen Sie entscheiden, welches Wort sinnhaft ist. Die Unterscheidung gelingt meist recht gut und fördert das Erkennen einer sinnhaften Wortform.
- Nutzen Sie im visuellen Explorationstraining Buchstaben.
  - Bei visuellen Suchaufgaben, die dem Explorationsverhalten und der Hemianopsie-Kompensation dienen, können Sie Buchstaben statt Zahlen oder Symbole nutzen. Die Beschäftigung mit sprachlichen Zeichen ist für den Patienten sinnvoll.
- Fördern Sie die Erkennung von Buchstaben durch eine motorische Schreibbewegung.
  - Lassen Sie Patienten den Buchstaben, den er nicht erkennt, mit dem Finger in die Luft schreiben. Die Schreibbewegung fördert den Zugriff auf die Buchstabenbedeutung.
- Motivieren Sie den Patienten, kurze Textpassagen zu lesen. Dafür kommen in Frage:
  - Überschriften in Zeitungen.

- Witze, Zitate, Sinnsprüche und alle anderen sehr kurzen Texte.
- SMS und Nachrichten in Messenger-Diensten.
- Türbeschriftungen und Wegweiser.
• Nutzen Sie Hörbücher, zu denen Sie eine Papierversion haben.
    - Wenn der akustische Kanal funktioniert, lassen Sie Patienten Bücher hören und gleichzeitig mitlesen. Dies fördert das Erkennen von Wörtern. Die Kombination von akustischer und visueller Textaufnahme wird oft als Erfolg erlebt.
    - Wenn die Lesegeschwindigkeit des Hörbuches zu schnell ist, suchen Sie Geräte, die ein verlangsamtes Abspielen ermöglichen. Dafür kommen beispielsweise Geräte aus dem Blindenwesen in Frage, also Daisygeräte, die Hörbücher im Daisyformat abspielen (Viktor Stratus, 2021).

9.7 Lesetraining bei homonymen Skotomen nach rechts oder links

Sind die Gesichtsfeldaußengrenzen erhalten, besteht aber ein homonymes Skotom (fleckförmiger Gesichtsfeldausfall in beiden Augen), kann dies die Lesefähigkeit erheblich stören. Je näher sich das Skotom am Gesichtsfeldzentrum befindet, umso störender ist es. Bei linksseitigen Skotomen kann der Blickwechsel zum Zeilenanfang nicht korrekt dosiert werden. Zudem werden oft Anfangssilben von Wörtern ausgelassen. Rechtsseitige Skotome behindern den Lesefluss, weil Buchstaben am Wortende nicht gesehen werden. Zudem können Blicksakkaden zur nächsten Buchstabengruppe nicht gut dosiert werden. Homonyme Skotome haben somit die gleichen störenden Auswirkungen auf die Lesefähigkeit, wie eine homonyme Hemianopsie.

Trainingsprinzipien

Die Trainingsprinzipien bei homonymen Skotomen entsprechen den Kompensationsprinzipien bei allen homonymen Gesichtsfelddefekten. Die Patienten müssen erlernen, ihr Skotom durch Blickbewegungen zu verschieben, um mit den intakten Netzhautarealen visuelle Informationen aufnehmen zu können. Da bei homonymen Skotomen die Orientierung im Raum kaum beeinträchtigt ist, müssen die Blickstrategien hauptsächlich für die Lesefähigkeit trainiert werden.

Trainingsmöglichkeiten bei homonymen Skotomen

• Trainieren Sie Blickbewegungen mit dem Trainingsprogramm *VISIOcoach*:
    - Das Erlernen von effizienten Blickbewegungen wirkt sich günstig auf die Lesefähigkeit aus.
    - Nutzen Sie Buchstaben für die visuellen Suchaufgaben.

- Nutzen Sie Doppelbuchstaben oder zweistellige Zahlen. Dies fördert die Wahrnehmung des Sehobjektes, das sich neben dem Fixierpunkt, also im Skotom befindet.
* Lassen Sie Ausstreichübungen durchführen:
  - Das visuelle Scannen von Textzeilen fördert das Verschieben des Skotoms und das Erfassen von Buchstabengruppen.
* Bei rechtsseitigen Skotomen können Sie mit Fließtexten von rechts nach links arbeiten.
  - Dies fördert die Blickbewegung zum Wortende.
* Probieren Sie aus, ob eine Vergrößerung des Textes hilfreich ist.
  - Je nach Größe eines Skotoms bewirkt eine Vergrößerung, dass Buchstaben oder Buchstabengruppen über das Skotom hinausragen. Auf diese Weise kann die Erkennung besser funktionieren.
* Je nach Lage des Skotoms, kann ein Schräghalten des Textes dazu führen, dass mehr Buchstaben gleichzeitig wahrgenommen werden. Probieren Sie es aus!

Das Lesetraining bei homonymen Skotomen entspricht dem Training von homonymen Gesichtsfeldausfällen. Ziel ist es, das Skotom zu verschieben, um Buchstabengruppen wahrnehmen zu können.

9.8 Lesestörungen bei Gesichtsfeldausfällen: was dürfen Sie langfristig erwarten?

Bei linksseitigen Gesichtsfelddefekten ist es für die dauerhafte Lesekompetenz entscheidend, ob zusätzlich ein Neglect vorliegt. Ohne Neglect wird sehr oft eine gute Lesefähigkeit wiedererlangt, weil das Auffinden des Zeilenanfangs trainiert werden kann und eine mentale Vorstellung über die räumliche Ausdehnung der Textseite meist entwickelt werden kann. Je größer das Lesegesichtsfeld, also die zentrale Aussparung im blinden Halbfeld ist, umso leichter fällt das Lesen. Patienten mit einem zusätzlichen linksseitigen Neglect haben jedoch weitaus größere Probleme eine brauchbare Lesefähigkeit wieder zu erlernen. Ihnen passiert es oft dauerhaft, dass sie Wörter am Zeilenanfang auslassen.

Rechtsseitige Gesichtsfeldstörungen mit Leseproblemen sind in der akuten Phase prognostisch nicht sicher beurteilbar. Gesichtsfeldausfälle bleiben häufig langfristig bestehen und sind für die Lesefähigkeit dauerhaft ein Störfaktor. Im günstigsten Fall erlernt der Betroffene aber eine Technik, um trotz des Gesichtsfelddefektes eine komfortable Lesefähigkeit zu entwickeln. Die Größe des zentralen Gesichtsfeldes hat hier eine wesentliche Bedeutung. Jedes Grad erhaltenes Gesichtsfeld ist für die Lesefähigkeit entscheidend.

Das rasche Überfliegen eines Textes und das schnelle Querlesen bleiben bei rechtsseitigen Gesichtsfeldausfällen aber meist dauerhaft gestört.

Besteht neben der Gesichtsfeldeinschränkung nach rechts auch ein Unvermögen, Wortformen und Buchstaben zu erkennen (Alexie), sind nach unserer klinischen Erfahrung die ersten Wochen nach der Hirnverletzung entscheidend. Manche Alexien verbessern sich in der ersten Phase, sodass der betroffene Patient im Training seine Leistungen steigern kann. Bestehen Alexien aber über längere Zeit nach der Hirnverletzung, muss die Prognose leider als schlecht eingeschätzt werden. Diese Patienten mühen sich oft im Training ab, ohne dass sie dauerhaft Wörter oder auch nur Buchstaben zuverlässig erkennen können. Wenn die Verbindung von der visuellen Sehrinde zum Leseareal unterbrochen ist, stehen leider keine Ausweichstrategien zur Verfügung und auch durch intensive Trainingsversuche kann diese Verbindung nicht wiederhergestellt werden. Daher versuchen wir, in der Anfangsphase die Lesefähigkeit intensiv zu fördern. Wenn sich aber zeigt, dass eine dauerhafte Alexie zu erwarten ist, bereiten wir die Patienten auf die Nutzung akustischer Möglichkeiten vor. Dem kommt entgegen, dass heutzutage Hörbücher und Sprachausgaben vieler digitaler Tools zur Verfügung stehen.

> Besteht eine dauerhafte Alexie oder Dyslexie, stehen akustische Hilfsmittel zur Verfügung.

Patientenbeispiel: Hemianopsie nach rechts

Frau Zeberli (66) erlitt einen Infarkt der linken hinteren Hirnarterie, der zu einer kompletten homonymen Hemianopsie nach rechts führte. Motorische Störungen trug die Patientin nicht davon. Neuropsychologisch fielen vor allem Defizite im Kurzzeitgedächtnis auf. Im Gespräch machten sich ganz wenige Wortfindungsprobleme bemerkbar, aber eigentlich konnte sich Frau Zeberli in Alltagsgesprächen gut verständigen. Ihr Hauptproblem nach dem Hirnschlag war der Gesichtsfeldausfall nach rechts. Sie war in der Orientierung unsicher, weil sie häufig Gegenstände, Personen oder Wegabzweigungen auf der rechten Seite übersah. Und sie konnte nicht mehr lesen!

Die visuelle Explorationsstörung für die rechte Seite zeigte sich im Zihlschlachter Explorationstest mit einer entsprechenden Asymmetrie. Links erreichte die Patientin 53 Punkte, rechts 17. Das Lesen der kurzen Texte der International Reading Speed Texts gelang der Patientin nicht. Sie versuchte, die Wörter Buchstabe für Buchstabe zu entziffern, wobei sie einige Buchstaben falsch benannte und so die meisten Wörter nicht entziffern konnte. Von einer sinnhaften Lesefähigkeit war sie weit entfernt.

Wir trainierten effiziente Blicksakkaden und den gezielten visuellen Überblick mit dem Trainingsprogramm *VISIOcoach*. Da Frau Zeberli Zahlen bald sicher benennen konnte, stellten wir auf Buchstaben um. Dabei zeigte sich leider, dass die sehr motivierte Patientin trotz zahlreicher Übungssitzungen die Buchstabenerkennung nicht mehr zuverlässig erlernen konnte. Eine Systematik der Verkennungen fanden wir dabei nicht. Einmal konnte sie »W, P und F« nicht

9.8 Lesestörungen bei Gesichtsfeldausfällen: was dürfen Sie langfristig erwarten?

erkennen, dann wieder benannte sie diese Buchstaben zielsicher, hatte aber Probleme mit »D, B und V«.

Die Orientierung im Raum wurde im Laufe des Trainings rasch besser. Frau Zeberli war zunächst in bekannter Umgebung, später auch in unbekannten Bereichen unterwegs. Sie kompensierte die rechtsseitige Hemianopsie mit zuverlässigen Blickbewegungen und fühlte sich sicher. Im Zihlschlachter Explorationstest erreichte sie links 34 und rechts 36 Punkte.

Aber das Lesen machte keine Fortschritte!

Akustisch konnte Frau Zeberli Texte verstehen. Wir besorgten ihr die Hörbuchversion einiger ihrer Lieblingsbücher, die sich Frau Zeberli anhörte und gleichzeitig mitlas. Durch die akustische Information konnte sie die Wörter erkennen und die Zeilen mitlesen, was sie sehr angenehm fand. Ein Problem machte ihr aber die Gedächtnisstörung. Sie konnte sich nur schlecht an den gelesenen und gehörten Textinhalt erinnern.

Vier Monate nach dem Hirnschlag, beendeten wir die ambulante Nachbetreuung der Patientin. Die Hemianopsie nach rechts bestand unverändert und wurde im Alltag gut kompensiert. Die Lesefähigkeit hatte sich nicht wiedereingestellt. Wir gingen davon aus, dass die Verbindungen zwischen der Sehrinde und der Wortformarea dauerhaft unterbrochen sein würden und mit einer Verbesserung nicht mehr zu rechnen sein dürfte. Frau Zeberli hatte sich unterdessen mit den Hörbüchern angefreundet. Zudem ließ sie sich von einem blinden Experten die zahlreichen Sprachfunktionen ihres iPhones zeigen.

Tipps für den Umgang mit einer dauerhaften Alexie:

- Erklären Sie den betroffenen Patienten, dass es sich um eine anhaltende Verbindungsunterbrechung zwischen dem »Sehzentrum« und dem »Lesezentrum« handelt.
- Vermitteln Sie Ihnen, dass die ausbleibenden Fortschritte nicht an einem Trainingsmangel oder zu wenig Trainingsfleiß liegen. Die Botschaft dabei ist »Es liegt nicht an Ihnen!«.
- Bieten Sie akustische Alternativen an. In Frage kommen Hörbücher und die Sprachausgaben von PCs und Smartphones.

Fazit

- Homonyme Hemianopsien und Quadrantenanopsien verursachen Lesestörungen.
- Für die Lesefähigkeit ist die Größe und Qualität des zentralen Gesichtsfelds entscheidend.
- Bei linksseitigen Gesichtsfeldausfällen kann die Lesefähigkeit zusätzlich durch einen Neglect und eine unzureichende räumliche Einschätzung gestört sein.
- Bei rechtsseitigen Gesichtsfeldausfällen kann die Lesefähigkeit auch durch sprachliche Störungen beeinträchtigt sein.

10 Erblindung, hochgradige Sehbehinderung und der Verlust eines Auges

Was erwartet Sie?

Sie lernen neurologische Ursachen für eine Erblindung kennen. Sie befassen sich mit den Alltagssituationen von blinden und hochgradig sehbehinderten Menschen und unterstützen sie mit einer angemessenen Kommunikation, Führtechnik und Umgebungsgestaltung.
Sie erfassen, was der Verlust eines Auges bedeutet und begleiten betroffene Patienten.

Sehbehinderung in der neurologischen Rehabilitation – Grundgedanken

Eine schwere Sehbehinderung kann durch Erkrankungen der Augen, der Sehnerven oder der verarbeitenden Bahnen und Zentren im Gehirn verursacht werden. Eine Blindheit im gesetzlichen Sinne besteht, wenn die Sehschärfe des besseren Auges nicht mehr als 0,02 (umgangssprachlich 2 %) beträgt. Auch eine Gesichtsfeldeinengung auf 5° bei voller Sehschärfe wird als Blindheit eingestuft, da eine Orientierung im Raum nicht mehr möglich ist. Eine Sehbehinderung liegt vor, wenn das bessere Auge eine Sehschärfe zwischen 0,3 und 0,05 (30 % bis 5 %) erreicht (Grehn, 2012). Soweit die gesetzliche Einschätzung. Aber welche Bedeutung hat eine Erblindung oder Sehbehinderung in der neurologischen Rehabilitation?

Neurologische Erkrankungen können zu einer massiven Sehbehinderung und auch zu einer Erblindung führen. In der Rehabilitation erleben Sie dann Patienten unmittelbar nach dem Sehverlust. Die Lebenssituation des frisch erblindeten oder sehbehinderten Menschen ist komplett verändert. Der Schock sitzt oft tief. Umso wichtiger ist es für diese Patienten, dass sie in der Neurorehabilitation einen einfühlsamen Umgang und Unterstützung erleben, um Alltagskompetenzen zu entwickeln.

Langjährig blinde oder sehbehinderte Menschen können neurologisch erkranken. Sie kommen beispielsweise wegen eines Hirnschlages in die Rehabilitation und haben aufgrund ihrer vorbestehenden Sehbehinderung spezielle Bedürfnisse.

10.1 Einseitiger Sehschärfenverlust

Der Sehverlust eines Auges ist in seiner Auswirkung auf den Alltag nicht mit einer Erblindung oder schweren Sehbehinderung vergleichbar. Und doch ist er für den Betroffenen ein enormer Einschnitt in sein bisheriges Leben. Der Funktionsverlust eines Auges verändert die visuelle Wahrnehmung und der Verlust eines Sinnesorgans ist psychisch belastend.

Wenn ein Auge weiterhin eine gute Sehschärfe und ein intaktes Gesichtsfeld hat, ist die Bewältigung des Alltages jedoch gut erlernbar. Einige wenige Therapiesitzungen können in dieser Situation helfen, Sicherheit im Alltag zu gewinnen. Erfahrungsgemäß wirkt es unterstützend, wenn eine fachtherapeutische Person die Situation mit dem Betroffenen anschaut und Hinweise für den Alltag gibt.

10.2 Neurologische Ursachen für eine Erblindung oder hochgradige Sehbehinderung

In der neurologischen Rehabilitation treffen wir auf schwere Sehbehinderungen, die durch die neurologische Grunderkrankung verursacht werden. Beispielsweise können Blutungen im Auge nach schweren Hirnblutungen entstehen (Terson-Syndrom). Zudem können beidseitige Hirnschläge im Bereich der hinteren Hirnarterien zu einer konzentrischen Gesichtsfeldeinschränkung führen, die als Erblindung gewertet werden muss. Die zerebrale Erblindung mit ihrem facettenreichen Bild (► Kap. 7) entsteht ebenfalls nach beidseitigen Hirnläsionen, oft durch zerebralen Sauerstoffmangel nach einer Reanimation.

Der Sehnerv kann im Rahmen von neurologischen Erkrankungen und Kopfverletzungen geschädigt werden. Sehnervenschäden können durch entzündliche Prozesse wie beispielsweise durch die Multiple Sklerose verursacht werden. Andere Patienten erleiden Sehnervenschäden, weil ihr Hirndruck erhöht ist. Auch kann der Sehnerv bei Gesichtsverletzungen und bei einem Schädelhirntrauma lädiert werden. Der Eintrittskanal des Sehnervs in die Augenhöhle ist eng, sodass Verletzungen und Schwellungen in diesem Bereich zu Sehnervenschäden und einer meist dauerhalten Funktionseinschränkung des betroffenen Auges führen.

> Neurologische Erkrankungen verursachen eine Erblindung oder hochgradige Sehbehinderung aufgrund unterschiedlicher Mechanismen, z. B. einer Einblutung im Auge oder Schädigungen des Sehnervs. Zudem können beidseitige Schädigungen der Sehbahn und der verarbeitenden visuellen Zentren zu einer Erblindung oder Sehbehinderung führen.

Die Glaskörperblutung nach der Hirnblutung (Terson-Syndrom)

Hirnblutungen können eine Blutung in den Glaskörper, also in das Augeninnere verursachen. Vermutlich wird der venöse Abfluss im Auge durch den blutungsbedingten abrupten Druckanstieg hinter dem Auge gestoppt. Auf diese Weise fließt venöses Blut in den Glaskörper und behindert die Sicht. Das Terson-Syndrom ist die Folge einer ausgeprägten Hirnblutung, vor allem der vorderen Hirnarterien (Mueller et al., 1997).

Das Blut im Auge verhindert, dass Licht auf die Netzhaut gelangt. Das Auge ist somit blind oder hochgradig sehbehindert. Der Einblick in das Auge ist nicht mehr möglich. Dies macht sich allerdings nur mit augenärztlichen Geräten wie dem Augenspiegel bemerkbar. Wenn Sie den Patienten mit einem Augenspiegel aus ca. 50 cm Entfernung anleuchten, wird in einem gesunden Auge das Rot des Augenhintergrundes (Fundus) reflektiert und die Pupille des Auges leuchtet rot auf. Dies gleicht den »roten Augen« bei einem Blitzlicht-Foto.

Befindet sich aber Blut vor dem Augenhintergrund, wird das Fundusrot nicht mehr reflektiert und die Pupille bleibt dunkel.

Ohne Augenspiegel ist die Blutung im Auge nicht zu sehen. Wenn Sie das Auge eines Gegenübers betrachten, ist die Pupille immer schwarz, ob Blut im Auge ist, oder nicht. Die Blutung wird nur sichtbar, wenn die Sehlinie des Betrachters und der Strahlengang des Lichtes in einer Ebene sind. Dies ist der Fall, wenn Sie durch das Okular des Augenspiegels schauen. Auch bei Blitzlicht-Fotos kommt es zu einem solchen Effekt, wobei diese kein zuverlässiges Diagnosewerkzeug sind.

 Das Terson-Syndrom ist eine Blutung im Auge, die nach einer Hirnblutung entsteht. Sie ist nur mit dem Augenspiegel feststellbar.

Patienten mit Terson-Syndrom

Die Patienten sprechen meist nicht über die Sehbehinderung. Bei einer beidseitigen Glaskörperblutung sind sie praktisch blind und fallen durch ihr Verhalten auf. Ein einseitiges Terson-Syndrom bleibt aber oft lange unentdeckt.

Ein Terson-Syndrom ist die Folge einer sehr schweren Hirnblutung. Bis in die 1960iger Jahre waren kaum Patienten mit dieser Störung bekannt, da sie eine entsprechende Hirnblutung nur selten überlebt haben (Mueller et al., 1997). Aufgrund der verbesserten neurochirurgischen und intensivmedizinischen Behandlung, ist die Überlebensrate nun deutlich höher, sodass Sie in der Neurorehabilitation immer wieder mit einem Terson-Syndrom rechnen sollten.

Patienten mit einem Terson-Syndrom sind nach ihrer schweren Hirnblutung oft desorientiert und kognitiv eingeschränkt. So erklärt sich, dass sie auch schwerwiegende Sehstörungen nicht adäquat bemerken und nicht darüber berichten.

10.2 Neurologische Ursachen für eine Erblindung oder hochgradige Sehbehinderung

Aufgrund ihres kognitiven Zustandes sprechen die Patienten meist nicht über die Sehminderung.

Patientenbeispiel: Einseitiger Visusverlust

Frau Wehrli (83) war nach einer schweren Hirnblutung bereits seit sechs Wochen in unserer Rehabilitationsklinik, als der Stationsarzt aufgeregt in der Orthoptik anrief: »Frau Wehrli sieht auf einmal mit dem rechten Auge nichts mehr. Das ist ein Notfall. Wir müssen sofort einen Termin bei unserer Augenärztin abmachen.«

Der plötzliche Visusverlust eines Auges ist tatsächlich ein ophthalmologischer Notfall. Aber war es wirklich ein plötzlicher Visusverlust? Der Orthoptistin kam ein anderer Verdacht, als sie die neurologische Diagnose der Patientin sah: Subarachnoidalblutung nach Aneurysma-Ruptur der Arteria cerebri anterior. Eine Gefäßausbuchtung einer vorne gelegenen Hirnarterie hatte also zu einer schweren Hirnblutung geführt.

Die Orthoptistin nahm ihren Augenspiegel und ging Frau Wehrli im Patientenzimmer besuchen. Die alte Dame war sehr freundlich, aber auch leicht desorientiert.

Mit dem Augenspiegel beleuchtete die Orthoptistin die Augen der Patientin aus 50 cm Abstand. Im linken Auge sah sie einen normalen Reflex des Augenhintergrundes. Die linke Pupille leuchtete rot auf. Rechts hingegen war die Pupille schwarz. Durch eine Blutung im Auge konnte das Licht des Augenspiegels nicht in das Auge gelangen und nicht reflektiert werden. Somit war die Diagnose gestellt: Glaskörperblutung nach einer Hirnblutung. Ein Termin bei der Augenärztin wurde in der regulären Sprechstunde organisiert. Um einen Notfall hat es sich nicht gehandelt.

Bei Eintritt hatte die desorientierte Patientin die Sehbehinderung nicht bemerkt. Aufgefallen war ihr der Visusverlust des rechten Auges erst, als sie sich im Gesicht kratzte und dabei zufällig das linke Auge schloss. So entstand zunächst der Eindruck eines »plötzlichen Visusverlustes«.

Der Umgang mit dem Terson-Syndrom: was sollten Sie wissen und tun?

- Denken Sie daran, dass nach einer Hirnblutung Blutungen im Auge auftreten können.
- Lassen Sie die Patienten mit dem Augenspiegel untersuchen. Größere Blutungen sieht man im Durchleuchtungstest sofort. Diskrete Blutungen werden nur durch die augenärztliche Beurteilung des Augenhintergrundes entdeckt.
- In aller Regel wird bei einseitigen Blutungen abgewartet, ob sich das Blut von selbst resorbiert.
- Ein beidseitiges Terson-Syndrom erfordert den Einsatz eines Augenchirurgen. In der Regel wird baldmöglichst das Blut zumindest in einem Auge chirurgisch entfernt, damit der Patient rehabilitierbar ist.

Ein beidseitiges Terson-Syndrom ist eine chirurgisch behandelbare Erblindung. Nach der Operation (Vitrektomie) ist die Sehschärfe meistens wieder sehr gut.

10.3 Der Umgang mit blinden Patienten

Ob Menschen neu erblindet sind oder bereits jahrelang mit einer Sehbehinderung leben, sie haben spezielle Bedürfnisse, die Sie bei einem Rehabilitationsaufenthalt berücksichtigen sollten. Eine akut entstandene Sehbehinderung ist zudem eine traumatische Erfahrung und davon betroffene Patienten stehen bei Eintritt in die Rehabilitation meist noch unter Schock. Umso wichtiger ist es, sie mit einem sehbehindertengerechten Verhalten und einer sinnvollen Gestaltung der Umgebung zu unterstützen.

Ein langjährig blinder oder sehbehinderter Mensch hingegen ist ein Profi für seine Situation! Scheuen Sie sich nicht, ihn offen zu fragen, was er braucht, wie er geführt werden möchte, was er nicht mag etc. Er wird Ihnen Auskunft geben. Verstellen Sie sich im Gespräch mit einer blinden Person nicht, um sprachliche Formulierungen, die visuelle Bedeutungen haben, zu vermeiden. Formulierungen wie »das sieht gut aus« oder »dann schauen wir morgen weiter«, werden von blinden Menschen meist ganz unbefangen entgegengenommen und auch selbst benutzt.

Tipps für den Umgang mit blinden und hochgradig sehbehinderten Menschen:

- Reden Sie! Geben Sie dem sehbehinderten Menschen verbale Informationen. Beschreiben Sie, was Sie tun oder tun werden.
- Stellen Sie sich vor! Beispiel: »Ich bin Frau Bieri von der Pflege und werde Ihren Blutdruck messen.« Wenn Sie mit dem Sehbehinderten in Kontakt treten, sagen Sie kurz Ihren Namen und Ihre Funktion. Viele Blinde und Sehbehinderte erkennen die Personen in Ihrem Umfeld zwar an der Stimme, aber in einem komplexen Umfeld stößt der sehbehinderte Patient an seine Grenzen. Zudem kann seine Hirnverletzung auch zu Gedächtnisschwierigkeiten geführt haben. Wenn Sie kurz Ihren Namen sagen, erleichtern Sie seine Situation. Mit einem sehenden Patienten würden Sie ja auch nicht in Kontakt treten, indem sie ihn raten lassen, wie Sie heißen.
- Vermeiden Sie Formulierungen wie »da drüben«, »dort hinten« etc. Ein blinder Mensch braucht präzise Angaben. »In zwei Meter Abstand geradeaus vor Ihnen, befindet sich der Tisch« ist für ihn besser verständlich als »da vorne«.
- Nutzen Sie als Orientierungsschema das Zifferblatt der Uhr (▶ Abb. 10.1). Der blinde Mensch stellt sich dabei vor, der Mittelpunkt eines Zifferblattes zu sein. Sie können ihm sagen, bei 12 h befindet sich der Kleiderschrank, bei 3 h die Tür des Badezimmers, etc.

- Erkunden Sie mit dem blinden Menschen sein Zimmer, damit er sich orientieren kann. Ziel ist es, dass der sehbehinderte Mensch eine mentale Landkarte seiner Umgebung anlegen kann. Für eine taktile Orientierung muss er sich vorstellen können, wie die räumlichen Verhältnisse in seiner Umgebung sind. Fangen Sie dabei mit dem unmittelbaren Nahbereich an.
- Verändern Sie eine einmal abgesprochene Ordnung nicht mehr. Der sehbehinderte Mensch muss seine Sachen immer am gleichen Ort vorfinden.
- Führen Sie den Blinden, indem Sie vorausgehen und er Ihren Oberarm anfasst oder seine Hand auf Ihre Schulter legt. Ein blinder Mensch ist nicht gehbehindert. Er muss nicht gestützt, gezogen oder geschoben werden.
- Falls der hirnverletzte blinde Mensch motorische Einschränkungen hat, besprechen Sie mit ihm und der Physiotherapie, welche Führtechnik ihn am besten unterstützt.

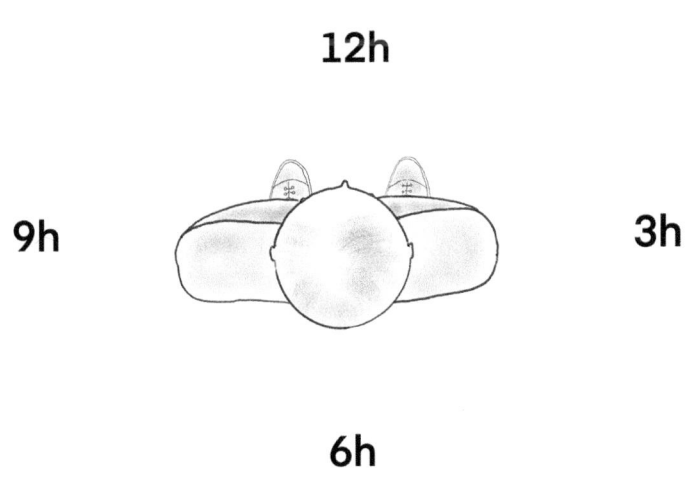

Abb. 10.1: Uhrenschema als Orientierungshilfe (Kathrin Althaus)

Sehbehinderung – wie können Sie betroffene Patienten unterstützen?

Vorneweg sei gesagt: nehmen Sie Kontakt mit einer Sehbehindertenorganisation vor Ort auf. Je nach Situation können Sie dort Ratschläge einholen. Oft ist auch eine Weiterbetreuung des Sehbehinderten nach der Rehabilitation dort geplant. Stellen Sie also erste Kontakte her. (Adressen der Sehbehindertenberatungsstellen in den deutschsprachigen Ländern, 2022)

Alltagsprobleme eines Sehbehinderten und praktische Tipps

Gesetzlich liegt eine Sehbehinderung vor, wenn die Sehschärfe zwischen 0,3 und 0,05 liegt. Unabhängig von der Ursache sollen hier die Alltagsschwierigkeiten eines sehbehinderten Menschen geschildert werden, damit Sie Lösungsstrategien entwickeln können.

Orientierung

Die Orientierung im Raum erfordert keine besonders gute Sehschärfe, sondern vor allem ein genügend großes Gesichtsfeld. Ist das Gesichtsfeld ausreichend, werden Möbelstücke, Türrahmen oder Autos mit einer reduzierten Sehschärfe problemlos erkannt, vor allem wenn die Kontrastwahrnehmung gegeben ist. Schwache Kontraste hingegen werden von vielen Sehbehinderten nicht wahrgenommen.

Sie können die Orientierungsfähigkeit verbessern, indem Sie für eine kontrastreiche und blendungsfreie Umgebung sorgen:

- Wählen Sie eine helle Beleuchtung, die nicht blendet. Das Leuchtmittel sollte nicht sichtbar sein, sondern die Umgebung ausleuchten.
- Suchen Sie Möbelstücke so aus, dass sie einen Kontrast zum Fußboden bilden. Ein Stuhl aus hellem Holz ist auf einem hellen Parkett nicht gut erkennbar. Sorgen Sie in so einem Fall für ein dunkles Polster der Sitzfläche.
- Markieren Sie Treppenstufen und Türrahmen mit einem kontrastreichen Klebeband oder lackieren Sie sie mit einer kontrastreichen Farbe.
- Sorgen Sie dafür, dass Schilder, Raumbeschriftungen und Liftbeschriftungen groß gedruckt werden.
- Vermeiden Sie glänzende Flächen oder Bodenbeläge. Lichtreflexe und Spiegelungen durch glänzende Flächen können für Sehbehinderte äußerst störend sein.

Lesen

Eine Sehbehinderung bedeutet immer eine Beeinträchtigung der Lesefähigkeit. Die Erkennung eines Textes erfordert ein angemessenes Auflösungsvermögen des Auges. Für das Lesen eines Normaldruckes sollte die Nahsehschärfe mindestens 0,4 betragen.

Je nach Ausmaß der Sehschärfenverminderung kann die Vergrößerung eines Textes deutliche Verbesserungen bringen. Zudem ist immer die richtige Brille wichtig, wobei die Anpassung einer Brille oder eines optischen Hilfsmittels den entsprechenden Fachleuten überlassen bleibt.

Sie können die Lesefähigkeit verbessern:

- Sorgen Sie für eine optimale Beleuchtung des Textes. Wählen Sie ein Leuchtmittel, das nicht heiß wird, da sich die Lampe oft in der Nähe des Kopfes befindet. Kaltlichtlampen oder LED kommen in Frage.
- Beleuchten Sie den Text auch bei Tag. Der Kontrast ist viel besser, wenn eine Lampe den Text direkt beleuchtet.
- Sorgen Sie für eine Vergrößerung. Beispielsweise können Sie Therapiepläne oder Speisekarte vergrößert drucken.
- Nutzen Sie die digitalen Möglichkeiten. Textvorlagen auf einem Tablet oder E-Bookreader sind problemlos vergrößerbar.
- Achten Sie darauf, dass die Display- oder Bildschirmbeleuchtung nicht blendet.
- Probieren Sie, ob ein Umkehrkontrast (Weiße Schrift auf dunklem Grund) angenehmer ist.

Essen

Sie können sehbehinderte Menschen bei Tisch unterstützen:

- Verändern Sie die Positionen von Gegenständen nicht. Sorgen Sie dafür, dass sich Getränke, Salzstreuer etc. immer an der gleichen Stelle befinden.
- Sorgen Sie für Kontrast. Wählen Sie farbiges Geschirr, um einen Kontrast zur Tischplatte herzustellen.
- Falls kein kontrastreiches Geschirr vorhanden ist, legen Sie ein kontrastreiches Set unter den Teller.
- Beschreiben Sie dem blinden oder sehbehinderten Menschen, was er auf dem Teller hat. Nutzen Sie dafür das Schema eines Uhrenzifferblattes. »St. Galler Bratwurst auf 6 Uhr, Rösti auf 3 Uhr.«

Lichtwahrnehmung: Blendung und erhöhter Lichtbedarf

Eine Sehbehinderung bedeutet nicht nur, dass die Sehschärfe reduziert ist, sondern dass auch die Wahrnehmung der Lichtintensität verändert ist. Dies kann für den Sehbehinderten bedeuten, dass er – je nach Situation – geblendet ist oder aber einen erhöhten Lichtbedarf hat. Häufig ist auch beides der Fall, was sich keineswegs ausschließt.
Eine helle Beleuchtung blendet den Sehbehinderten. Bei dämmrigen Lichtverhältnissen, kann er aber Gegenstände oder Text schlecht erkennen und braucht dann mehr Licht.

Sorgen Sie für optimale Lichtverhältnisse:

- Fragen Sie nach. Stellen Sie sicher, dass die jeweiligen Lichtverhältnisse für den sehbehinderten Menschen angenehm sind.

- Schließen Sie Vorhänge oder Rollos, um den direkten Sonneneinfall ins Zimmer zu vermeiden.
- Stellen Sie eine Leselampe an den geeigneten Platz.
- Sorgen Sie für eine angenehme Raumbeleuchtung, indem Sie die Beleuchtung einschalten, ausschalten oder dimmen.
- Motivieren Sie den Sehbehinderten, vorhandene Sonnenbrillen zu nutzen.
- Raten Sie, im Freien einen Hut oder eine Schirmmütze zu tragen, damit die Augen im Schatten sind. Auch ein grauer Himmel ist eine beleuchtete Fläche, die blenden kann.

10.4 Hilfsmittel – mechanisch, optisch und digital

»Für Blinde ist dies eine gute Zeit.«
Virgil Desax

Die Palette an Hilfsmitteln im Sehbehindertenbereich ist heutzutage so breit wie noch nie zuvor. Die Anpassung von optischen Hilfsmitteln, die Schulung an digitalen Geräten und das Orientierungs- und Mobilitätstraining gehören in den Bereich von Spezialisten. Dennoch bewährt es sich, in der neurologischen Rehabilitation ein paar wenige Hilfsmittel vorrätig zu haben, um Menschen mit einer neu aufgetretenen Sehbehinderung mit dem Gebrauch von Hilfsmitteln vertraut machen zu können. Für eine optimale Anpassung und die differenzierte Schulung mit einem Hilfsmittel sollten Sie einen Patienten aber für die Weiterbehandlung an eine Sehbehindertenorganisation verweisen.

Hilfsmittel, die Sie fürs Erste vor Ort haben könnten:

- Eine sprechende Uhr. Menschen haben ein Bedürfnis, die Tageszeit einschätzen zu können. Wenn das Ablesen einer Uhr nicht mehr möglich ist, hilft eine sprechende Uhr weiter. Auf Knopfdruck sagt sie die Zeit an.
- Ein Hörbuchabspielgerät und Hörbücher.
- Einen weißen Signalstock. Der Signalstock ist ein kürzerer weißer Stock. Er ist deutlich kürzer als ein Langstock und seine Länge wird individuell gewählt. Er dient einerseits zum kurzen Abtasten von Niveauunterschieden, andererseits signalisiert er für die Außenstehenden die Sehbehinderung des Stockträgers. Der Signalstock ist kein Langstock, wie er beim Orientierungs- und Mobilitätstraining eingesetzt wird. Das Langstocktraining ist den dafür ausgebildeten Spezialisten vorbehalten.

10.5 Der Verlust eines Auges

»Der Einäugige ist unter den Blinden König.«
Sprichwort

Wie das Sprichwort schon sagt, Einäugigkeit ist mit einer Erblindung nicht vergleichbar. Dennoch bedeutet der Verlust eines Auges eine relevante Veränderung der Wahrnehmung und ist für den Betroffenen oft nicht einfach zu verarbeiten.

Der Verlust eines Auges kann bedeuten, dass ein Auge funktionsuntüchtig wird, der Augapfel aber erhalten bleibt. Kosmetisch sieht man diesen Menschen also nicht an, dass sie nur mit einem Auge sehen. Allerdings kann es im Laufe der Zeit passieren, dass das blinde Auge in eine Außenschielstellung abweicht.

Durch eine Verletzung oder Erkrankung kann es aber auch erforderlich sein, den Augapfel zu entfernen. Außer des Verlustes der Funktion, kann dann auch die kosmetische Situation – je nach Prothesenanpassung – für den Betroffenen zu einer Belastung werden.

Einäugigkeit kann bedeuten, dass ein Auge nicht mehr sieht oder dass ein Augapfel entfernt werden musste.

Die Gesichtsfeldeinschränkung

Bei einäugiger Sichtweise ist das Gesichtsfeld kleiner. Bei beidäugiger Sichtweise ergänzen sich die Gesichtsfelder beider Augen. Die äußersten Gesichtsfelder nach rechts bzw. links werden jedoch nur vom rechten bzw. linken Auge wahrgenommen. Fällt ein Auge aus, wird das binokulare Gesichtsfeld auf der Seite des ausgefallenen Auges entsprechend kleiner.

Das auf der Seite des erblindeten Auges eingeschränkte Gesichtsfeld führt bei den Betroffenen zu Beginn der Einäugigkeit oft zu einer Unsicherheit.

Bei einäugiger Sicht ist das Gesichtsfeld zur Seite des ausgefallenen Auges kleiner.

Das Tiefensehen

Sehr alltagsrelevant ist außerdem der Wegfall des beidäugigen Tiefensehens, der sogenannten Stereopsis. Dabei handelt es sich um eine relative Tiefenwahrnehmung, die im Gehirn durch die leicht verschobenen Netzhautbilder beider Augen berechnet wird. Die Stereopsis gibt Auskunft über den relativen Abstand zweier Objekte in der Tiefe, was ist weiter vorn, was weiter hinten (Herzau et al., 2020). Im Alltag ist die Stereopsis für das rasche Abstandeinschätzen im Nahbereich sehr wichtig (▶ Kap. 2, Trefftest). Sie ermöglicht es beispielsweise, zielsicher einzuschenken oder rasch bewegte Gegenstände zu greifen oder aufzufangen.

Es gibt aber auch einäugig nutzbare Kriterien, um Entfernungen zu einzuschätzen. Die Bildgröße auf der Netzhaut liefert Hinweise auf die Distanz eines Objektes. Das Überlappen von Objekten zeigt an, welches vorne und welches hinten ist. Eine Bewegunsparallaxe entsteht, wenn der Beobachter seine Position verändert (Herzau et al., 2020). Durch die Bewegung des Betrachters verschiebt sich ein Objekt im Vergleich zu den Hintergrundstrukturen, dies nennt man Parallaxe. Sie liefert auch bei einäugiger Sicht Informationen, welches Objekt sich weiter vorne bzw. weiter hinten befindet.

Selbstversuch Bewegungsparallaxe

Schließen Sie ein Auge und fixieren Sie einen Gegenstand, der vor einem strukturierten Hintergrund steht. Wenn Sie sich nun leicht hin und herbewegen, beobachten Sie, dass der fixierte Gegenstand ruhig steht und sich der Hintergrund entsprechend Ihrer Bewegung verschiebt. Aus dieser parallaktischen Verschiebung kann ihr Gehirn auch einäugig berechnen, dass der fixierte Gegenstand sich vorne befindet.

Bei neu entstandener Einäugigkeit sind die Betroffenen bei Tätigkeiten, die Stereopsis erfordern, sehr unsicher. Sie beschreiben, dass sie danebengreifen, beim Treppensteigen nicht trittsicher sind und rasche Ballsportarten nicht mehr bewältigen können. Die Anpassung an diesen Zustand ist individuell sehr unterschiedlich. Manchen Betroffenen gelingt es, sich innerhalb weniger Wochen an die fehlende beidäugige Stereopsis zu gewöhnen, während andere noch jahrelang entsprechende Probleme bemerken.

Bei einem Wegfall des beidäugigen Tiefensehens kann die Bewegungsparallaxe zur Tiefeneinschätzung genutzt werden.

Rehabilitation bei neu aufgetretener Einäugigkeit

Patienten, deren Einäugigkeit durch eine neurologische Erkrankung oder durch ein Schädelhirntrauma entstanden ist, benötigen erfahrungsgemäß einen Rehabilitationsaufenthalt, da neben der Einäugigkeit auch motorische und kognitive Einbußen entstanden sind.

Wurde die Einäugigkeit aber rein ophthalmologisch verursacht, ist die Situation eine andere. Solche Patienten erleben den funktionellen Verlust eines Auges, beispielsweise durch einen Gefäßverschluss, sie haben aber keine Hirnverletzung hinter sich. Solche Patienten durchlaufen oft eine differenzierte und kompetente augenärztliche Diagnostik, die feststellt, dass die Sehschärfe des betroffenen Auges nicht mehr verbesserbar ist. Damit ist die ärztlich-therapeutische Begleitung beendet. Die meisten Patienten müssen sich dann alleine mit den Alltagsproblemen auseinandersetzen. Manche Patienten werden an eine Sehbehindertenorganisation verwiesen. Dort entsprechen sie aber nicht der üblichen Patientengruppe. Sie haben ja ein

10.5 Der Verlust eines Auges

funktionstüchtiges Auge. Sie brauchen keine optischen Hilfsmittel, keine digitalen Sprachausgaben und kein Mobilitätstraining.

> Nach dem Sehverlust eines Auges erfolgt meist keine therapeutische Begleitung und die Patienten sind für die Alltagsbewältigung auf sich allein gestellt.

Vor diesem Hintergrund haben wir gute Erfahrungen damit gemacht, bei neu aufgetretener Einäugigkeit mit einer kurzen Beratung bei der Bewältigung des Alltags zu helfen. Hier sind wenige Sitzungen meist ausreichend, um Unsicherheiten zu nehmen und Tricks zu zeigen.

Tipps für den Umgang mit der Einäugigkeit:

- Zeigen Sie das Phänomen der Bewegungsparallaxe. Der Einäuger kann sich helfen, indem er bevor er greift, eine kleine seitliche Eigenbewegung durchführt. Durch die Verschiebung der Hintergrundstrukturen kann er den Abstand besser einschätzen. Eine diskrete Eigenbewegung reicht aus. Sie wird anderen Menschen kaum auffallen.
- Führen Sie visuelle Explorationstests durch. Der einäugige Patient erlebt dabei, dass das Überblicken von visuellen Vorlagen (z. B. Ausstreichtests oder den Zihlschlachter Explorationstest) auch einäugig gelingt.
  - Bei intaktem Gesichtsfeld des sehenden Auges liegt einäugig in aller Regel keine Exploratonsstörung vor. Vermitteln Sie dieses normale Ergebnis. Der einäugige Patient lernt dadurch, dass er sich mit einem Auge einen guten Überblick verschaffen kann.
  - Wird die Seite des ausgefallenen Auges vernachlässigt, führen Sie wenige Sitzungen Explorationstraining durch.
- Sorgen Sie für eine optimale Brillenversorgung. Eine einäugige Sehweise wird als anstrengend empfunden. Für längere Computerarbeiten ist eine Arbeitsbrille empfehlenswert, da sie für Entlastung sorgt.
- Raten Sie bei visueller Anstrengung zu einem Tränenersatzmittel. Die Befeuchtung wird oft als angenehm empfunden. Wegen der besseren Verträglichkeit sollte ein Tränenersatzmittel ohne Konservierungsstoff genutzt werden.
- Ist die Einäugigkeit kosmetisch auffällig, raten Sie zum Tragen einer Brille, auch wenn dies optisch nicht nötig wäre. Auffällige Augen- oder Lidverletzungen oder ein schwierig anzupassendes Glasauge können durch eine leichte Tönung des Brillenglases gut kaschiert werden. Bei Lid- und Brauenverletzungen deckt ein geschickt gewähltes Brillengestell diese Stellen ab.

Patientenbeispiel: Einäugigkeit nach Feuerwerksunfall

Der 1. August ist der Schweizer Nationalfeiertag und traditionsgemäß hatte Herr Marti (63) bei der Erst-Augustfeier mit Freunden und Familie ein Feuerwerk gezündet. Ein Feuerwerkskörper hatte eine Fehlzündung und traf Herrn Marti im Gesicht. Der linke Augapfel wurde dabei schwer verletzt. Die Netzhaut war

abgelöst, der Augapfel eingerissen und die Sehkraft dieses Auges war nicht mehr zu retten gewesen. Immerhin musste der Augapfel nicht entfernt werden, aber Herr Marti sah mit diesem Auge nichts mehr.

Herr Marti war bereits neuropsychologisch untersucht worden, wobei er keinerlei Defizite zeigte. Die Behandlung an der Augenklinik war abgeschlossen und ein orthoptisch-rehabilitativer Termin war veranlasst worden, damit Herr Marti sich mit der neuen Situation besser auseinandersetzen konnte. Zudem war ein Wiedereinstieg am Arbeitsplatz geplant. Herr Marti arbeitete im Einwohneramt. Neben einer Bürotätigkeit am Computer hatte er auch am Schalter Kundenkontakt.

Dem Patienten konnte eine gute Sehschärfe des rechten Auges bescheinigt werden. Zudem war das Gesichtsfeld völlig normal. Im Zihlschlachter Explorationstest erreichte Herr Marti links 33 und rechts 32 Punkte. Seine Lesegeschwindigkeit war mit 135 Wörtern in der Minute ebenfalls normal.

Im Treffversuch zeigte der einäugige Patient erwartungsgemäß Schwierigkeiten. Wir zeigten ihm den Trick mit der Paralaxe und schon ging es besser.

Auch konnten wir Herrn Marti ein Kompliment machen. Der Optiker hatte nach dem Unfall eine neue Brille angefertigt und dabei die Verletzungen des linken Augapfels und der Augenregion geschickt mit einer leichten Tönung kaschiert. Die Brille saß zudem perfekt und das Brillengestell deckte die Verletzungen im Brauenbereich gut ab.

Wir konnten Herrn Marti also ein rundum gutes Feedback geben: »Ihr rechtes Auge sieht gut, sie haben einen guten Überblick und man sieht Ihnen die Einäugigkeit nicht an.«

Zwei Monate später musste die Orthoptistin ihren Ausweis verlängern lassen. Am Schalter des Einwohneramtes traf sie einen gut gelaunten Herrn Marti an, der von einem gelungenen Wiedereinstieg am Arbeitsplatz berichtete.

 Wenige orthoptische Sitzungen sind nach erworbener Einäugigkeit hilfreich, um Sicherheit im Alltag zu gewinnen.

Zentraler Sehschärfenverlust und erhaltene periphere Wahrnehmung

Eine funktionelle Einäugigkeit kann entstehen, wenn beispielsweise durch einen Gefäßverschluss die zentrale Netzhaut zerstört wurde. Der betroffene Mensch sieht dann mit diesem Auge sehr verschwommen, da er keine nutzbare zentrale Sehschärfe mehr hat. Die Netzhautperipherie kann aber intakt sein. Ein erhaltenes peripheres Gesichtsfeld ist ein enormer Vorteil für die Orientierung. Möglicherweise ist dann auch eine periphere Zusammenarbeit mit dem funktionstüchtigen Partnerauge vorhanden. Das bedeutet, dass das geschädigte Auge zwar keine brauchbare Sehschärfe mehr hat, über seine periphere Wahrnehmung aber weiterhin Beiträge zur binokularen Stereopsis liefert. In diesem Fall ist das Einschätzen des relativen Abstandes von Gegenständen beidäugig deutlich besser als einäugig mit dem gesunden Auge.

10.5 Der Verlust eines Auges

Tipp:

- Führen Sie den Trefftest durch (▶ Kap. 2).
- Fällt der Trefftest beidäugig besser aus als einäugig mit dem gesunden Auge, leistet das geschädigte Auge trotz Verlust der zentralen Sehschärfe Beiträge an das beidäugige Tiefensehen.
- Demonstrieren Sie dies dem betroffenen Menschen. Die Botschaft dabei ist »Trotz schlechter Sehschärfe ist das Auge nicht nutzlos!«

Ist trotz Visusverlust eine periphere beidäugige Zusammenarbeit möglich, bedeutet dies einen Vorteil für das beidäugige Gesichtsfeld und das Tiefensehen.

Fazit

- Neurologische Erkrankungen können zu einer Erblindung oder hochgradigen Sehbehinderung führen.
- Blinde und hochgradig sehbehinderte Menschen können durch Kommunikation, Führtechniken und eine Gestaltung der Umwelt unterstützt werden.
- Der einseitige Sehverlust eines Auges verursacht eine Gesichtsfeldeinschränkung und ein reduziertes Tiefensehen. Eine kurze therapeutische Begleitung kann Sicherheit vermitteln.

11   Eine kurze Bilanz der langen Berufserfahrung

Was Sie erwartet?

Sie beschäftigen sich mit den Beziehungsaspekten in der neurologischen Rehabilitation, insbesondere mit der Kommunikation und dem Umgang mit komplexen Patientensituationen. Sie verstehen die Patientenbiografie als Grundlage für eine gelungene therapeutische Kommunikation.

Die lange Reha-Erfahrung

> »Es dauert lange, ein Bordeaux-Kenner zu werden. Aber es ist eine schöne Zeit.«
> Wein-Werbung

Seit meinem Start in der Neurorehabilitation 1995 haben sich nicht nur die politische und gesellschaftliche Welt deutlich verändert, sondern auch die Möglichkeiten und Vorgehensweisen in der Rehabilitation. Therapiemethoden konnten verbessert und wissenschaftlich auf ihre Wirksamkeit überprüft werden. Computerisierte Trainingsverfahren wurden entwickelt und verfeinert. Gerade im visuellen Bereich sind Test- und Trainingsverfahren am Computer ein sehr wertvolles Werkzeug geworden. »Früher war alles besser«, ist ein Glaubenssatz, der in der visuellen Rehabilitation absolut nicht zutrifft. Die heutigen Trainingsmethoden im Bereich der visuellen Explorationsstörungen sind den Möglichkeiten der 1990iger Jahre haushoch überlegen.

Neben den technischen Fortschritten und dem Erleben von strukturellen Veränderungen im Gesundheitswesen, hat die sehr lange Tätigkeit in der Rehabilitation aber auch Erfahrungen ermöglicht, die den Umgang mit den oft schwer betroffenen neurologischen Patientinnen und Patienten betreffen.

Auf einer Tagung mit augenärztlichen und orthoptischen Experten hielt ich einen Vortrag über verschiedene neurovisuelle Situationen. Ich habe diverse Patientenbeispiele gezeigt und das neurologisch nicht spezialisierte Publikum lernte Menschen kennen, die einen schweren visuellen Neglect zeigten, die aufgrund einer Alexie einfachste Wörter nicht mehr lesen konnten und einen zerebral sehbehinderten Mann, der banale Alltagsgegenstände nicht mehr erkennen konnte. In der anschließenden Diskussion hatten die Zuhörer vor allem eine Frage: »Wie gehst du mit solch schwer beeinträchtigten Menschen um?« Davon soll in diesem Kapitel berichtet werden.

11.1 Die therapeutische Beziehung – Der Kontakt mit dem Menschen

Die Patientenperspektive

Therapeutin: »Wissen Sie, ich mache das hier nicht zum ersten Mal.«
Patient: »Aber ich!«

Der kurze Dialog macht die unterschiedliche Perspektive deutlich.

Ihre therapeutische Rolle besteht sicherlich darin, das Problem des Patienten zu analysieren und Kompetenz zu zeigen. Die Patientenperspektive ist eine andere. Ein Hirnschlag wirft einen Menschen komplett aus seiner gewohnten Bahn und der Schock sitzt meist tief.

Gewöhnen Sie sich an, eine Bemerkung oder Frage zu platzieren, die dem Erleben der neurologischen Erkrankung und der emotionalen Situation Raum gibt, z. B.:

- Hat Sie denn der Hirnschlag aus heiterem Himmel getroffen?
- Können Sie sich noch daran erinnern, wie Sie ins Spital gekommen sind?
- Wie hat denn Ihre Familie auf die Situation reagiert?

Diese Fragen sind ein Angebot, über das Erlebte zu sprechen. Falls ein Patient kein Gesprächsbedürfnis hat, wird er dazu nicht viel sagen und das ist auch in Ordnung. Sehr häufig nutzen Patienten aber die Gelegenheit, um über ihre Eindrücke und Sorgen zu berichten. Es tut ihnen merklich gut, dass dies Platz in der Therapie hat.

Wenn man durch den Hirnschlag noch unter Schock steht und große Ängste durchlebt, fehlt oft die Aufmerksamkeit und Konzentration für visuelle Testverfahren. Daher kann es hilfreich sein, die belastende Situation anzusprechen.

Geben Sie der emotionalen Ebene Raum und Zeit, der Patient wird sich dann besser auf therapeutische Inhalte konzentrieren können.

Beziehung herstellen – Sie haben keine zweite Chance für den ersten Eindruck.

»Menschen kaufen von Menschen«, so eine Marketingweisheit. Die menschliche Beziehung ist im Kontakt mit hirnverletzten Menschen die Basis für eine gelingende Zusammenarbeit. Daher ist der erste Kontakt äußerst wichtig. Er prägt die weitere Patienten-Therapeutenbeziehung.

Im Erstkontakt berichten Patienten oft über Probleme, die ihnen Angst machen und über persönliche Fakten aus ihrer Krankengeschichte. In der Untersuchung sollen sie konzentriert mitarbeiten und müssen sich von der Untersuchungsperson auch anfassen lassen. Und im visuellen Training, vor allem bei Gesichtsfelddefekten und Neglect, müssen die Patienten eine Verhaltensänderung erlernen. All dies gelingt besser, wenn die menschliche Chemie zwischen den Beteiligten stimmt.

Sympathie lässt sich nicht erzwingen und doch können Sie die Patientenbeziehung mit einigen Interventionen in eine gute Richtung führen.

Die Patienten-Biographie

Ein hirnverletzter Mensch war nicht immer Patient. Er hat eine Vorgeschichte mit verschiedenen Lebenskomponenten, beruflichen Erfahrungen, Familie und Hobbies. Er hat Charaktereigenschaften und ist nicht »die Halbseitenblindheit auf Füßen«.

Rehabilitation versteht sich als Einsatz, um für die Patienten die größtmögliche Selbstständigkeit im persönlichen Alltag wieder zu erreichen. Dafür werden Sie selbstverständlich, nach der Wohnsituation, der beruflichen Tätigkeit und der Teilhabe am öffentlichen Leben fragen.

Darüber hinaus ist es für Ihre therapeutische Beziehung sinnvoll, sich für das Vorleben zu interessieren und Eigenschaften des gesunden Menschen anzusprechen. Dies passiert meist im Verlauf der therapeutischen Beziehung, wenn man sich schon ein bisschen kennengelernt hat. Sie werden Charaktereigenschaften, besondere Fähigkeiten und vielleicht so manche Marotte Ihres Gegenübers bemerken. Nutzen Sie dies, um auf die Eigenschaften des gesunden Menschen einzugehen:

- »Wahrscheinlich sind Sie sehr sportlich und laufen immer so schnell?«
- »Ihre Familie hat Sie doch sicher auf Trab gehalten?«
- »In Ihrem Beruf mussten Sie vermutlich immer viel leisten?«

> Fühlt sich der Patient unabhängig von der Erkrankung menschlich wahrgenommen, verbessert dies die therapeutische Beziehung.

Krankheitsunabhängige Kompetenzen finden

Neurologische Patienten erleben eine umsturzartige Veränderung ihrer Lebenssituation. Sie müssen sich mit motorischen, kognitiven und visuellen Einbußen auseinandersetzen, die ihr Selbstbild radikal verändern. In dieser Situation kann es therapeutisch hilfreich sein, die Fähigkeiten und Kompetenzen, die weiterhin vorhanden sind, anzusprechen. Zum Beispiel:

- »Ihnen als Computerspezialist ist es sicher ein Leichtes ...«
- »Sie als Vielleserin haben den Vorteil, dass ...«
- »Als Mutter von drei Kindern, sind Sie sicher sehr belastbar ...«

11.1 Die therapeutische Beziehung – Der Kontakt mit dem Menschen

Patientenbeispiel: Krankheitsunabhängige Kompetenzen nutzen

Herr Schläpfer (62) war Berufsmusiker in einer renommierten Jazz-Band, mit der er in ganz Europa aufgetreten war. Er erlitt einen schweren rechtsseitigen Hirnschlag, der eine Halbseitenlähmung links, einen visuellen Neglect links und eine inkomplette homonyme Hemianopsie nach links verursachte. Der schwer betroffene Patient saß im Rollstuhl, vernachlässigte die linke Seite, hatte erhebliche Raumwahrnehmungsprobleme und konnte sich in der Klinik nicht orientieren. Aber er war sprachgewandt wie eh und je.
Während des visuellen Explorationstrainings fragte er mich:
»Was ist Ihre beste Fremdsprache?«
»Französisch.«
»Dann lassen Sie uns doch ab jetzt Französisch sprechen!«
»Bon. D'accord …«
Trotz unserer deutschen Muttersprache sprachen wir also in der Therapie Französisch. Dadurch erlebte sich Herr Schläpfer als kompetent. Er konnte seine ausgezeichneten Französischkenntnisse einbringen und nutzte eine Fähigkeit, die durch den Hirnschlag nicht beeinträchtigt worden war. Die auf diese Weise gewonnenen Erfolgserlebnisse taten ihm sichtlich gut.

Kompetenzen einbringen zu können, ist ein deutlicher Motivationsfaktor.

Die Therapeutenperspektive

Sie sind nicht immer gut gelaunt? Ihr Arbeitsrhythmus ist nicht immer entspannt? Sie geraten zuweilen unter Stress und reagieren etwas hektisch? Wer nicht! Unsere Arbeitssituation ist nicht immer ideal und wir mögen auch nicht jeden Patienten gleichermaßen.
Wir schaffen es nicht immer, ideal ausgeruht, perfekt vorbereitet und bestens gelaunt einer Patientensituation zu beggenen. Seien Sie sich der Situation und Ihrer eventuellen Einschränkungen bewusst. Verhalten Sie sich professionell, dazu gehört ein professionelles Auftreten, das im besten Sinne einen schauspielerischen Aspekt hat.
Eine kleine Anekdote macht es deutlich.
Bei der Verleihung des Preises des American Film Institute an Alfred Hitchcock für sein Lebenswerk, hielt Ingrid Bergman die Laudatio. Sie schilderte eine Situation, in der sie dem großen Regisseur bei Dreharbeiten sagte, »Ich fühle das nicht so. Ich kann diese Emotion nicht darstellen.«
Hitchcock habe sie lange angeschaut und ihr dann den besten Ratschlag ihres Lebens gegeben: »Fake it, Ingrid!« Also »Tue so als ob!«
Natürlich sollten Sie im Idealfall authentisch auftreten. Aber wenn es mal so gar nicht geht, lassen Sie es den Patienten nicht spüren. Fake it!

Ein professionelles Auftreten überspielt ungünstige Bedingungen.

11.2 Kommunikation

> »Man kann nicht nicht kommunizieren.«
> Paul Watzlawick

Die Signale, die Sie aussenden ...

Denken Sie stets an den klugen Satz des Kommunikationspsychologen Paul Watzlawick. Es ist unmöglich, nicht zu kommunizieren. Ob Sie etwas sagen, wie sie es sagen, zu welchem Zeitpunkt Sie etwas sagen, all das ist eine Botschaft. Aber auch, was Sie bewusst nicht sagen oder voller Hemmungen lieber verschweigen, kann die Kommunikation prägen. Ihre Körperhaltung und Mimik werden von Patienten wahrgenommen und sie reagieren darauf.

Desorientierte Patienten, nahe am Delir, sind mit Ihnen nicht im Gespräch. Sie verstehen nicht, was Sie sagen. Aber sie spüren, wie Sie es sagen. Sie bemerken, ob sie nett und freundlich behandelt werden. Sie nehmen den Ton Ihrer Mitteilungen wahr und reagieren auf Ihre Körperhaltung und Ihre Stimmung.

Die bildhafte Sprache

Nutzen Sie in der Kommunikation mit hirnverletzten Menschen Analogien. Erklären Sie Situationen, die Sie mit dem Patienten besprechen mit bildhaften Vergleichen. Diese Vergleiche werden besser verstanden als theoretische Erklärungen. Sie können sich von dem allenfalls belastenden Rehabilitationsthema etwas lösen, indem Sie eine Analogie zu einem neutraleren Thema herstellen. Außerdem bewährt es sich, attraktive Vergleiche zu wählen. Hier ein Beispiel:
Ein Patient klagt über Anstrengung und wenig schnelle Erfolge:
Vergleichen Sie die Rehabilitation mit dem Training im Hochleistungssport. Dieser Vergleich hat durchaus seine Berechtigung. Rehabilitation ist eine Hochleistungsanstrengung für viele Patienten. Und Erfolge stellen sich erst nach längerem und oft hartem Training ein.

Das Überbringen schlechter Nachrichten

> »Alles was du sagst, sollte wahr sein. Aber nicht alles was wahr ist, solltest du auch sagen.«
> Voltaire

Im therapeutischen Kontakt ist es unvermeidbar, dass schwierige Themen angesprochen werden. Patienten möchten ihre Perspektive abschätzen und fragen nach ihrer Prognose.

Für die therapeutische Beziehung ist es dann kontraproduktiv, keine Auskunft zu geben und stur auf den Arzt oder die Ärztin zu verweisen. Unangenehme Themen zu vermeiden und sich »aus der Affäre ziehen« zu wollen, ist keine günstige therapeutische Haltung.

Wir machen gute Erfahrungen mit folgender Strategie:

- Geben Sie nur Auskunft über Themen, über die Sie wirklich Bescheid wissen. Es ist kein Problem, einem Patienten zu sagen, er solle ein bestimmtes Thema besser mit der Stationsärztin oder einem anderen Therapeuten besprechen, weil man selbst hier nicht kompetent ist.
- Geben Sie Auskunft, wenn der Patient fragt. Sie sollten ihm keine Informationen aufdrängen, wenn er für das Thema noch nicht bereit ist.
- Sie müssen nicht alles sagen. Aber das, was Sie sagen, muss stimmen!

Das Selbstwertgefühl nach der Hirnverletzung

Viele Patienten beklagen nach der Hirnverletzung, »nichts mehr wert zu sein«. Dies ist verständlich, weil die neurologische Erkrankung oft motorische, kognitive und visuelle Einbußen verursacht, die sich auf alle Lebensbereiche auswirken. Hier tröstet zuweilen ein Vergleich. Bitten Sie den Patienten, sich einen Topleistungssportler vorzustellen. In der Schweiz wird meist Roger Federer genannt. Erklären Sie, dass Roger Federer nach einem Beinbruch nicht mehr so gut Tennis spielen würde. Aber er wäre immer noch Roger Federer!

Kommunikation in Trainingssituationen

Die Blicktechnik in der Hemianopsie-Rehabilitation:
Patienten mit einer Halbseitenblindheit müssen eine Verhaltensänderung erlernen, indem sie zuverlässige Blickbewegungen in den ausgefallenen Gesichtsfeldbereich durchführen. Mobile Patienten laufen erfahrungsgemäß relativ schnell und führen für das zügig gewählte Tempo zu wenig Blickbewegungen aus. Weisen Sie sie darauf hin, langsamer zu laufen. Dafür bewährt sich die Analogie mit einer Sportart, zum Beispiel: »Das ist wie beim Skifahren. Wenn man die Technik beherrscht, wird man automatisch schneller. Skifahrer trainieren deshalb die Technik nicht das Tempo.« Bitten Sie den Hemianopsie-Patienten, bewusst langsamer zu gehen, bis er die Kompensationstechnik erlernt hat.

Lob und Tadel – das Feedback zu Trainingssituationen

Sie kommen nicht umhin, die Trainingsleistungen Ihrer Patienten zu kommentieren. Über ein positives oder negatives Feedback helfen Sie, Fehler zu vermeiden, Trainingsleistungen zu optimieren und Techniken zu verbessern. Dazu einige Tipps:

- Sie können nicht zu viel loben! Nichts ist so motivierend wie Erfolg. Und eine erfolgreiche Leistung dürfen Sie als solche benennen.
- Aber aufgepasst: sagen Sie nicht dauernd »gut gemacht«, wenn es nicht stimmt. Ihr Lob sollte an eine gute Leistung gekoppelt sein, beispielsweise wenn ein Hemianopsie-Patient beim Loslaufen zuerst auf die hemianope Seite blickt.

- Benennen Sie die gute Leistung. Geben Sie ein konkretes Feedback, z. B. »Bei dieser Übung werden Sie schneller.« Oder »Das war eine gute Blicktechnik!« etc.
- Ist Kritik nötig, versuchen Sie, nicht zu konfrontativ aufzutreten und auch nicht schulmeisterlich. Sie haben es mit erwachsenen Patienten zu tun, die eine erwachsene Kommunikation schätzen.
- Bringen Sie Ihre Kritik vorsichtig an, z. B. »Darf ich Ihnen dazu mal einen Tipp geben?« oder »Als Coach würde ich sagen, Sie können Ihre Technik verbessern, wenn Sie ...«
- Erklären Sie, mit welchem Ziel Sie eine Leistung kritisieren, z. B. »Sie sollten bei dieser Übung den Kopf ruhig halten, weil dann Ihre Augen effizienter arbeiten.« oder »Wenn Sie losgehen, sollten Sie zuerst nach links schauen, um Zusammenstöße zu vermeiden. Wir üben das immer wieder, damit es mit der Zeit automatisch klappt.«
- Werten Sie, dass Leistungen erst nach längerem Training gelingen, z. B. »Ich weiß, dass das schwierig ist. Geben Sie sich Zeit. Man muss das immer wieder üben, bis es klappt. Das geht anderen Patienten auch so.«

Humor in der Patientenkommunikation

»Humor ist der Knopf, der verhindert, dass uns der Kragen platzt.«
Joachim Ringelnatz

Neurorehabilitation ist nicht lustig. Die Patienten erleben eine ernsthafte Erkrankung und müssen äußerst schwierige Situationen bewältigen. Dennoch bewährt es sich, in der Kommunikation, mehrere Facetten zur Verfügung zu haben, um empathisch auf verschiedene Situationen eingehen zu können. Humor ist eine davon. Sie werden vermutlich nicht im ersten Patientenkontakt humorvolle Kommentare platzieren, in einem längeren Therapieverlauf können sie aber durchaus passen. Sie werden ein Gespür dafür entwickeln, wie ihr Patient kommuniziert. Wenn es passt, erlauben Sie sich humorvolle Interventionen. Ein gut platzierter Vergleich oder ein witziges Beispiel können durchaus die Anspannung lösen und zum Therapieerfolg beitragen.

Die therapeutische Beziehung – wieviel geben Sie von sich preis?

Die Hauptperson in einer therapeutischen Beziehung ist der Patient. Es geht um seine Belange. Reden Sie also nicht zu viel von sich. Aber sollte man so gar nichts von sich preisgeben?

Ich erlebe es als sinnvoll, wohl dosiert auch einmal etwas von sich zu erzählen. Wir sehen Patienten in einer Situation, die für sie oft belastend ist und in der ihre persönlichen Themen zur Sprache kommen. Hier kann es helfen, wenn Sie als Therapeut für den Patienten menschlich fassbar sind und nicht ein unpersönliches Neutrum. Wenn Sie sich damit wohlfühlen – und nur dann! – können Sie durchaus Beispiele aus Ihrem persönlichen Leben bringen. Auch dabei gilt: bleiben Sie authentisch. Sagen Sie nichts, was Ihnen widerstrebt. Lassen Sie sich nicht ausfragen und erzählen Sie nichts, was Sie lieber für sich behalten würden und was nicht zum Thema der Therapie gehört. Aber wenn ein Beispiel aus Ihrem Leben dem Patienten einen Impuls geben kann, warum es nicht erwähnen?

Etwas Persönliches einzubringen, federt zudem das Ungleichgewicht zwischen Ihnen und dem Patienten etwas ab. Der Patient muss oft seine persönlichen Lebensumstände offenlegen und pflegerisch-therapeutische Interventionen erleben, die durchaus seine Intimsphäre betreffen. Wenn das Gegenüber dann ein komplettes professionelles Neutrum ist, betont dies das Ungleichgewicht.

Aber aufgepasst, werden Sie nicht distanzlos. Wohl dosierte Mitteilungen aus Ihrem Leben können sinnvoll sein.

> Geben Sie persönliche Informationen aus Ihrem Leben wohldosiert preis. Bleiben Sie dabei authentisch.

11.3 Wie gut lässt sich ein Therapieerfolg vorhersagen?

Erfahrungsgemäß gibt es Krankheitsbilder, bei denen das neurologische Symptom eine gute Prognose hat. Bei anderen wiederum wissen wir, dass vermutlich keine Rückbildung der Störung zu erwarten ist. Beispielsweise erholen sich neurogene Augenmuskellähmungen sehr häufig, Gesichtsfeldausfälle hingegen nicht. Zerebrale Sehstörungen können sich vollständig erholen oder aber unverändert bestehen bleiben. Auch Zwischenstufen sind möglich. Hinweise auf eine wahrscheinliche Prognose gibt das Ausmaß der neurologischen Schädigung. Präzise berechenbar ist der Verlauf des Krankheitssymptoms oft nicht.

Auf therapeutischer Ebene können Sie sich aber fragen, ob der Erfolg eines Trainings vorhersehbar ist. Dies hängt einerseits vom Ausmaß der neurologischen Schädigung ab, auf der anderen Seite zeigt die klinische Erfahrung, dass es günstige und ungünstige Einflussfaktoren gibt.

Ungünstige Faktoren:

- Fehlende Störungseinsicht.
- Ausgeprägte Gedächtnisdefizite.
- Fehlender oder stark reduzierter Antrieb.
- Keine Akzeptanz der Krankheitssituation.
- Fehlende Veränderungsbereitschaft.
- Mistrauen gegenüber dem Behandlungsteam.
- Perfektionistisches und rigides Selbstbild.

Patientenbeispiel: Ungünstiger Verlauf

Herr Egli (64) hatte als Maschinenbauingenieur fast die ganze Welt bereist. Um nach einer anspruchsvollen Berufstätigkeit das Leben genießen zu können, hatte er sich mit 63 Jahren frühpensionieren lassen. Leider ereilte ihn bald darauf ein Infarkt der Arteria cerebri media rechts. Herr Egli erlitt eine motorische linksseitige Halbseitenlähmung, die sich im Verlauf gut erholte. Eine inkomplette Hemianopsie nach links blieb jedoch bestehen, weshalb Herr Egli ein visuelles Explorationstraining erhielt. Den Hirnschlag empfand er als Zumutung des Schicksals. Nach einem harten Arbeitsleben hätte er den Ruhestand genießen wollen und nun das! Die Gesichtsfeldeinschränkung störte ihn unablässig und er wurde nicht müde zu schildern, wie miserabel sein Sehen geworden sei. Herr Egli verfügte zwar über eine ausgezeichnete Sehschärfe, ein intaktes Kontrastsehen und ein normales beidäugiges Sehen, konnte diese Qualitäten aber nicht als positiv werten. Sein Fokus lag permanent darauf, dass das Sehen nicht mehr so war, wie vor dem Hirnschlag.

Mehrfach erklärten wir dem Patienten, dass die Gesichtsfeldstörung nicht therapierbar sei, wir ihm aber über Kompensationsstrategien zu einer verbesserten Bewältigung des Alltags verhelfen könnten. Dass sein Gesichtsfeldausfall nicht beeinflussbar war, konnte er nicht akzeptieren und thematisierte dies in jeder Therapiesitzung. Auf Kompensationsstrategien ließ er sich nur halbherzig ein, denn eigentlich war sein Ziel, dass das Sehen wieder so sein sollte, wie vor dem Hirnschlag. Der Therapeutin begegnete er misstrauisch. Hatte sie wirklich verstanden, wie außergewöhnlich komplex seine Sehstörung war? Er arbeitete zwar mit dem Trainingsprogramm *VISIOcoach*, hinterfragte aber ständig die technischen Grundlagen des Programms und versuchte, vermeintliche Systemfehler nachzuweisen. Therapeutische Tipps zu seinen Blickstrategien wollte er nicht annehmen.

Herr Egli machte keinerlei Fortschritte in der Hemianopsiekompensation. Psychisch ging es ihm nicht gut. Er beharrte darauf, dass sein Sehen täglich schlechter würde. Seine Befürchtung war, bald zu erblinden. Die anhaltend gute Sehschärfe konnte ihn nicht vom Gegenteil überzeugen.

Herr Egli chronifizierte seine Erkrankung und entwickelte eine reaktive Depression. Wir sahen ihn bei weiteren Rehabilitationsaufenthalten wieder. Leider ließen sich keinerlei Erfolge erzielen, zumal er von seinem Ziel, dass alles wieder so sein sollte wie vor dem Hirnschlag, nicht abrücken konnte. Herr Egli wurde schlussendlich in ein Pflegeheim eingewiesen und starb nach wenigen Jahren.

Günstige Faktoren:

- Krankheitseinsicht. Das Erkennen der eigenen Störung erleichtert den Lernprozess enorm.
- Lernfähigkeit. Dafür ist es günstig, wenn keine ausgeprägten Gedächtnisdefizite vorliegen.
- Lernbereitschaft.
- Eine vertrauensvolle therapeutische Beziehung.

- Ein unterstützendes Umfeld.
- Das Lebensalter spielt keine Rolle.

Patientenbeispiel: Guter Verlauf

Frau Grassi (84), eine alleinlebende pensionierte Grundschullehrerin, erlitt einen Infarkt der Arteria cerebri posterior links. Die Folge war eine inkomplete Hemianopsie nach rechts, die die Patientin als Nebelsehen wahrnahm. Durch die Gesichtsfeldstörung war sie deutlich verunsichert. Sie war gestürzt, weil sie ein Hindernis übersehen hatte. Da die Sehstörung das einzige Defizit nach dem Hirnschlag war, wurde keine stationäre Neurorehabilitation geplant. Die Patientin erhielt ein ambulantes Kompensationstraining.

Eigenständig zu leben schien ihr nach dem Hirnschlag unmöglich. Sie mietete sich also vorübergehend in einem Altersheim ein.

Frau Grassi zeigte – passend zur rechtsseitigen Hemianopsie – eine Vernachlässigung der rechten Raumhälfte. Die Lesefähigkeit war recht gut, zumal die Patientin ein erhaltenes zentrales Gesichtsfeld von 5° hatte.

Wir übten mit der Patientin Suchstrategien mit dem Programm *VISIOcoach*. Die ältere Dame hatte bis dahin keinerlei PC-Erfahrung. Den Umgang mit der Computer-Maus erlernte sie aber schnell und schon bald machte ihr das Training großen Spaß. Sie war so motiviert, dass sie nach einem Eigentraining fragte. Wir konnten ihr zwar einen Stick mit dem Programm *VISIOcoach* zur Verfügung stellen, aber die Patientin besaß keinen Computer. Frau Grassi besprach also mit der Heimleitung die Situation und es wurde ihr ermöglicht, zwei Mal pro Tag den Computer der Stationsleitung zu nutzen. Damit verbesserte die alte Dame ihre Suchstrategien sehr rasch. In der orthoptischen Therapie übten wir mit ihr zudem die Blickstrategien beim Gehen.

Nach vier Wochen fühlte sich Frau Grassi – bei unveränderter Hemianopsie – so sicher, dass sie wieder in ihre alte Wohnung zurückziehen konnte. Auf einen Computer wollte sie nicht mehr verzichten und beauftragte ihre Nichte, ihr einen PC zu besorgen.

11.4 Zum guten Schluss

Die meisten guten Gedanken wurden schon einmal gedacht und dies oft schon vor sehr langer Zeit. Und nicht selten wurden sie in kurzen, sehr lehrreichen Sätzen formuliert, zum Beispiel in diesem hier:

»La médecine c'est guérir parfois, soulager souvent, consoler toujours«.
vermutlich Ambroise Paré (1510–1590)

Zu Deutsch:
Medizin (oder in unserem Fall Orthoptik) bedeutet: selten heilen, oft lindern, trösten immer.

Dieses pointierte französische Zitat, das die verschiedenen Facetten medizinischen oder therapeutischen Handelns beschreibt, ist in unterschiedlichen Versionen bekannt. Manchmal heißt es auch »écouter toujours«, also »immer zuhören«. Es wird mehreren Autoren zugeschrieben. Vermutlich stammt es aber von Ambroise Paré, einem frühen Wegbereiter der Chirurgie.

Obwohl das Zitat sehr alt ist, hat es an Aktualität nichts verloren. Es beschreibt eine medizinisch-therapeutische Haltung, die ich Ihnen zum Schluss mit auf den Weg geben möchte. Denken Sie im Patientenkontakt daran:

Zuhören und Trösten: immer!

Glossar

Abduzieren	Nach außen bewegen.
Adduzieren	Nach innen bewegen.
Agnosie	Auch visuelle Agnosie. Gestörtes Erkennen, obwohl die Sehfunktionen vorhanden wären.
Akkommodation	Fähigkeit der Augenlinse, ein nahes Objekt scharf abzubilden.
Alexie	Unfähigkeit zu lesen, trotz vorhandener Sehfunktionen.
Alterssichtigkeit	Altersbedingtes Nachlassen des scharfen Sehens im Nahbereich.
Anosognosie	Fehlende Krankheitseinsicht.
Anton-Syndrom	Nicht Wahrnehmen der eigenen Erblindung oder Sehbehinderung bei zerebral bedingten Sehstörungen.
Arteria cerebri media	Mittlere große Hirnarterie.
Arteria cerebri posterior	Hintere große Hirnarterie.
Balint-Holmes-Syndrom	Syndrom mit Störung der orientierenden Augenbewegungen, Simultanagnosie und optischer Ataxie.
Bifokalbrille	Brille mit einem Fenster im unteren Glasbereich, das die Lesekorrektur enthält.
binokular	beidäugig
Blickapraxie	Unfähigkeit, orientierende Augenbewegungen auszuführen.
Blickfeld	Bereich, der mit Blickbewegungen wahrgenommen wird.
Blow-out-Fraktur	Fraktur des Bodens der Augenhöhle bei einem Schlag auf den Augapfel.
Zerebral (cerebralis)	Das Gehirn (Cerebrum) betreffend.
Cerebral Visual Impairment (CVI)	Sehstörung wegen Ausfällen in den verarbeitenden Zentren des Gehirns bei intakten Augen.
Dyskinesie	Bewegungsstörung. Hier: Medikamentenbedingte Überbeweglichkeit bei langjährigen Parkinson-Patienten.
Dyslexie	Störung der Lesefähigkeit
Exploration	Visuelles Erforschen der Umwelt durch Augenbewegungen.

Fusion	Verschmelzung der beiden einäugig wahrgenommenen Bilder zu einem Gesamtbild.
Fusionsfeld	Blickfeld beider Augen, in dem beiden einäugig wahrgenommen Bilder fusioniert werden.
Gesichtsfeld	Gesamtheit der Wahrnehmung bei unbewegtem Auge.
Gleitsichtbrille	Brille die eine Korrektur für die Ferne, die Nähe und für Zwischendistanzen enthält. Der Übergang im Glas ist gleitend.
Heteronym	Ungleich. Hier: Gesichtsfeldausfall an beiden Augen zu unterschiedlichen Seiten.
Homonym	Übereinstimmend. Hier: Gesichtsfeldausfall an beiden Augen zu gleichen Seiten.
Innervation	Ansteuerung eines Muskels durch einen Nerv.
Kontureninteraktion	Störung der Erkennbarkeit, wenn Konturen nahe beieinanderstehen.
Konvergenz	Bewegung der Augenachsen aufeinander zu. Erforderlich, um im Nahbereich beide Augen auf ein Objekt zu richten.
monokular	einäugig
Neglect	Auch Hemi-Neglect. Vernachlässigung der Raum- und Körperhälfte, die auf der Gegenseite der Hirnverletzung liegt.
Nervus abducens	VI. Hirnnerv, steuert den Muskel an, der das Auge abduziert.
Nervus oculomotorius	III. Hirnnerv, steuert verschiedene äußere Augenmuskeln und den Lidhebermuskel an. Zudem steuert er den Ziliarmuskel im Auge und den Schließmuskel der Pupille an.
Nervus trochlearis	IV. Hirnnerv, steuert den oberen schrägen Augenmuskel an.
Nystagmus	Augenzittern.
Ocular Tilt Reaction	Vertikales Schielen (Skew-Deviation) und Rotation beider Augen sowie Kopfneigung zur Seite des tieferstehenden Auges.
Okklusion	Abdeckung eines Auges.
Okulomotorische Apraxie	Siehe Blickapraxie.
okzipital	Im Hinterhaupt gelegen.
ophthalmologisch	Ophthalmologie = Augenheilkunde
Optische Ataxie	Danebengreifen bei visuell wahrgenommenen Gegenständen.
Optotyp	Sehzeichen
Orbita	Augenhöhle
Palinopsie	Wiedererscheinen von visuellen Wahrnehmungen nach Entfernen des visuellen Stimulus.
Paresen	Lähmungen

Perimetrie	Gesichtsfeldmessung
Prisma	Keilförmiges Glas, das eine Bildverschiebung bewirkt.
Prosopagnosie	Störung der Gesichtserkennung
PSP	Progressive supranukleäre Parese
Sakkade	Auch Blicksakkade. Schnelle Augenbewegung.
Simultanagnosie	Unfähigkeit, mehrere Objekte oder Objektdetails gleichzeitig wahrzunehmen.
Skew-Deviation	Neurologisch verursachtes vertikales Schielen.
Skotom	Fleckförmiger Gesichtsfeldausfall bei erhaltenen Gesichtsfeldaußengrenzen.
Strabismus	Schielen
supranukleär	In der Hirnhirarchie über den Kernen der Hirnnerven gelegen.
Synapse	Umschaltstelle in einem Nerv oder vom Nerv zum Muskel.
Terson-Syndrom	Blutung in den Glaskörper des Auges nach einer Hirnblutung.
Visuelle Reizerscheinungen	Wahrnehmung nicht realer Seheindrücke im ausgefallenen Gesichtsfeld.
Visus	Sehschärfe
Vitrektomie	Chirurgische Entfernung des Glaskörpers.
VOR	Vestibulo-okulärer Reflex. Ausgleichsreflex, um die Augen bei Kopfbewegungen ruhig zu halten.
Ziliarmuskel	Ringmuskel im Auge, an dem die Augenlinse befestigt ist.

Digitales Zusatzmaterial

Die folgenden Zusatzmaterialien[2] können Sie unter diesem Link kostenfrei herunterladen:
https://dl.kohlhammer.de/978-3-17-038528-3

- Zusatzmaterial 1: Zihlschlachter Anamnesebogen
- Zusatzmaterial 2: Zihlschlachter Explorationstest-Skala
- Zusatzmaterial 3: Zihlschlachter Explorationstest Testserie 1
- Zusatzmaterial 4: Zihlschlachter Explorationstest Testserie 2
- Zusatzmaterial 5: Zihlschlachter Explorationstest Testserie 3
- Zusatzmaterial 6: Zihlschlachter Explorationstest Testserie 4
- Zusatzmaterial 7: Zihlschlachter Explorationstest Testserie 5
- Zusatzmaterial 8: Zihlschlachter Explorationstest Testserie 6
- Zusatzmaterial 9: Blicksakkaden Buchstaben unregelmäßig
- Zusatzmaterial 10: Blicksakkaden Buchstaben von rechts nach links
- Zusatzmaterial 11: Blicksakkaden Zahlen unregelmäßig
- Zusatzmaterial 12: Blicksakkaden Zahlen von rechts nach links
- Zusatzmaterial 13: Therapiefotos 1
- Zusatzmaterial 14: Therapiefotos 2
- Zusatzmaterial 15: Therapiefotos 3
- Zusatzmaterial 16: Therapiefotos 4
- Zusatzmaterial 17: Therapiefotos 5
- Zusatzmaterial 18: Therapiefotos 6
- Zusatzmaterial 19: Therapiefotos 7
- Zusatzmaterial 20: Therapiefotos 8
- Zusatzmaterial 21: Therapiefotos 9
- Zusatzmaterial 22: Therapiefotos 10

---

2 Wichtiger urheberrechtlicher Hinweis: Alle zusätzlichen Materialen, die im Download-Bereich zur Verfügung gestellt werden, sind urheberrechtlich geschützt. Ihre Verwendung ist nur zum persönlichen und nichtgewerblichen Gebrauch erlaubt. Jede Verwendung außerhalb der engen Grenzen des Urheberrechts ist ohne Zustimmung des Verlags unzulässig und strafbar. Das gilt insbesondere auch für Vervielfältigungen, Übersetzungen, Mikroverfilmungen und für die Einspeicherung und Verarbeitung in elektronischen Systemen.

Literatur und Quellen

Adressen Sehbehindertenberatungsstellen in den deutschsprachigen Ländern (2022). Zugriff am 2.2.2022 unter:
https://www.szb.ch/uploads/pics/Adressen_im_Sehbehindertenwesen_SZB_Nov_2018_2_barrierefrei.pdf
https://www.blindenverband.at/de/ueber-uns/landesorganisationen
https://www.dbsv.org/
https://www.pro-retina.de/regionalgruppen/uebersicht
Blinde Flecken. Ein Film von Anders Lang (2021). Zugriff am 1.12.2021 unter https://www.blindefleckenfilm.de
Bynke, H. (2000). Neuroophthalmologie. Stuttgart: Kohlhammer.
Fresh Minder. Hirnleistungstraining, Gedächtnistraining, Konzentrationsübungen (2021). Zugriff am 23.11.2021 unter https://freshminder.de
Dehaene, S. (2012). Lesen. Die größte Erfindung der Menschheit und was dabei in unseren Köpfen passiert. München: btb Verlag.
Fit-Light (2021). Das Fit-Light-System – Das innovative Sportsvision-Tool. Zugriff am 4.12.2021 unter https://www.fit-light.de
Goldenberg, G. (2017). Neuropsychologie. 5. Auflage. München: ELSEVIER.
Grehn, F. (2012). Augenheilkunde. 31. Auflage. Berlin Heidelberg: Springer.
Herzau, V., Besch, D., Jägle, H. (2020). Sensorik des Binokularsehens. In: Steffen H., Kaufmann, H. (Hrsg.) Strabismus. 5. Auflage (S.71–103). Stuttgart: Thieme.
Huber, A. (1998). Allgemeine ophthalmologische Untersuchungsmethoden. In: Huber, A., Kömpf, D. (Hrsg.) Klinische Neuroophthalmologie (S. 122–147). Stuttgart: Georg Thieme Verlag.
Huber, A. (1998). Klinik und Differentialdiagnose des Chiasmasyndroms. In: Huber, A., Kömpf, D. (Hrsg.) Klinische Neuroophthalmologie (S. 320–322). Stuttgart: Georg Thieme Verlag.
Karnath, H.-O., (2006). Balint-Holmes-Syndrom. In: Karnath, H.-O., Thier, P. (Hrsg.) Neuropsychologie. 2. Auflage. Heidelberg: Springer.
Kasten, E., Wuest, S., Sabel, B. (1998). Residual vision in transition zones in patients with cerebral blindness. Journal of Clinical and Experimental Neuropsychology; 20: 581–598.
Kerkhoff, G., Neumann, G., Neu J. (2020). Ratgeber Neglect. 2. Aktualisierte Auflage. Göttingen: Hogrefe.
Kerkhoff, G., Schmidt, L. (2018). Neglect und assoziierte Störungen. 2. Überarbeitete Auflage. Göttingen: Hogrefe.
Kerschhaggl-Linder, A. (2012). Visuelle Probleme bei Parkinson. Orthoptik-Pleoptik 35/2012, 30–35.
Kömpf, D. (1998). Visuelle Halluzinationen. In: Huber, A., Kömpf, D. (Hrsg.) Klinische Neuroophthalmologie (S. 401–408). Stuttgart: Georg Thieme Verlag.
Kommerell, G., Lagrèze, W.A. (2020). Neurogene Augenmuskellähmungen. In: Steffen H., Kaufmann, H. (Hrsg.) Strabismus. 5. Auflage (S.325–326). Stuttgart: Thieme.
Lang, J. (1976). Stabismus. 2.Aufl. Bern: Verlag Hans Huber.
Lightbox SZB LED. (SZBlind 2021). Onlineshop. Zugriff am 23.11.2021 unter https://szb.abacuscity.ch/de/A~50.500/2~740~shop2015/Low-Vision-Produkte/Light-Box-und-Zubeh%C3%B6r/Light-Box-SZB-LED

McFadzean, R.M. (2006). NovaVision: vision restoration therapy. Current Opinions in Ophthalmology; 17: 498–503.
Mildenberger, I. (1999). Über die statokinetische Dissoziation bei Gesichtsfelduntersuchungen. Orthoptik-Pleoptik 23/1999, 50–55.
Mildenberger, I. (2002). Sensorische Probleme bei bitemporaler Hemianopsie – Dargestellt an einem Fallbeispiel. Orthoptik-Pleoptik 26/2002, 43–50.
Mueller, A., Medele, R., Nasemann, J. (1997) Inzidenz ophthalmologischer Komplikationen bei akuter intrakranieller Drucksteigerung. Ophtha 3/8–15.
Münnsinger, U., Kerkhoff, G. (1995). Therapiematerial zur Behandlung visueller Explorationsstörungen bei homonymen Gesichtsfeldausfällen und visuellem Neglect. Dortmund: Borgmann.
Müri, R., Pflugshaupt, T., Nyffeler, T., Von Wartburg, R., Wurtz, P. (2005). Vom Sehen zum Handeln – die Analyse des funktionellen Gesichtsfeldes. Ophta 6/ 9–11.
Nef-Trichter. SZBlind (2021). Onlineshop. Zugriff am 23.11.2021 https://szb.abacuscity.ch/de/A~50.530/2~720~shop2015/Low-Vision-Produkte/Sehtests-Diverse/Nef-Trichter-Durchmesser-38-cm
Neumann, G., Schaadt, A-K., Reinhart, S., Kerkhoff, G. (2016). Häufigkeit subjektiver Sehbeschwerden und objektiver neurovisueller Defizite nach Hirnschädigung – Eine quantitative Analyse bei 656 Patienten, Neurol Rehabil, 22(2): 93–97.
Parkinson Schweiz (2022). Zugriff am 15.3.2022 unter https://www.parkinson.ch/parkinson krankheit/was-ist-parkinson.
Paul, C. (1995). Reha-Sehtraining. Therapieleitfaden für Orthoptistinnen. Diagnostik und Therapie zerebraler Sehstörungen nach erworbenen Hirnschäden. Ravensburg: Praefcke.
Pauli, S., Paul, C. (2020). Ergotherapie bei Gesichtsfeldausfällen – Das Praxisbuch zur visuellen Rehabilitation. Verlag Modernes Lernen.
Peli, E., (2000). Field Expansion for Homonymous Hemianopia by Optically Induced Peripheral Exotropia. Optometry and Vision Science, Vol 77, No.9, 453–464.
Pschyrembel Online, Zugriff am 8.10.2021 unter: https://www.pschyrembel.de/
Reckert, I. (2014). Was kann man für Hemianopsie-Patienten in der Praxis tun? Z. Prakt. Augenheilkd. 35: 323–328.
Reckert, I., Müri, R. (2017). Neurologische Rehabilitation – Diagnostik und Therapie neurovisueller Störungen, Therapeutische Umschau 74 (9), S. 511–515.
Reinhard, J., Schreiber, A., Schiefer, U., Vonthein, R., Trauzettel-Klosinski, S. (2004). Visuelles Restitutionstraining bei homonymer Hemianopsie. Z. prakt. Augenheilkd. 25: 305–312.
Resch, R. (2018). Augenübungen aus orthoptischer Sicht. Orthoptik-Pleoptik 41, 68–81.
Roth, T., Sokolov, AN., Messias A, Roth, P., Weller, M., Trauzettel-Klosinski, S. (2009). Sakkadentraining verbessert visuelle Exploration bei Hemianopsie. Eine randomisierte kontrollierte Studie, Z.prakt.Augenheilkd.30:403–410.
S2k-Leitlinie 022–020: Visuelle Wahrnehmungsstörung (2017). Zugriff am 4.12.2021 unter https://www.awmf.org/uploads/tx_szleitlinien/022-020l_S2k_Visuelle-Wahrnehmungsstoerungen_2017-12.pdf
Schai, B., Gerber, M., Gentile, E., Nyffeler, T. (2009). Über die neuroophthalmologische Differenzierung zwischen einem idiopathischen Parkinson-Syndrom und einer Progressiven supranukleären Parese (Steele-Richardson-Olszewski-Syndrom). Blickpunkt Focus 21, 15–17.
Spieth, B., MacAskill, M., Anderson, T. (2004). Der Einfluss von Morbus Parkinson auf die Ausführung von Sakkaden. Orthoptik-Pleoptik 28, 68–80.
Spitzyna, G., Wise, R. Wise, Mcdonald, S., Plant, G., Kidd, D., Crewes, H., Leff, A. (2007). Optokinetic therapy improves text reading in patients with hemianopic alexia. Neurology 68 1922–1930.
Steffen, H., Kaufmann, H.(Hrsg.). (2020). Strabismus. 5. Auflage. Stuttgart: Thieme.
Steinmetz, J. (1988). Aufgaben und Möglichkeiten einer Orthoptistin in der Rehabilitation hirngeschädigter Patienten mit zerebralen Sehstörungen. Orthoptik-Pleoptik 14, 81–90.
SZB LCS-Test. SZBlind (2021), Onlineshop. Zugriff am 12.10.2021 unter https://szb.abacuscity.ch/de/2~700~shop2015/Low-Vision-Produkte/Sehtests-SZB

Tegenthoff, M., Widdig, W., Rommel, O., Malin, J.-P. (1998). Visuelle Stimulationstherapie in der Rehabilitation der posttraumatischen kortikalen Blindheit. Neurol Rehabil 4(1), 5–9.

The invisible Gorilla. Zugriff am 6.7.2022 unter http://www.theinvisiblegorilla.com/

Trauzettel-Klosinski, S. (2004). Lesestörungen. In: Schiefer, U., Wilhelm, H., Zrenner, E., Burk, A. (Hrsg.) Praktische Neuroophthalmologie. (S. 293–298). Heidelberg: Kaden Verlag.

Trauzettel-Klosinski, S., Dietz, K. (2012). Standardized Assessment of Reading Performance: The New International Reading Speed Texts IReST. Investigative Ophthalmology & Visual Science Vol 53, No 9, 5452–5461.

Trauzettel-Klosinski, S. (2018). Aktuelle Möglichkeiten der visuellen Rehabilitation. Ophthalmologe 115:895–910.

Ullrich, D. (2009). Multiple Sklerose – von der Pathogenese zur Therapie. Orthoptik-Pleoptik 32, 52–67.

Viktor Stratus, Daisy Gerät (2021). Zugriff am 14.01.2022 unter https://szb.abacuscity.ch/de/A~03.885-01/Victor-Stratus-4-M-Daisy-Deutsch

VISIOcoach – Augenbewegungs-Training zur Verbesserung der räumlichen Orientierung und Selbständigkeit (2021). Zugriff am 23.11.2021 unter https://www.visiocoach.de

Zhang, X., Kedar, S., Lynn, MJ., Newman, NJ., Biousse, V. (2006). Natural history of homonymous hemianopia. Neurology 66: 901–905.

Zihl, J. (1998). Zerebrale Sehstörungen. In: Huber, A., Kömpf, D. (Hrsg.) Klinische Neuroophthalmologie (S. 367–375). Stuttgart: Georg Thieme Verlag.

Zihl, J. (2006). Visuelle Reizerscheinungen. In: Karnath HO., Thier P. (Hrsg.) Neuropsychologie. Berlin, Heidelberg: Springer.

Zihl, J., Unterberger, L. (2016). CVI bei Kindern – eine interdisziplinäre Herausforderung. Orthoptik-Pleoptik 39/2016, 81–95.

Danksagung

Am Ende jedes Buches lese ich immer die Danksagungen und habe mich dabei oft über die Vielzahl der Menschen gewundert, die die Autoren dankend erwähnen. Dafür habe ich nun deutlich mehr Verständnis! Auch in meinem Umfeld waren zahlreiche Menschen für meine berufliche Entwicklung und für die Entstehung dieses Buches sehr wichtig. Ihnen möchte ich herzlich danken:

Die Chefärzte Dr. Gutknecht und Dr. Blanco, genannt Fundi und Realo, haben 1995 den Start des Projektes Orthoptik in der Neurorehabilitation ermöglicht.

Prof. Ketz, der Gründer der Rehaklinik Zihlschlacht, hat zu seinen Lebzeiten immer ein wohlwollendes Interesse dem Pilotprojekt »Orthoptik in der Neurorehabilitation« entgegengebracht. Posthum hat er das Buch finanziell durch seine Stiftung unterstützt.

Die Rehaklinik Zihlschlacht hat mir eine Auszeit ermöglicht, ohne die dieses Buch nicht entstanden wäre. Insbesondere die Geschäftsführerin Michèle Bongetta hat die Sache in die Hand genommen und das Schreibsabbatical auf den Weg gebracht.

Klaus Reinhardt kenne ich nicht persönlich, aber er hat mit seinem Ratgeber »Vom Wissen zum Buch« die Arbeit an meinem Buch in sämtlichen Phasen maßgeblich beeinflusst.

Unser neuroophthalmologischer Spezialist Prof. René Müri hat jahrelang mit viel Geduld und Freundlichkeit, Fragen aller Kategorien zu neurovisuellen Situationen kompetent beantwortet und nun das Buchskript durchgesehen.

Sabine Kampmann ist meine Ansprechpartnerin für alle Fragen zu Lowvision und dem Blindenwesen.

Meine Orthoptik-Kolleginnen, Andrea Etter, Bettina Kuratli und Melanie Rüthemann sind die besten! Sie haben während meiner Schreibabwesenheit die Orthoptik in der Rehaklinik Zihlschlacht bestens betreut.

Bettina Lieb-Ullrich ist nicht nur ein wandelndes neuroorthoptisches Nachschlagewerk, sondern auch eine exzellente Korrekturleserin.

Uta Werner-Modersitzki hat als beste Freundin seit Jahren gute Ratschläge zu allen Lebenslagen beigesteuert, unter anderem »Es gibt immer den richtigen Moment und das richtige Buch«.

Ein sehr großes Danke an die andere beste Freundin Dr. Kathrin Althaus für die Abbildungen, für ihre kreativen Vorschläge und die Ausdauer, mit der sie meine zahlreichen Wünsche bearbeitet hat.

Danke!

Stichwortverzeichnis

A

Abduzensparese 30, 61, 83
Abduzieren 229
Adduzieren 229
Agnosie 33, 72, 155, 164, 229
Akkommodation 19, 20, 36, 77, 229
Akustikusneurinom 59
Alexie 71, 198, 202, 203, 218, 229
Alterssichtigkeit 20, 36–38, 172, 180, 183, 189, 229
Amsler-Netz 47, 48, 101, 192
Anamnese 29–31, 113
Anosodiaphorie 70
Anosognosie 30, 70, 71, 112, 150, 156, 194, 195, 229
Anton-Syndrom 150, 156, 229
Aphasie 30, 31, 70, 72, 73, 103, 198
Apraxie 73, 230
– okulomotorische 164, 165
Arbeitsbrille 215
Arteria cerebri anterior 207
Arteria cerebri media 30, 67, 94, 109, 226, 229
Arteria cerebri posterior 41, 58, 68, 94, 96, 121, 145, 227, 229
Ataxie
– Blick- 164
– optische 164, 165
Aufmerksamkeit 19, 27, 65, 110, 112, 123, 127, 133, 134, 159, 219
Aufmerksamkeitsstörung 116
Aufmerksamkeitszuwendung 49, 107, 111, 131, 150, 157, 159
Augenabschnitte
– vordere 59
Augenbewegungen 14, 23
Augenbewegungsstörungen 58, 59, 74, 77, 177, 178, 180, 184, 190, 191
Augenhöhle 44, 45, 78, 79, 91, 205, 229, 230
Augenlinse 19, 20, 36, 37, 76, 77, 189, 229, 231
Augenmuskel 58, 76–78, 83, 85, 86, 90, 230

Augenmuskeleinschränkung
– mechanische 91
Augenmuskellähmung 83, 85, 87, 89, 90, 92
Augenmuskellähmungen 32, 35, 61, 74, 75, 77, 78, 83–87, 89–92, 177, 183–185, 191, 225, 233
Augenmuskeln 23, 58, 75–79, 82, 90, 91, 230
Augenmuskeloperation 87, 92, 144
Augenmuskelparese 61
Augenpaar 13, 23, 25, 54, 74, 75, 83, 84, 87, 91, 167, 175
Augenstellung 23, 29, 32, 54, 58, 66, 75, 83, 87, 91, 92, 144, 148, 167, 173, 175, 176
Augentropfen 63, 82, 176
Augenzittern 183–185, 230
Austreichübungen 148

B

Balint-Holmes-Syndrom 60, 149, 163–165, 229, 233
beidäugige Zusammenarbeit 23, 66, 75, 88, 143, 167, 173, 217
Beidäugigkeit 74, 75, 175
Beleuchtung 20, 161, 163, 169, 170, 182, 183, 210–212
Bewegungsübungen 90, 91
Bewegunsparallaxe 214
Beziehung 106, 219, 220, 222, 224, 226
– therapeutische 219, 220, 224
Bifokalbrille 37, 38, 189, 229
Binokularsehen 68
Blendung 211
Blickapraxie 229
Blickbewegung 16, 35, 41, 72, 75, 77, 122, 124, 126, 127, 167, 177, 192, 193, 197, 201
Blickfeld 35, 41, 42, 79, 83, 87, 125, 179, 229, 230
Blickfolge
– langsame 21

237

Blickhaltefunktion 22
Blicklähmung 32, 178, 179, 184
- horizontale 78, 113, 178–180, 191
- supranukleäre vertikale 177
Blicklähmungen 60, 61, 74, 78, 178, 183, 185
Blickrichtungsnystagmus 61
Blicksakkaden 21, 78, 118, 124–126, 129, 141, 167, 177, 178, 188–190, 200, 202
Blicksprünge 188, 189, 191, 199
Blickverhalten 29
Blickzentren 77, 78, 178, 180, 183
Blickzentrum 77, 78, 113
Blickzielbewegungen
- rasche 21
Blindheit 59, 65, 150, 204, 235
Blinzeln 32, 166, 167, 171, 176
blinzeln 175
Blinzelreflex 32, 176, 177
Blow-out-Fraktur 229
Bradykinese 166
Brille 15, 20, 25, 27, 31, 36, 37, 53, 62–64, 87, 106, 109, 140, 147, 156, 168, 169, 171–174, 177, 179, 184, 186, 189, 210, 215, 216, 229, 230
Brillengestell 172, 215, 216
Brillenprobleme 168

C

Cerebral Visual Impairment 149, 152, 163
Ciliarmuskel 36, 76
Corpus geniculatum laterale 94
CVI 90, 149, 151, 153, 155–157, 159, 161, 163, 165, 229, 235

D

Dioptrienwert 37, 62, 172
Dopamin 166, 170, 177
Dopaminmangel 167, 168
Doppelbild 80, 176
Doppelbilder 23, 24, 32, 55, 58, 59, 61, 66, 74, 75, 77–81, 83–85, 87, 89, 92, 168, 175–177, 179, 184, 185
Doppelorgan 23
Doppeltsehen 77, 80, 91
Dyskinesie 229
Dyslexie 202, 229

E

Einäugigkeit 182, 213–216
Erblindung

- zerebrale 96, 149–152, 156, 204, 205, 208, 213, 217, 229
Ergotherapie 67, 111, 129, 148, 234
Ermüdbarkeit 63, 64
Ersatzbrille 62
Exploration 19, 26, 29, 35, 48–50, 53, 111, 116, 133, 134, 137, 195, 229, 234
- visuelle 138, 139
Explorationsleistung
- visuelle 120, 140
Explorationsstörung
- visuelle 144
Explorationstest 122, 125, 215
Explorationstraining 35, 36, 58, 119–121, 125, 130, 133, 141, 144, 145, 148, 165, 199, 215
- visuelles 226
Explorationsübung 141, 142
Explorationsverhalte
- visuelles 48
Extinktion 112
Extinktionsphänomen 43, 46, 112, 114, 115, 127, 129
Eyetracking 48

F

Farbentsättigung 52, 181
Farberkennung 18
Farbwahrnehmung 18, 23, 25, 51, 74, 151, 156, 162, 163, 181, 182
Fatigue 180, 181, 183
Fazialisparese 32, 61
Feedback 135, 216, 223, 224
Filling-in-Phänomen 107, 108
Fingerzählen 127
Fitlight 139, 140, 163
Fitlights 163
Fließtext 201
Folgebewegungen 21, 78, 116, 160, 177, 178
Fovea 188
Foveola 188
Fresh Minder 133
Frühreha 129
Frührehapatient 127
Frühsommer-Meningoenzephalitis 61
Funktionsverlust
- eines Auges 205
Fusion 23, 230
fusionieren 5, 143
Fusionsfeld 91, 230

238

G

Gelbfilter 106
Gesichtserkennung 15, 26, 155, 162, 231
Gesichtsfeld 14–16, 19, 21–23, 25–27, 29, 31, 39–41, 43, 44, 46, 48, 50, 58, 60, 64, 68, 70, 74, 93–95, 97, 100, 101, 103, 104, 107, 111, 112, 114, 117, 118, 120, 127, 138, 142, 143, 156, 164, 179, 181, 185–189, 191, 192, 201, 205, 210, 213, 215–217, 227, 230, 231
Gesichtsfeldausfall 16, 41, 58, 70, 72, 93, 95, 99, 100, 103, 107–109, 114, 118, 120, 121, 141, 187, 192, 194, 197, 198, 200, 202, 226, 230, 231
Gesichtsfeldausfälle
- bitemporale 47, 60, 65, 69, 72, 93–95, 99, 102, 108, 109, 116, 117, 185, 191, 193, 197, 198, 201, 225
Gesichtsfelddefekte 48, 58, 60, 61, 69, 94, 95, 107, 115, 147, 180, 185, 191
Gesichtsfeldeinengung 204
Gesichtsfeldeinschränkung 14, 43, 114, 144, 202, 205, 213, 217, 226
Gesichtsfeldstörung 41, 58, 95, 96, 103, 106, 113–115, 117, 119, 120, 124, 125, 191–193, 226, 227
- bitemporale 143
- heteronyme 143
- homonyme 119
Gesichtsfeldtestung 39, 41, 43–45, 68, 114, 125, 147
- konfrontative 43
Glaskörperblutung 206, 207
Glaukom 63, 65, 145
Gleitsichtbrille 22, 38, 39, 167–169, 172–174, 177–179, 184, 185, 189, 230
Guillain-Barré-Syndrom 61

H

Halbbrille 172
Halbseitenblindheit 44, 97, 103, 109, 117, 121, 123, 124, 220, 223
Hand-auf-zu-Test 43
Hand-Augen-Koordination 14, 87, 163
Hell-Dunkeladaptation 20
Hemiamblyopie 99
Hemianopsie 35, 41, 42, 44–46, 48, 60, 68, 93, 95, 97, 98, 100, 103–110, 112, 115, 116, 120–127, 134, 135, 138, 140, 143–145, 194, 199, 200, 202, 203, 221, 223, 226, 227, 234
- bitemporale 143, 144
- homonyme 121, 143, 191, 193

- -Trainings 106
Hemifield-Slide-Phänomen 143, 144
Heteronyme 60, 95, 230
Hilfsmittel 212
- optische 106, 142, 146, 161, 179, 183, 196, 202, 212, 215
Hirnnerven 23, 58, 76–78, 147, 178, 180, 183, 231
Hirnschlag 63, 64, 66, 68, 77, 93, 121, 125, 164, 192, 202, 203, 219, 221, 226, 227
Homonyme 95, 98, 101, 108, 116, 191–193, 197, 200, 203, 230
Hörbücher 174, 183, 200, 202, 203, 212
horizontale Blicklähmungen 61
Horner-Syndrom 61
Humor 131, 224
Hypophysen-Tumor 60
Hypoxie 59

I

Innervation 230
Inspektion 29, 32
International Reading Speed Texts 53, 54, 195, 202, 235
internukleäre Ophthalmoplegie 61
Ishihara-Farbtafeln 51

K

Katarakt 63, 65
Kleinhirn 61
kognitive Probleme 64
Kommunikation 31, 73, 142, 186, 204, 217, 218, 222–224
Kompensation 41, 83, 117, 118, 125, 176, 199
Kompensationstraining 120, 227
Kompensationsverfahren 117, 118, 120
Kompetenzen
- krankheitsunabhängige 220, 221
Konfusion 142
Kontaktlinsen 62, 63
Kontrast 18, 25, 33, 161, 170, 171, 183, 210, 211
Kontrastempfindlichkeit 17
Kontrastsehen 17, 18, 23, 36, 156, 168, 169, 177, 226
Kontrastsehschärfe 35
Kontrastwahrnehmung 20, 167, 170, 210
Kontureninteraktion 153, 230
Konvergenz 24, 167, 175, 230
Konvergenzinsuffizienz 59, 61
Konvergenzreaktion 167, 175

Kopfdrehung 83, 123, 124
Kopffehlhaltung 32, 83
Kopfhaltung 32, 83, 128, 130
Kopfschräghaltung 32
Krankheitseinsicht
– fehlende 70, 71, 112, 113, 115, 156, 193, 195, 226, 229

L

Landoltring 35, 127, 137, 138, 160
– explorieren 127
Landoltringe 33, 35, 36, 152, 158, 160
Laserpointer 126, 137, 142
– explorieren 137
Lesebewegung 189–191, 197
Lesebrille 20, 37, 53, 58, 169, 170, 172, 174, 175, 179, 180, 182, 183, 189
Lesedistanz 19, 172
Lesefähigkeit 15, 53, 72, 99, 108, 116, 145, 153, 170, 186–189, 191–195, 197–203, 210, 211, 227, 229
Lesegeschwindigkeit 54, 108, 115, 192, 198–200, 216
Lesen 20, 21, 37, 38, 53, 64, 70, 72, 93, 101, 125, 146, 168, 169, 173–175, 178, 179, 182, 183, 186–189, 191, 193, 198, 201–203, 210, 233
Lesesehschärfe 53, 188
Lightbox 128, 158, 161, 233

M

mentale Landkarte 209
Miller-Fisher-Syndrom 61
Mittelhirn 23, 60, 77
Multiple Sklerose 59, 61, 166, 180, 183–185, 205, 235
Myasthenie 61
Myelinschicht 180

N

Naheinstellung 36
Nahsehschärfe 36, 210
Nef-Trichter 45–47, 234
Neglect 7, 32, 35, 43, 46, 49, 60, 65, 69–71, 93, 109–117, 120, 121, 129, 130, 134, 140, 148, 164, 193–197, 201, 203, 218, 220, 221, 230, 233, 234
– -Syndrom 116, 119
Neglectdyslexie 194
Nervenversorgung 76
Nervus abducens 77, 230

Nervus facialis 59
Nervus oculomotorius 76, 230
Nervus-opticus-Läsionen 51
Nervus trochlearis 77, 230
Neuritis nervi optici 59, 180
Neuropsychologie 29, 67, 161, 233, 235
Nystagmus 61, 184, 185, 230

O

Ocular Tilt 61, 230
Ocular Tilt Reaction 79, 230
Off-Label-Einsatz 35
Off-Label-Nutzung 41, 53, 162
Okklusion 86, 87, 230
Okklusionsfolie 109
Okulomotorik 7, 61
Okulomotorikstörung 180
Okzipitalhirn 59, 149, 151, 153
Okzipitallappen 60, 149
Opticus Neuritis 181
Optische Ataxie 230
Optotyp 230
Orbita 44, 230
Orbitafraktur 61, 79, 91
Orientierung 14, 19, 21, 26, 66, 67, 69, 72, 86, 87, 108, 119, 120, 125, 145, 146, 159, 192, 200, 202–204, 209, 210, 216, 235
– im Raum 210
– visuelle 145
Orientierungsschema 208
Orientierungsstörungen 86, 87
Orthoptistin 82, 126, 176, 183, 184, 207, 216, 234
Outline-Test 44, 45

P

Palinopsie 106, 107, 149, 155, 230
Panzerfahren 138
Papier-Bleistift-Aufgaben 129
Paresen 230
Parietallappen 60, 153, 163
Parkinson 32, 59, 61, 141, 166–173, 175, 177, 229, 233, 234
Parkinsonerkrankung 64, 166, 167, 172, 175–177, 180, 191
Patienten-Biographie 220
Patientenperspektive 219
Perimeter 29, 39, 41, 43, 100, 114, 125, 126, 147
Perimetrie 39, 41, 43, 68, 101, 108, 112, 114, 117, 192, 231
Pinealis-Tumor 60
Pons 61, 113

PowerPoint-Präsentation 129
Presbyopie 36, 189
Press-on-Folie 87, 184
Prismen 58, 79, 87, 88, 92, 142, 175, 179, 184, 231
– Press-on- 142
Prismenbrille 87, 92, 176, 177, 179
Prismenfolie 88, 177, 184
Prismenkorrektur 66, 87, 89, 184
Prognose 74, 89, 90, 92, 106, 156, 202, 222, 225
prognostisch 99
Progressive supranukleäre Parese 167, 177
– PSP 177–179, 231
Progressiven supranukleären Parese
– PSP 190
Prosopagnosie 72, 155, 162, 231
Ptosis 61
Pupille 76, 181, 206, 207, 230

Q

Quadrantenanopsie 45, 60, 95, 103, 118, 125, 193, 195

R

Raumwahrnehmung 15, 26, 69, 110, 139, 151, 153, 159, 165
Rebound-Phänomen 61
Refraktionsschwankungen 62
Reihensehschärfe 35
Reizerscheinungen 105
– visuelle 104, 106, 115, 155, 231, 235
relatives afferentes Pupillendefizit 181
Restitution 117
Restitutionsverfahren 117
Restneglect 134
Retinopathia Pigmentosa 145
Riddoch-Phänomen 39, 100
Rigor 166
Röhrengesichtsfeld 14, 19, 45, 96, 144–146, 148

S

Sakkaden 118, 124, 129, 189, 231, 234
Sakkadentraining 107, 118, 121, 122, 129, 234
Schädelhirntrauma 57, 58, 61, 77, 79, 81, 146, 205, 214
Scheinbewegungen 185
Scheuklappengesichtsfeld 143, 144

Schielen 7, 32, 54, 58, 66, 78–80, 82, 91, 100, 167, 175, 177, 230, 231
Schieloperation 92, 176
Schielstellung 78, 80, 82, 83, 89, 91, 92, 144, 147, 175–177
Schielwinkel 32, 87, 176
Sehbahn 28, 58, 59, 69, 72, 93–96, 106, 114, 151, 191, 205
Sehbahndefekt 95, 116
Sehbehinderung 65, 96, 145, 146, 148, 150, 156, 204–212, 217, 229
Sehnerv 28, 59, 65, 94, 95, 107, 159, 180, 181, 205
Sehnervenentzündung 59, 181, 182, 185
Sehnervenkreuzung 60, 94, 95, 143
Sehrinde
– primäre 151
Sehschärfe 15–17, 23, 25, 27, 29, 33–35, 53, 58, 62–64, 67, 68, 72, 74, 85, 86, 89, 111, 145–147, 152, 153, 155, 169, 173, 176, 181–183, 185–189, 204, 205, 208, 210, 211, 214, 216, 217, 226, 231
Sehschärfenverlust 205, 216
Sehschärfenverminderung 65, 181, 185, 210
Sehstörung
– zerebrale 149
Selbstwertgefühl 223
Sicca-Syndrom 61
Signalstock 146, 212
– weißer 146
Simultanagnosie 72, 164, 165, 229, 231
Skew-Deviation 61, 66, 79, 230, 231
Skotom 41, 47, 48, 101, 102, 107, 108, 147, 148, 181, 185, 192, 193, 200, 201, 231
– homonymes 147
Skotome 47
– homonyme 146
Steele-Richardson-Olszewski-Syndrom 177, 234
Stereopsis 23–25, 55, 74, 213, 214, 216
Strabismus 231
Sturzgefahr 124
Subarachnoidalblutung 207
Suchaufgaben 48, 49, 66, 111, 121, 122, 129, 130, 136, 148, 199, 200
Suchstrategien 35, 227
Synapse 231
SZB-Lowcontrast-Sensitivity-Test 33–35
SZB-Lowcontrast-Sensitivity-Tests 35

241

T

Temporallappen 60, 153
Terson-Syndrom 59, 205–208, 231
Therapeutenperspektive 221
Tiefensehen 14, 23–25, 55, 74, 80, 84, 213, 217
Tracus opticus 94
Tränenersatzmittel 171, 173, 176, 215
Tränenfilm 171
Tränenflüssigkeit 171
Trefftest 213, 217
Treffversuch 25, 55, 216
Tremor 166
Trochlearisparese 147
trockenes Auge 167, 168, 171
Tumor 77

U

Überbeweglichkeit 167, 174, 175, 229
Umlenkbrille 179

V

Vergrößerung 53, 91, 170, 201, 210, 211
Vergrößerungsbedarf 53
Vestibulo-okulärer Reflex 22, 78, 178
– VOR 231
Virtuelle Realität 140, 141
VISIOcoach 122, 125, 130–133, 148, 200, 202, 226, 227, 235
Visuelle Exploration 15, 19, 48
visueller Kortex 104, 106, 155
Visus 231
Visuseinbuße 30
Visusprüfung 33, 68, 107
Visustestung 29, 35
Visusverminderung 53, 60, 67, 182
Vitrektomie 59, 208, 231
VOR-Suppression 61

W

Wallenberg-Syndrom 61, 66
Wortform 26, 187, 198, 199, 202
Wortformarea 203
Wortformareal 198
Wortformzentrum 15

Z

Zihlschlachter Explorationstest 49–51, 122, 126, 202, 203, 215, 216
Ziliarmuskel 231